Enders

Homöopathischer
Hausschatz

Homöopathischer Hausschatz

Ein Lesebuch
für studierende Laien und werdende Meister

Von Prof. Dr. med. Norbert Enders

HAUG

Karl F. Haug Verlag · Heidelberg

CIP-Kurztitelaufnahme der Deutschen Bibliothek:

Enders, Norbert:
Homöopathischer Hausschatz : e. Lesebuch für studierende
Laien u. werdende Meister / Norbert Enders. – Heidelberg :
Haug, 1988
ISBN 3-7760-0997-7

Herstellerische Betreuung: Axel Treiber

Verlags-Nr. 8805 · Titel-Nr. 1997 · ISBN 3-7760-0997-7

Gesamtherstellung: Konkordia Druck GmbH, 7580 Bühl/Baden

Inhalt

ZWEITER TEIL

Die Arznei

Ich suche das Meinige zu tun: Alles übrige, alles was leblos oder vernunftlos oder eines Weges unkundig und verirrt ist, geht mich nichts an und kann mich nicht irre machen.

(Marc Aurel)

Vorwort

Die mündig gewordenen homöopathischen Patienten sind faustischer Natur. Ihr Wissenshunger ist unbegrenzt und zwingt mich zu weiterem Teilen und Mitteilen; manchmal nicht ohne egoistische Hintergedanken für beide Teile. Einige von ihnen geben ihr Wissen inzwischen an andere Wißbegierige weiter. Ob das so gut ist, und ob dadurch letztendlich der Gesundheitszustand profitiert, mag dahingestellt bleiben. Wie überall gibt es ja auch hier qualitative Unterschiede. Nur sollten die homöopathischen Ärzte schon darauf achten, daß nicht alle, die sich nebenbei mit naturgemäßen Heilweisen befassen, auch notwendiger- oder irrtümlicherweise als „Homöopathen" bewertet werden. Es gibt aber auch genügend gute Ärzte in unserem Lande, die suchend sich bemühen und an unserem ärztlichen Therapienotstand zutiefst leiden. Sie hatten noch nicht die Möglichkeit, der Homöopathie innerlich zu begegnen, höchstens äußerlich durch fragwürdige ärztliche Laien und Boulevard-Presseberichte. Ihnen möchte ich als homöopathisch-ärztlicher *Heilkünstler* entgegentreten, damit auch sie durch die homöopathische Bereicherung ihres ärztlichen Wissens die *Heilung* wieder als *Kunst* verstehen.

Ungeachtet der beruflichen Vor- und Ausbildung des einzelnen ist es mir angelegen, die Homöopathie im Volksbewußtsein als Bestandteil des täglichen Lebens, als geistigen Besitzstand zu etablieren. Einmal im Sinne ihres Entdeckers *Hahnemann,* zum anderen im Sinne einer modernen Medizin, die unserem Zeitverständnis angemessen und menschenwürdig ist. Eine große Naturgesetzmäßigkeit hat uns aufgezeigt, daß der technologische Fortschritt in der klinischen Medizin den Arzt und den kranken Menschen am Wesentlichen vorbeigehen ließen: am individuellen menschlichen Selbstverständnis des Leidens, an seiner Sinnhaftigkeit und an seiner schöpferischen Überwindung. Die Homöopathie ist ein *Begleiter* auf diesem Weg und keineswegs ein vom Arzt abhängiges Allheilmittel. Die liebende Zuneigung zum göttlichen Anteil im Menschen und die liebende Zuneigung zum Glauben an göttliche Ordnung und Gesetzmäßigkeiten sind größere und wertvollere Arzneien, als die Homöopathie je beschreiben durfte. Sie ist jedoch dieser höheren natürlichen Ordnung zugehörig, und nur in dieser Hierarchie wird sie uns als tägliches Geschenk, als tägliche Gnade, als Labsal in der Überwindung des Leides bewußt.

Diese Erfahrung meinen Patienten und Menschen, die mir begegnen, mitzuteilen, ist mein Bemühen in der täglichen Praxis. Nicht die vielpraktizierte Geheimnistuerei um die verabreichte Arznei, sondern die natürliche Offenheit und die verinnerlichte Kenntnis um die Arznei fördern die notwendige Zusammenarbeit. So ist dieses Buch als vertiefende *Anregung* meines ersten Buches *(„Hausapotheke für den homöopathischen Patienten“)* zu verstehen, als fortführende *Möglichkeit* einer Behandlung durch den Arzt anzusehen. Die ganzheitliche Erfassung eines in seinem Dasein entgleisten Menschen obliegt dem ärztlichen *Heilkünstler,* der seine Kunst, ähnlich jeder Kunst, auf dem Fundament einer wohlbeherrschten Methode in absoluter Kenntnis ihrer Technik aufbaut.

Ich wünsche meinen Patienten durch das Lesen dieses Buches noch kenntnisreicher, noch wissenstiefer und dadurch noch gelassener zu werden und wünsche jenen Lesern, die wir uns eben erst begegnen, meinen Patienten nachzueifern.

Achtung, Zuneigung und Dank zolle ich meinem Lehrer und Freund, Herrn Professor Dr. med. *Mathias Dorcsi,* Meister der *Wiener Schule der Homöopathie,* der mich mit einem einzigen Satz ermutigte, weiter zu schreiben.

Ich danke meiner liebenswerten ärztlichen Freundin, Frau Dr. med. *Dagmar Radke,* eben der *Wiener Schule* entsproßt und aufgeblüht, für ihren ideellen Beistand, deren ernst-heiteres Gemüt mein seelisch-geistiges Gefüge balsamierte.

Ich danke meinem bewundernswerten, ärztlichen Freund, Herrn Dr. med. *Herbert Pfeiffer,* für die vielen anregenden Gespräche in personam und per telefonam nocturnam.

Ich danke meinem Yoga-Schüler und Medizinstudenten-Freund,

Herrn *Christoph Herzer,* der mich durch die Kraft seines nächtlichen Zuhörenkönnens ungeahnte Quellen homöopathischer Symbolkraft erahnen läßt.

Ich danke einem *Freund,* der in der Anonymität verweilen möchte, der mich mit seiner großen organisatorischen Sachkenntnis und seinem inneren Wissen sachlich und menschlich stets begleitet.

Ich danke wiederum Frau *Marina Fröbisch,* meiner hilfreichen Hand, die, hätte sie nicht Haus und Hund, liebend gerne noch tatkräftiger wäre.

Ich danke wiederum Herrn *Matthias Kiebel,* der sich mächtig mauserte und der mir eine zeitlich unbegrenzte Stütze ist.

Ich danke meiner Tochter *Chantal,* daß sie mir erlaubte, auch dieses Buch in der Einsamkeit einer Strandhütte am Meer niederzuschreiben.

Ich danke *Rhuben,* dem Eingeborenen, der mir Alltäglichkeiten besorgte und wiederholte: „*Wenn Du gegangen sein wirst, werde ich Dich vermissen.*" Ich ging, und seitdem vermissen wir uns beide.

Ich danke wiederum meinem Verleger-Freund, Herrn Dr. *Ewald Fischer,* und seinem Produktionsstab, die mich als pingeligen Autor inzwischen angenommen haben, insbesondere Herrn *Axel Treiber,* dem ich mit meinen vielfältigen Wünschen die Nerven ruinierte.

Anilao, im Sommer 1987 *Norbert Enders*

Sieh zu, wie die Dinge in der Welt beschaffen sind und unterscheide an ihnen Stoff, wirkende Kraft, Zweck.

(Marc Aurel)

Einführung

Im ersten Band („*Hausapotheke für den homöopathischen Patienten*") habe ich Sie mit eher *akuten* Störungen und ihren *entsprechenden* Arzneien bekannt gemacht. Diese Ihnen nun vertrauten Arzneien dürfen Sie ohne Rückfrage in der Praxis anwenden. In diesem Band begegnen wir eher *chronischen* Störungen und deren *möglichen* Arzneien. Die Vielfalt ihrer Anwendung bedarf meist einer Rücksprache in der Praxis. Sie fordert zeitliches Zuwartenkönnen und Geduld, die uns weise machen. Was sich in 20 Jahren entwickelt, festgesetzt und verkrustet hat, kann nicht in 2 Tagen enthärtet und aufgelöst werden. Mit diesen Voraussetzungen jedoch finden wir für jeden leidenden Menschen die entsprechende, passende Arznei.

Den leidenden Menschen in seinem chronischen Schicksal zu verstehen, fordert mich auf, Sie mehr in das Verständnis seiner *Verfassung* (Konstitution) einzuführen. Wir begegnen ihm in seiner *jetzigen* Verfassung, in seinem *Sosein,* in der *Entgleisung* seines *Daseins.* Sie ist im Wandel des Lebens erworben, wandelbar wie das Leben und im Fluß des Lebens fließend veränderlich. So wird aus einem roten, warmen, feuchten, kräftigen Menschen eventuell ein blasser, kalter, trockener und schwächlicher Mensch, oder aus einem frohen, heiteren, lustigen, geselligen Menschen wird eventuell ein stiller, ernster, trauriger, verschlossener Mensch. Diese äußeren Erscheinungen (Phänomene) spiegeln die inneren Erscheinungen seines Verhaltens und Benehmens wider in Haltung, in Mimik und Gestik. So entsteht das Bild der unverwechselbaren Eigenheit seiner Individualität.

Der Wandel dieser Verfassung ist bestimmt und ausgelöst durch *Umwelteinflüsse,* durch Lebensumstände, durch Schicksalsschläge. Vielen solcher auslösenden Umwelteinflüsse sind wir im ersten Band begegnet, wie Angst, Ärger, Kummer, Heimweh. Die Lebensumstände sind bestimmt durch die innere Rolle, die wir nach außen spielen dürfen oder spielen müssen und durch die Art und Weise, wie wir den Konflikten durch unser Rollenverhalten begegnen: kreativ lösend, aggressiv bekämpfend oder regressiv ablehnend.

Die Grenze der Wandelbarkeit der Verfassung ist bestimmt durch die *Anlage* (Diathese). Sie beinhaltet die ererbte Unvollkommenheit seit der Vertreibung aus dem Paradies, während die Umwelteinflüsse durch die Unvollkommenheit der Umwelt gekennzeichnet sind. „Ihr werdet gestraft sein bis ins vierte und fünfte Glied" war die apokalyptische Prophezeiung, nachdem wir die Vollkommenheit verließen. Drei große Erbkrankheiten wurden zur Menschheitsplage und prägen den Menschen in seiner Anlage bis heute: die Tuberkulose als tuberkulinische, lymphatische, kreative, hilflos unzulängliche Verfassung; die Gonorrhöe oder der Tripper als lithämische, produktiv-wuchernde Verfassung; die Syphilis oder Lues als luetisch-destruktive, zerstörerische Verfassung. Sie bestimmen unsere Anfälligkeit für bestimmte Erkrankungen und sind die Wurzeln allen Krankwerdens. Sie bestimmen unsere Reaktionsweise auf Krankheitsreize sowie die Regulationsfähigkeit, die Abwehrfähigkeit und das Gesundungsvermögen auf solche Reize. Es verbleibt uns zu erkennen, unsere Unvollkommenheit anzunehmen als *Sosein,* mit ihr zu leben im *Dasein,* um sie zu überwinden im *Menschsein.*

Die Homöopathie begleitet Sie hierbei! Denn die Auffälligkeiten und Eigenheiten der Unvollkommenheit finden nicht nur im sichtbaren wie im unsichtbaren Ausdruck der Person ihre Entsprechung, sondern auch in der bildhaften Beschreibung der Arznei, und finden damit des Übels Heilung!

Hinweise

1. Wir haben einen Schritt vorwärts gewagt. Wie ich selbst und wie mein Wissen ist auch dieses Buch unvollständig. Aber mit vielen Mosaiksteinchen formt sich ein vertrautes Bild, besonders wenn wir die Mosaiken selbst zusammenfügen. So übergebe ich aus dem Reich meiner Erfahrung dieses *Lesebuch* den Studierenden, Laien, Ärzten und den werdenden Meistern.

2. Im allgemeinen sind die im *ersten Teil* empfohlenen Arzneien aus dem breiten Schatz der *bewährten Anwendungen.* Einige Kapitel sind eine Erweiterung derer im ersten Buch, *„Hausapotheke für den homöopathischen Patienten".* Die übrigen Kapitel sollen Ihnen den Schatz für die breite *Möglichkeit* homöopathischer Behandlung nur eröffnen mit einem Aha-Erlebnis, dem der neugierige Wunsch nach Mehrwissen folgt. Die Entscheidung über ihre Verordnung liegt weiterhin in ärztlicher Hand, denn die Behandlungsmöglichkeiten reichen bis dahin, wo ein Mensch – aus welchen krankmachenden Gründen auch immer – weder reaktionsfähig, noch regulationsfähig ist und die Abwehr daniederliegt. Den Grad dieser Unfähigkeit entscheidet die Anpassungsfähigkeit, die Flexibilität, die Toleranz, der Humor oder die Starre im Ausdruck einer Allwissenheit.

3. Die Kapitel im ersten Teil „Der kranke Mensch" sind zur besseren Auffindung alphabetisch geordnet. Wiederholungen dienen der Einprägung. Die *kursive* Druckart hebt das Wesentliche vom Verbindlichen ab und erleichtert die Arzneiwahl.

4. Auch der zweite Teil „Die Arznei" ist alphabetisch geordnet. Arzneien, die bereits im ersten Buch beschrieben stehen, werden nicht weiter aufgeführt, es sei denn, das Bild einer Arznei erweitert sich hier. Sie beziehen sich auf die Kapitel der Erkrankungen und wiederholen ihre Wesentlichkeit in bezug zur krankhaften Störung.

5. Die Hinweise über Gabengröße und Gabeneinnahme entnehmen Sie bitte der *Hausapotheke.* Sie gelten gleichermaßen für dieses Buch.

6. Arzneien in D200 oder in Korsakow 1000 (= M)[1]) für chronische Erkrankungen sind erst dann zu wiederholen, wenn die Besserung der Beschwerden nachläßt, in der Regel alle 4–8 Wochen.

[1]) K-Potenzen werden in der Schweiz im Labor Schmidt-Nagel hergestellt und sind in Deutschland zu beziehen über: Frau Dr. Ursula Schornstein, Tannen-Apotheke, Paulusplatz 13, D-5300 Bonn 1, Tel.: 0228/662456 und über Frau Britta Gudjons, Apotheke am Atzelberg, Atzelbergplatz 3, D-6000 Frankfurt, Tel.: 069/473747.

Erster Teil

DER KRANKE MENSCH

1. Abmagerung

(siehe auch Appetitstörungen)

Wenn wir abmagern oder ein Patient abgemagert zu uns kommt, so denken wir an vielfältige Auslösungen in jeder Schicht der Person, sei es leiblichen, seelischen oder geistigen Ursprungs. Pathophysiologisch erkennen wir meist eine Störung der Aufnahmebereitschaft, der Assimilation von Mineralien, vor allem bei Kindern. Pathopsychologisch erkennen wir bei Kindern und Erwachsenen den Tadel, das Heimweh, die Sorgen, den Kummer, die Demütigung, die Kränkung, die folglich krank machen. In der Homöopathie ist die Beeinflussung dieser menschlichen Schicht die Krönung ihrer Kunst. Selbstverständlich können wir auch im Leiblichen wirken, helfen und erleichtern. Letztlich hängt dies von der persönlichen Verantwortung des Heilenden ab, in welche Höhen, in welche Tiefen er sich begeben mag.

a) Wie erschütternd ist es doch, einem Kind zu begegnen, das das sorgenvolle *Gesicht* eines *leblosen* Erwachsenen trägt. Leben aber heißt: Jeden Augenblick neu geboren zu werden. Dies ist der Ausdruck des vorrangigen Augenblicksrechts des Kindes und jener Erwachsenen, die das Heil des Kindseins in sich bewahrt haben. Dieses Kind aber ist niemals wirklich es selbst und wurde deshalb niemals wirklich geboren! Die Mutter sagt: „Es wertet das wenige Essen, das es zu sich nimmt, nicht aus." Die mütterliche Aussage verbietet uns, unmittelbar nach dem Schicksal des Kindes zu fragen. Doch die Beobachtung des Verhaltens und Benehmens der Mutter und die des Kindes verrät uns stillschweigend die Antwort. Fragen nach der Schwangerschaft, der Entwicklung des Kindes und nach dessen Eigenarten bestätigen unsere Vermutung. Wir erfahren, daß es auffallenderweise öfter zum *Salzstreuer* greift und das wenige Essen auch noch „versalzt". Wir erfahren vom *großen Durst*, vom gelegentlichen Heißhunger, von einer Vorliebe zum salzigen Meer und zu dessen Früchten, von seinem schweren, *bröckeligen Stuhlgang*. Es ist eher ein Beobachter als Agierender in der Spielgruppe, seine Schulleistungen sind tadellos und *gewissenhaft*, es mag jedoch kein allzu lautes Lob. Geben Sie ihm statt dessen Ihre *unauffällige Beachtung* und

Natrium muriaticum D200

1 Gabe einmalig alle 4 bis 6 Wochen, bis es vom Salz der Erde, vom Salz des Lebens, anstatt vom Salz des Streuers, befreit genießen kann und darf.

b) Ähnlich feinfühlig, zart, still und ernsthaft erleben Sie diesen jungen Menschen in Ihrer Praxis. Wenn wir ihn mit begleitender Mutter zu uns nehmen, wird uns sein *verschleierter, leidender Blick* beeindrucken, der nach Trost und Beachtung bettelt. Wenn wir die Mutter nach ihrem Vorbericht ins Wartezimmer entlassen, dann berichtet er mit unterdrückten Tränen vom ständigen Ansporn zu schulischen und häuslichen Leistungen seitens der Eltern, von ihren *ständigen Tadeleien,* wenn ihre Vorstellungen unerfüllt bleiben, von ihrem ständigen Widerspruch, der seine *Widersprüchlichkeit* herausfordert. Seine Sorgen darüber kann er niemandem erzählen; seine Schulkameraden erzählen die gleichen Geschichten. So *schluckt* er seinen Gram in sich hinein, bis ihm der Appetit vergeht und ihm der *Magen krampft,* die *Magersucht* beginnt. Ihr aufmerksames Zuhören und Ihre Gabe

Ignatia D30

1 Gabe gelegentlich, bei Seufzen und Magenkrampf, sind ihm unbekannte Labsal, die ihn weinen oder lachen lassen.

c) Es ist verständlich, daß sich *nach erschöpfenden Krankheiten* ein Mangel an Interesse und Appetit einstellt. *Verluste von Körperflüssigkeiten* durch Blutung, infolge Durchfall und Erbrechen, durch Operation und Narkose leiten die Abmagerung ein. Früher gab man diesen Leidenden *Chinawein* zu trinken. Die Homöopathie gibt ihnen

China D4

3 × 1 Gabe täglich. Sie ist die beste Arznei, wenn nach der Erkrankung die Erholung nur schleppend fortschreitet.

d) Gegen die bisher beschriebenen sind die folgenden zwei Menschen wahre Wunder an Futterverwertung. Die Mutter sagt: „Trotzdem er den ganzen Tag in sich hineinstopft, bleibt nichts an ihm hängen." Er erwacht auch *nachts,* um zu *essen* und zu trinken. Sein *Durst* auf Kaltes ist *unlöschbar,* sein Appetit auf Kaltes ist unstillbar. Trotzdem bleibt er zart *wie ein Streichholz* und wie dieses ebenso leicht *heiter entzündbar* wie melancholisch ausgelöscht. Alles in Ihrem Sprechzimmer erblickt er mit *feinfühliger* Beobachtung und beantwortet diese mit ebenso feinfühliger Bemerkung. Er liebt alles, was seine Sinne erregt, schöne Dinge, schöne Klänge, schöne Düfte, die ihm jedoch beim eventuellen Asthma zum Verhängnis werden. Wir erfahren, daß er zu Hause äußerst *schlampig* ist, ein Genie in seiner eigenen Unordnung, dort *schöpferisch* gestaltend, Gedanken und Geschichten schöpfend, an die er selbst glaubt und die man ihm als *Lügen* vorhält. Erwachsene unter ihnen haben diese Eigenschaften kaum verloren, es sei denn, ihr Feuer ist bereits verbrannt. Auch alte Menschen tragen noch diesen feurigen Glanz in ihren Augen und auf ihren jugendlichen Wangen. Jedem dieser Altersstufen beschert

Phosphorus D12

2× 1 Gabe täglich, später in D200 einmal monatlich, die nötige Harmonie der Mitte, körperlich als auch seelisch.

e) Mit diesem Menschen verbindet ihn große Ähnlichkeit. Er ist ebenso *feurig,* aber *schwitzig;* ebenso *heißhungrig,* aber füttert sich durch den Tag; ebenso durstig, aber eher tagsüber und auf Wein; er ist ebenso unruhig, aber *beängstigend aufgeregt* bis zum Verrücktwerden; er ist ebenso schlank, aber die Nahrung ist bereits verbrannt, bevor sie den Stoffwechsel erreicht. Was den vorigen liebenswert erscheinen läßt, macht ihn *bedauernswert.* Die Unordnung der Drüsen und deren Hormone sind sein eigentliches, ererbtes Problem. Bald wird er gelb, fahl, alt, besorgt, mutlos und *beklagenswert.* Bevor er Sie und seine Umwelt *menschenscheu* ablehnt, geben Sie ihm

Jodum D12

2× 1 Gabe täglich. Dann werden seine hartnäckige Hitzigkeit, seine verhärteten Drüsen, sein verhärtetes Innenleben jegliche Nahrung am rechten Ort verwerten.

NOTIZEN:

2. Afterfistel

Die Fistel ist das äußere Übel eines inneren Übels. Es ist für uns ein Selbstverständnis, daß wir die klinischen Zusammenhänge abklären lassen. Lebererkrankungen, Pankreasstörungen, chronische Durchfälle, chronische Verstopfung können klinisch ursächlich die Fistel begleiten. Wir Homöopathen schöpfen unser Wissen aus der Arznei und kennen die Zusammenhänge aus ihrem Bild und aus dem entsprechenden Bild des Menschen. Aus dem klinischen Verständnis ist es nicht verwunderlich, daß viele Arzneien zutreffen. Ich darf mich in diesem Rahmen beschränken, Ihnen *meine* bewährtesten Arzneien zu vermitteln.

a) Die erste Arznei wirkt tiefgreifend auf alle Zerfallsprozesse in Haut und Schleimhaut. Besonders an deren Übergängen wie Mundwinkel und After bilden sich *eitrig stinkende* Geschwüre, Schrunden und Fisteln. Der Leidende ist ein zäher, zorniger, *fluchender* Mensch von unausstehlichem Charakter und mit unausstehlichen Schmerzen, brennend wund und *stechend,* als ob ein *Holzsplitter* darin bohre. Ihm geben Sie

Acidum nitricum D6

3 × 1 Gabe täglich, damit er sowohl sich als auch andere wieder ausstehen kann.

b) Wenn dieser *ideenreiche Morgenmensch* mit Fisteln zu Ihnen kommt, ist er bereits erschöpft, mißmutig und voller *Angst um seine Gesundheit.* Trotz reichlicher *salziger,* pikanter Nahrung *nimmt* er zusehends *ab,* hechtet aber immer noch durch die Gegend, um sich und alle anderen zur Arbeit anzutreiben. Alle seine Störungen nagen sich in die Tiefe, verhärten und entzünden sich unheilbar. Seine Fistel braucht

Calcium fluoricum D12

2 × 1 Gabe täglich. Vor vielen Jahren habe ich erleben dürfen, wie eine

krebserkrankte Patientin, die nach einer der häufigen „Mal-Gucken-Was-Drin-Ist-Operationen" stinkende Narbenfisteln ausbildete und die durch diese Arznei sowohl von den Fisteln, als auch von der Krebserkrankung befreit wurde. Ein äußerer Hinweis hat genügt, um in die Tiefe zu wirken!

c) Nimmt die Fistel mit diesen Arzneien einen günstigen Heilverlauf, so können Sie am Ende der Behandlung

Silicea D6

3 × 1 Gabe täglich *zur Ausheilung* einsetzen. Die *Kieselerde* folgt immer gut auf *Calcium fluoricum,* indem sie dessen Wirkung unterstützt oder anfacht. Es können aber auch Menschen, die dem Bild von *Silicea* entsprechen, unter Fisteln leiden. Dann setzen Sie diese Arznei folglich als erste, alldurchgreifende Arznei unmittelbar ein.

NOTIZEN:

3. Afterjucken

Der Juckreiz am Südpol des Menschen hat mannigfache Verbindungen zu körperlich-leiblichen Störungen. Denken wir an die Plage jukkender Hämorrhoiden, die den vorgelagerten Leberleiden zugehören. Hier seien die häufigsten Bilder skizziert, die die Erfahrung uns lehrt.

a) Nervöse, hampelige Kinder klagen über *nächtlichen Juckreiz* im After. Denken Sie zuerst an Würmer (Oxyuren), die nachts gerne zur Körperöffnung kriechen. Für solche schlafstörenden Wehen hat die *Hausapotheke* ein Kapitel Würmer reserviert. Als erstes geben wir

Cina D200

1 Gabe einmalig. Sie reicht meist aus, um die Verursacher zu eliminieren. Wenn nicht, verfahren Sie wie in erwähntem Kapitel.

b) Finden Sie diese Auslösung nicht und ist auch weiterhin kein Ausschlag besonderer Art in der Umgebung des Afters, so habe ich die *lymphatische Anlage* als eigentliche *Ur-Auslösung* angenommen und sie mit

Tuberculinum D200

1 Gabe einmalig, beeinflußt. – Dazu gebe ich gleichzeitig zur *Giftausscheidung*

Berberis D3

3 × 1 Gabe täglich, 4 Wochen lang und höre mir dann das Befinden an.

c) Jetzt finden wir schon eher einen *ekzemartigen* Ausschlag um den After, der trocken oder feucht sein kann. Hauptsächlich *brennt* er und ist hochrot wie Feuer. Der ganze Mensch brennt kräftig vor allem dort, wo sich sein Körper öffnet, Augen, Nase, Mund, Penis, After. Auch seine Seele brennt, wenn sie sich öffnet, von *weltverbesserischen* Vorstellungen. Alle Öffnungen besänftigen sich mit

Sulfur D12

2 × 1 Gabe täglich. Dann wird der *ewig Schmuddelige* sich eventuell waschen, kämmen und eine saubere Hose anziehen.

d) Es sind weniger die kräftigen, hitzigen, als die schwachen, blassen und *fröstеligen* Menschen, deren Analgegend juckende Probleme zur Lösung aufgibt. Sicherlich spielen seelische Gegebenheiten eine Anführerrolle. Denn für einige wird die Sorge um den After zur neurotischen Lieblingsbeschäftigung. Tief im Geheimen blüht die Phantasie bei diesen Menschen um ihre *sexuellen Wünsche,* die diesen Körperabschnitt darin einbeziehen. Wer weiß von uns schon, was in manchen Betten geschieht! Jedenfalls brennt dieser After *ätzend* mit trockenem Ausschlag drum herum, und

Causticum D6

3 × 1 Gabe täglich, heilt sein Übel in jeder Weise. Für die seelische Querverbindung gehen Sie in der Potenzhöhe nach oben, auf D200 oder auf K1000 (M).

e) Noch fahler, noch schwächer, *noch fröstеliger,* noch unruhiger empfindet und verhält sich dieser von allgemeiner Trockenheit geplagte Mensch. Nicht nur Haut, Schleimhaut und innere Organe haben ihre Spannkraft verloren, auch Seele und Geist sind vertrocknet, verkümmert, verlangsamt im Fühlen und Denken. Geschrumpft, *bröckelig* und *rissig* wie frisch geformte *Tonerde* in trockener, sonniger Luft! Ebenso rissig sind alle Körperöffnungen: Augenlider, Nasenlöcher, Mundwinkel, Lippen, Schamlippen und Afterfalten. Verschreiben Sie ihm Ferien in *feucht-warmer Meeresluft* und eine Flasche mit

Alumina D12

2 × 1 Gabe täglich über lange Zeit, entsprechend der Verlangsamung der Lebensprozesse.

NOTIZEN:

4. Akne rosacea

(siehe auch Akne vulgaris)

Sie gehört in die Gruppe der allergisch-entzündlichen Ekzeme und im weiteren Sinne zu den Stoffwechselerkrankungen. Sie verbreitet sich im Gesicht über Nase und Wangen und wird deshalb volkstümlich *Schmetterlingsekzem* oder *Gesichtsrose* genannt. Sie ist das Kreuz der Hautärzte, die es ohnehin nicht leicht haben, denn ihre Erscheinung ist kein lokales Hautgeschehen, sondern weist gleichzeitig Störungen der inneren Stoffwechselorgane auf und, homöopathisch gesprochen, ist sie ein Problem der Person in ihrer gesamten Verfassung mit ihrer ererbten Anlage und ihrer Umwelt. Wobei letztere zu allem sichtbaren Übel obendrein ungenierliche und lästig werdende Fragen nach dem Was und Warum-wohl stellt.

a) Wir haben es nicht allzu schwer in der Arzneifindung, wenn wir eine jahreszeitliche Schwankung feststellen können. Liegt die verschlimmernde Zeit Ihrer Rose im *Sommer*, dann nehmen Sie

Acidum fluoricum D6

3 × 1 Gabe täglich, über die ganze Jahreszeit hinweg. Durch diese Arznei wird zumindest die *destruktive* Anlage besänftigt, falls sie nicht personenbezogen durchgreifend heilt. Eine solche Person ist *kraftvollen* Charakters.

b) Verschlimmert sich Ihre Rose jedoch eher im *Winter*, so weist sie uns auf ein lymphatisches Geschehen hin. Nehmen Sie unbeirrt

Abrotanum D4

3 × 1 Gabe täglich über die ganze Zeit der Verschlimmerung. Sie wirkt besonders auf das *Lymphsystem*, wenn Sie ein müder, matter, blasser und *hohläugiger* Mensch sind und stärkt Ihr Abwehrsystem.

c) Je nach Verlust der Elastizität, der Lebens- und Schwungkraft sind diese Menschen *dumm, faul, fett* und *gefräßig,* wenn auch nur andeutungsweise erkennbar. Immer ist es eine Frage des Grades der Entgleisung von der harmonischen Mitte. Auch wenn wir den Verlust der Mitte nicht zu beklagen haben, bleiben wir unvollkommen; aber: Wir können damit leben! „Mir geht es gut!", antwortete mir eines Tages meine Professoren-Freundin *Marianne* mit vormals schwerem deformierendem Rheuma. Auf meine erstaunte Frage: „Keine Klagen?", warf sie zurück: „Oh, es zwickt da und dort; aber das darf es doch!" Jetzt verstand ich, was es bedeutet, das Maß der Mitte *mit* unserer Unvollkommenheit erreicht zu haben. So verstehen wir die Eigenschaft *dumm* als Verlust des aktiven Intellekts, *faul* als Verlust des Wollens und Strebens, *fett* als Verlust der Gewebselastizität und *gefräßig* als Verlust der intellektuellen Kontrolle. „*Wo steht dieser Mensch*" in der Breite und Tiefe seiner Lebenspalette, seiner Chancen, seiner Fähigkeiten? Diese Frage müssen wir uns als Heilende stellen, um sein Vermögen zur Gesundung zu ermessen. Oder wir fragen wie *Dorcsi*: „*Was ist das für ein Mensch*", der trotz Kummer noch lachen kann, der trotz Demütigung noch humorvoll ist, oder der infolge seines Kummers und der erlittenen Demütigungen nicht mehr lachen noch weinen kann. In der Beantwortung dieser Fragen offenbart sich erst das tiefe Verstehen für die Krankhaftigkeit, für das Schicksal eines Menschen. Es offenbart sich gleichermaßen das tiefe besinnliche und verinnerlichte Verstehen für unsere homöopathische Arznei, die dieser Schicksalshaftigkeit oder Schicksalsbefreiung entspricht. So verstehen wir diesen rosebehafteten Menschen mit seinem äußerlichen Unglück und in seinem innerlichen Unglücklichsein. Geben Sie ihm

Graphites D12

2 × 1 Gabe täglich. Diese Arznei hat einen starken Haut- und Schleimhautbezug und in der Tiefe der Person erhebt sie diese über die Verzweiflung hin zur Hoffnung.

d) Haltung und Verhalten sind die eigentlichen Gründe der Begegnung mit dem Patienten und die eigentliche Rechtfertigung ärztlichen Handelns. Hier begegnen wir dem zarten, *liebreizenden,* weinerlichen, eher *rundlich fraulich,* rundlich *mütterlichen* Wesen mit einer *klobig entarteten* Nase. Sie ist blaß und schwach und nimmt nur dann eine verteidigende *halsstarrige* Haltung ein, wenn ihre Vorhaben oder ihre Familie angegriffen werden. Wenn Sie sich und Ihre Nase wiedererkennen, nehmen Sie

Pulsatilla D12

2 × 1 Gabe täglich, bis Sie über Ihre Schönheit lächeln können, bis auch Ihr Verdauungstrakt sich besänftigt und Ihr seelisches Gefüge das notwendige Gleichgewicht wiederfindet.

e) Dieser Mensch, meist eine Frau, nimmt den Sprechstundensessel voll ein. Sie sitzt aufrecht mit kräftigen Schultern, die Hände ineinander verschlungen, über die übereinander geschlagenen Beine ruhend. Mit tief geöffneter Bluse und einer beredten *Mitteilsamkeit* verschafft sie sich Luft für ihre Hals- und Brustenge im stets überhitzten Raum. So rot, so kräftig, so hitzig, so schwitzig wie diese *nicht* immer *weibliche* Person gestaltet sich ihre Rose. Verständlicherweise ist ihr die *Sommerhitze* und *Schwüle* zuwider, weil sie *beengt,* leiblich und menschlich, wie ihre Rose. Diese verfärbt sich dann eher *dunkelrot* bis *blaurot,* gleichermaßen wie die abhängigen Teile ihrer Unterschenkel. Geben Sie diesem Menschen Ihr Gehör und

Lachesis D12

2 × 1 Gabe täglich, bis sich die Dunkelheit seiner Rose, seiner Unterschenkel und seiner Seele lichtet.

f) Dies ist für mich der schwierigste Mensch, obwohl sich eine gewisse Affinität desselben zu meiner Person oder zu *Natrium muriaticum* nicht verleugnen läßt. Dies mag wohl darin liegen, daß nur der Bezug zum *Salz der Erde,* zum *salzigen Meer* ihr Gemüt und ihre Tränen erweichen kann. Stämmig wie eine griechische Säule sitzt sie, verzweifelt über ihr Übel, fast schweigsam im Sessel, nachdem sie meiner Empfangsdame situationsbeherrschende Anweisungen zu geben versuchte. Ihre kleinen lebendigen Äuglein lugen über der eher imponierenden *Hakennase* hervor. Darüber breitet sich wie ein *Sattel* eine gelbe, derbe, poröse Haut aus und darunter die derbe gelblich-rote Rose. Diese *Derbheit* läßt sich auch in ihrem *Inneren* erahnen, das von einem eher *weichen, wäßrigen* Stützgewebe umhüllt ist und in das einzudringen durch eine abwehrende, kampfbereite Verteidigungshaltung fast unmöglich ist. Keine Frau möchte ein solches menschlich-abscheuliches Wesen sein, kein Mann möchte dieser Frau menschlich näher treten. Doch bedenken Sie die Gegensätzlichkeit in uns. Nichts ist so abscheulich, daß es nicht etwas Angenehmes in sich birgt! Erkennen und gestehen Sie sich insgeheim zu,

Sepia D12

2 × 1 Gabe täglich einzunehmen. Dann wird nicht nur Ihr augenscheinliches Leid allmählich verschwinden, sondern auch das *verabscheute* männliche Wesen wird sich Ihnen wieder zuneigen.

NOTIZEN:

5. Akne vulgaris

(siehe auch bei Akne rosacea)

Im ersten Band habe ich dieses ästhetische Übel als Ausdruck tiefgreifender Hemmung der befallenen Person erwähnt und Ihnen die einleitende Behandlung empfohlen. Jetzt begegnen wir diesen Menschen in ihrem *Sosein,* in ihrer *Verfassung,* die aus *Anlage, Umwelt* und *Schicksal* geformt wurde.

a) Vor uns erscheint die zarte, *knospende Jungfrau* oder der feine *pubertierende Jüngling* und nichts in ihrem Leben wäre schöner als eine ebenso zarte und feine Haut. Es sind schüchterne, *verschlossene, liebesbedürftige, fröstelige* und melancholische junge Menschen nicht zuletzt wegen ihres blassen, leicht gedunsenen, pickelbestreuten Gesichtes. Sie leiden an *Heißhunger,* wenn es ihnen gemütsmäßig schlecht geht, neigen so zum *Molligwerden.* Wenn sie Ihnen von mangelndem Appetit berichten, dann geht es ihnen am schlechtesten. Geben Sie diesen jungen Menschen Ihre zuneigende Aufmerksamkeit und

Aristolochia D12

2 × 1 Gabe täglich, dann wird mit wiederkehrender Schönheit auch die Lust an sich selbst, an ihrer Geschlechtlichkeit und an äußeren Bezügen erfreulich wachsen.

b) Wenn Sie diesen jungen Menschen begrüßen, fällt Ihnen auf, daß er sich rasch vorher die feuchten *Handflächen* an den Oberschenkeln abreibt oder an dem mit Hinneigung fest geknautschten Taschentuch. Er erhebt sich von der Kippe des Stuhles, die er einnahm – mehr Platz braucht er nicht – und sein Händedruck ist *weich,* verhalten; so als möchte man diese Hand in der seinen behalten und ihn führen. Wieder setzt er sich auf die Kippe des Sprechzimmersessels und *errötet* beim ersten Ansprechen. Auch wenn er noch schlank ist, erscheint er eher *rundlich.* Er ist sehr kooperativ, obwohl es ihm eingangs schwerfällt zu berichten und verhaltene Tränen die Augen füllen. Aufmunterung, *Zusprache* und

Pulsatilla D200

1 Gabe einmalig, alle 4–8 Wochen, eröffnet die Reichhaltigkeit dieser Person. So werden sich ihre zurückgezogene Verinnerlichung, ihre *Häuslichkeit* und ihre *Tränen* zusammen mit der Akne nach außen kehren und sich über andere Menschen, über ihre Umwelt wieder verinnerlichen.

c) Sie werden bemerkt haben, daß die ausgesprochenen „Frauenmittel" in der Homöopathie, das sind Arzneien, die eher weiblichen Wesen entsprechen, gerade bei jungen männlichen Wesen gleichermaßen angezeigt sind. Das spricht für die hormonelle und seelische Unausgeglichenheit in diesem Alter. Das folgende Wesen ist jedoch überwiegend ein junges Mädchen oder noch häufiger eine junge Frau. Dicke Pickel übersäen engständig ihre fettige Gesichtshaut. Sie ist auffallend halsstarrig, *albern, gickelig* und in ihrer Körpersprache *anbiedernd,* was eine gewisse Unberechenbarkeit ahnen läßt. Doch habe ich in der Praxis niemals erlebt, daß sich eine der Damen hingebungsvoll die *Bluse zerriß,* wie es in den Arzneilehren beschrieben steht. Nur die *geile Lache* aus der Genitalsphäre ließ die Eventualität vermuten. Ohne Zweifel ist ihnen eine gewisse Feinfühligkeit abzusprechen, weswegen ich ihnen mein Verstehen und

Bufo D12

2 × 1 Gabe täglich gebe. Diese Arznei hat eine tiefgreifende Wirkung auf Seele und Geist. Sie ist besonders angezeigt, wenn außer dem Hautproblem zusätzlich *epileptische Krampfanfälle nach Onanie* und/ oder *Koitus* auftreten, oder wenn junge Menschen im Zuge ihrer phasenweisen *Drogensucht* seelisch-geistig demoralisieren und verwahrlosen.

d) Einige Frauen leiden unter einer *kleinpusteligen* Akne. Sie erscheint *um die Periode* und setzt sich mit Vorliebe am *Kinn* fest. Probieren Sie

Juglans D12

1 Gabe täglich morgens durchgehend. Wenn Sie wirklich darunter leiden, wird Ihnen diese Arznei hilfreich sein.

e) Manchmal haben Sie eine Arznei gut gewählt und der Erfolg ist anfangs gut, später beharrlich ausbleibend. Das heißt, daß sich im Körper, im Abwehrsystem Gifte befinden, die erst ausgeleitet werden müssen, um der gut gewählten Arznei die Möglichkeit ihrer Reizentfaltung zu erlauben.

Anthracinum D200

1 Gabe einmal dazwischen, ist eine der *Entgiftungsarzneien.* Sie wird aus dem tierischen Krankheitsprodukt des Milzbrandes hergestellt und ist als *Nosode* in die Homöopathie eingegangen. Pickelbefallene Menschen weisen auf der Spitze der eitrigen Herde einen *schwarzen* Punkt auf. Ich habe in der Praxis erleben dürfen, wie ein solcherart verunstaltetes Gesicht sich innerhalb einer Stunde glättete.

f) Andere solcher *Ausleitungsarzneien* sind die uns bereits bekannten *Erbnosoden.* Bevor Sie mit ihnen eine Reaktion in Gang setzen wollen, sollten Sie genau prüfen, welcher Anlage der Betroffene zugehörig ist, denn die Genauigkeit der Zuordnung setzt den besten Reiz. Dies trifft für alle chronischen Erkrankungen zu wie Stoffwechselstörungen, Asthma, Ekzeme, Rheuma, immer dann, wenn wir in unserer Behandlung stocken, wenn der Heilungsprozeß schleppend fortschreitet und wir nicht mehr wissen, wo wir – der Arzt und der Patient – uns befinden. Hier denken wir an die Erbnosoden

Tuberculinum D200
Medorrhinum D200
Luesinum D200

je 1 Gabe einmalig. Sie werden in der Reihenfolge ihrer Auflistung in monatlichen Abständen zwischen der konstitutionellen Arznei gegeben, falls nicht nur eine Nosode – in tiefer Kenntnis der Lebensgeschichte des Patienten – angezeigt ist. Die besondere Eigenart dieser Arzneien und Menschen benennt *Dorcsi* als liebenswert, bedauernswert und beklagenswert, ebenfalls in erwähnter Reihenfolge. Die *tuberkulinischen,* lymphatischen Menschen sind die liebreizenden, heiter-melancholischen, schüchtern-gehemmten mit kreativem Intellekt, die gerne gesellig *miteinander* leben. Die medorrhinischen, *lithämischen* Menschen sind die bedauernswerten, lauten Prahler, die übertreibenden Aufdringlinge mit produktivem Intellekt, die gerne am Wesentlichen vorbeigehen und in zwischenmenschlicher Beziehung *nebeneinander* herleben. Die *luesinischen,* destruktiven Menschen sind die gereizten, gehässigen, feindseligen Menschen mit selbstzerfleischender Ironie und zerstörerischem Intellekt, die im Alter mit zunehmender Verkalkung – aber auch schon jünger – läppisches Geschwätz verbreiten und nur noch *gegeneinander* leben.

NOTIZEN:

6. Amputationsschmerz

Die Beinamputationen der Kriegsverletzten, die langsam aussterben, werden ersetzt durch jene infolge zunehmender *Gefäßverschlußkrankheiten.* Was auch immer der Grund ist, das *ganze* Bein ist im Gehirn registriert und wird als ganz empfunden wie ein Phantom. Der *Phantomschmerz* ist so quälend, als habe man das Bein dem Gehirn entnommen.

a) Zunächst ist die Amputation eine *Verletzung.* Und die erste Arznei bei Verletzung ist

Arnica D4

3 × 1 Gabe täglich. Der Schmerz ist empfindlich auf *Berührung* und *Bewegung,* Muskeln und Knochen sind *wie zerschlagen.* Beginnen Sie die Behandlung mit dieser Arznei. So bleibt Ihnen genug Zeit, um über weitere Auslösungen nachzudenken.

b) Zur Operation macht man einen Schnitt. Für *Schnittverletzungen* haben wir in der Homöopathie eine bewährte Arznei:

Staphisagria D3

3 × 1 Gabe täglich, als logische Folge Ihrer Behandlung. Der Nervenschmerz ist *stechend,* die Muskeln sind *steif,* zerschlagen und *krampfen,* vor allem nachts.

c) Eine Menge Nerven mußten durchtrennt werden. Bei *Nervenquetschung* und *Nervendurchtrennung* fällt Ihnen umgehend

Hypericum D4

3 × 1 Gabe täglich ein. Der Schmerz ist wie *gequetscht,* kribbelt, zieht und sticht. Unser Patient *jammert* in einem fort.

d) Die letzte Folgerung ist der *durchtrennte Knochen.* Der Schmerz ist *wie gebrochen,* und

Symphytum D4

3× 1 Gabe täglich, wird Ihre Behandlung erfolgreich beenden. Wohl dem, der nicht mehr leidet und wohl Ihnen, wenn Sie dabei helfen durften!

NOTIZEN:

7. Appetitstörungen

(siehe auch bei Abmagerung)

Appetit bezeichnet nicht nur eine tägliche Notwendigkeit. Er ist im tiefsten Sinne Ausdruck von Lust und Genuß, von Verlangen und Abneigung. Wie sonst erblühten so zahlreiche intime Insider-Restaurants, wie sonst gäbe es Menschen wie *Hans-Peter Wodarz* und seine „Ente vom Lehel" für Menschen, die zwar keinen Hunger leiden, aber dortselbst lustvoll und genießerisch, verlangend oder abneigend ihren Appetit als Savoir-vivre pflegen. So verstehen wir feinsinnige Essenslust als Teilausdruck feinsinniger Lebenslust.

Verlangen und Abneigung nach und gegen Essen und Trinken entsprechen den auffallenden Verhaltensweisen der Ganzheit, Einmaligkeit, der Besonderheit des Individuums. In ihrer metaphorischen Bedingtheit bezeichnen sie – ähnlich der Erscheinungen seitens Geist und Gemüt – die Rolle des Menschen und bestimmen, inwieweit er sie spielen kann oder nicht kann; und wenn er kann, inwieweit er sie spielen darf oder nicht darf und sie spielen muß.

So verstehen wir Verlangen und Abneigung für und gegen *Süßes* als das Für oder Gegen von Liebesbeweisen oder Liebesbedürftigkeit; das *Saure* als Ausdruck von Schwäche, aber auch von höchster Empfindsamkeit; das *Salzige* als den Verlust zum Salz der Erde; das *Scharfe* als die faunische Würze des Lebens. So verstehen wir den *ewig Essenden* als Schutzbedürftigen und den *ewig Trinkenden* als faustisch dürstenden Genius.

a) Wenn wir bedenken, daß Mangel an Appetit bis zur Magersucht mit erzwungenem Erbrechen führen kann, so kennen wir bereits aus der Psychosomatik die seelisch-geistige Lustlosigkeit und Ablehnung existentieller, menschlicher Notwendigkeiten und Bedürfnisse solcher Schicksalswege. So sollten wir bei der Erhebung der Krankengeschichte bedenken, nicht nur die *Person* in ihrer *jetzigen Verfassung* zu erfassen, sondern auch das *Schicksal der Person* erzählen zu lassen, zu erfühlen oder zu ermessen. Für die noch liebenswerten, appetitmangelnden Kinder und für die noch *liebenswürdig* gebliebenen Erwachsenen vermute ich die *Anlage* als Grundstörung und habe für sie

Tuberculinum D200

1 Gabe einmalig, reserviert. Dazu gebe ich zur gleichen Zeit

Abrotanum D4

3× 1 Gabe täglich, für solche mit *schneidenden* Schmerzen in ihrem *aufgetriebenen* Bauch, bei denen die wenige Nahrung *unverdaut* wieder ausgeschieden wird. Diese Arznei ist als *„homöopathisches Freßmittel"* in die Annalen der Heilkünstler eingegangen.

b) Welch eine symbolträchtige Palette von Verlangen begegnet uns bei diesem *feingliedrigen,* schwächlichen, leicht erschöpfbaren, unruhigen und *durstigen* Wesen: Salziges, *Saures,* Gewürztes, *Geräuchertes.* Mit Unlust stochert er jedoch im Teller herum und wird dadurch zum Schrecken besorgter Omas und anderer Verwandten. Doch die Ermahnungen und das Essen bereiten ihm *Kopfschmerzen,* so daß er sich *niederlegen* muß. Bevor er einschläft, geben Sie ihm

Calcium phosphoricum D12

2× 1 Gabe täglich, damit er sich nach kurzer Zeit erholt, beruhigt und eventuell ißt.

c) Dieser im Grunde *milde,* aber leicht reizbare *Rachitiker* ist nicht nur körperlich, sondern auch gefühlsmäßig unterernährt. Er empfindet die *Unvollkommenheit* unseres Seins nicht als natürlich gegeben, sondern als *endgültiges Schicksal.* So zieht er – im Sinne gesetzmäßiger Affinität – Mißgeschicke an, die er mit zermürbenden *Selbstvorwürfen* und *Angst* vor den gestellten Aufgaben des Alltags und des Lebens beantwortet. Sie sind es, die ihn letztlich appetitlos werden lassen. Reichen Sie ihm anstatt Essen mit Nörgeln

Silicea D12

2× 1 Gabe täglich, damit er nicht wie der Strohhalm seine *Kieselerde* verliert und im Sturme seines Schicksals bricht.

d) Die harnpflichtigen Substanzen sind im Begriffe, diesen *gichtig* angelegten Menschen vollends zu vergiften, falls er seine Leber, seinen Geist und sein Gemüt nicht durch leichte, heitere, freundliche Kost entlastet. Seine Stoffwechselentgleisung ist das Ergebnis seelisch-geistiger Fehlsteuerung, die in ihm keine Freude aufkommen läßt. Trotzdem greift er allzu gerne nach *Süßigkeiten* und nach warmen Speisen, was seine geheimsten Wünsche offenbart. Am wohlsten aber fühlt er sich, wenn er *fastet.* Denn das Essen bläht seinen *Unterbauch,* wobei er rülpst und ihm alles gleich wieder zum Halse raushängt! Wenn Sie sich als Erwachsener in diesem Bilde nicht erkennen, so denken Sie an Ihre Kinder und servieren ihnen

Lycopodium D12

2× 1 Gabe täglich, zum Frühstück und zum Abendessen, in der Hoffnung, daß wenigstens die Süße der Kügelchen ihre Aufmerksamkeit auf etwas anderes lenkt als auf ihr *selbstüberschätztes* Ego.

e) Der Gegensatz von Enge ist die Fülle. Oder eher die rhetorisch verwandte Völle. Denn die leibliche Fülle entspricht der Fülle des Seelisch-Geistigen nur in ausgewogener Harmonie! Die Tatsache der zunehmenden Stoffwechselerkrankungen seit dem letzten Weltkrieg ist eine Folge zunehmender Völlerei oder *Gefräßigkeit.* Die eigentliche Lebensfülle wurde durch innere Lebensleere und äußere Völle allmählich verdrängt. Denn Lebensfülle setzt geistige Kontrolle voraus in bezug auf Verantwortlichkeit im Wollen und Streben. So verstehen wir, daß durch diesen Verlust eine liebenswerte, gütige, besorgte *Pulsatilla*-Frau zur bedauernswerten, egoistischen, gleichgültigen *Sepia*-Frau wird; daß aus dem liebenswerten, dümmlichen oder genialen, aber stets unbeholfenen *Calcium carbonicum*-Menschen ein bedauernswerter, dümmlicher oder genialer, aber stets prahlender *Sulfur*-Mensch wird. So verstehen wir auch diesen *dummen, faulen, fetten* und *gefräßigen* Menschen in seiner Soseinsform oder Unförmigkeit nicht nur als *endokrin* Gestörten und versuchen mit

Graphites D12

2 × 1 Gabe täglich, sowohl seine Hormone als auch seine Willensfunktionen zu stärken.

f) Wenn Sie jedoch vom Nachdenken müde geworden sind und bei Ihrem Patienten eine *Unterfunktion der Schilddrüse* im leiblichen Bereich vermuten oder laborchemisch bestätigt finden, dann denken Sie an

Fucus vesiculosus D4

3 × 1 Gabe täglich. Sie helfen zumindest da, wo Sie heute nicht mehr heilen können!

NOTIZEN:

8. Arteriosklerose

(siehe auch Durchblutungsstörungen und Blutdruck)

Die Arteriosklerose umschreibt im eigentlichen die Verkalkung aller Gefäße in allen Bereichen des Leibes. Der Volksmund prägt jedoch seine eigenen Vorstellungen und bezeichnet mit Verkalkung die Sklerose des Gehirns oder noch eindeutiger die der Hirnfunktionen. Ich selbst schließe mich dem Volke an und unterscheide wie beim alkoholischen Rausch drei Stadien. *Stadium I:* Nur der Betroffene bemerkt die Minderung seiner Hirnleistung durch gelegentliche Verminderung seines Gedächtnisses. *Stadium II:* Seine Umwelt bemerkt es auch; jetzt kommt er als Patient. *Stadium III:* Nur noch die Umwelt bemerkt es, jetzt wird er als Patient gebracht! Schauen wir uns die Menschen an, die alle drei Stadien in sich bergen können und deren Leid gegensätzlich zum Spaß der entfernteren Umwelt zu verstehen ist.

a) Die Arterien tragen und transportieren als elastische, flexible, anpassungsfähige Hülle den Lebenssaft, die Lebenskraft, die Lebensfreude in alle Bereiche des Leibes, in alle Bereiche der Seele, in alle Bereiche des Geistes. So erleben wir den Verlust der Elastizität, der Flexibilität, der Anpassungsfähigkeit als *Starre* der Gefäße *und* der Person, als verhärtete Engstirnigkeit (die Stirn ist Sitz des Intellekts). Wie der Fluß der Säfte von nun an einen höheren Widerstand zu überwinden hat, muß der Betroffene größere Widerstände gegen sein Gedächtnis und gegen seine Denkfunktionen erleben und überwinden. Wir helfen ihm dabei mit unseren Arzneien, indem wir wieder in rote, kräftige und in schwache, blasse Menschen unterscheiden. – Der erste begegnete uns früher als beweglicher, sportlicher, eher athletischer, leicht verletzlicher, *stiller Genießer* mit einer gewissen verletzenden, süffisanten Verhaltenheit. Der Genuß und die *Verletzlichkeit* haben seine Blutfettwerte und seine Harnsäure bis zur Verkalkung und Gicht übermäßig provoziert. Jetzt ist alles *hart* geworden: Die Gefäße, die Muskeln, die Gelenke, die *Lage,* in der er sich mit seinem Leben befindet. Unruhig, ängstlich, verwirrt hin und her wandernd, findet er erst seinen Platz, nachdem wir ihm

Arnica D4

3 × 1 Gabe täglich, gegeben haben. Sie hilft besonders jenen, denen die *Erschütterungen* des Lebens und der Bewegung Kopfschmerzen, Benommenheit und Schwindel bereiten. Die Potenzhöhe steigern wir allmählich auf D6, D12 und auf D200.

b) Geld, Gold und Macht sind die Insignien des ebenso roten, kräftigen, eher untersetzten Menschen. Die Maßlosigkeit seines Strebens, die von *Ellbogen, Erfolg* und Ärger begleitet war, hat sein *Gold* und ihn ermattet, hat sein *Geld* und ihn entwertet, hat seine *Macht* und ihn gebrochen. Wer hoch nach oben steigt, muß die Gefahr voraussetzen, tief zu fallen. Enttäuscht, gekrümmt und gekränkt über mangelnde Anerkennung und Zuneigung von jenen, die er auf dem Wege zur Macht zeitlebens *mit Füßen trat,* überfällt ihn jetzt die zerfleischende Enttäuschung über sein sich krümmendes, kränkendes Ego. Zu spät erkennt sein ehemals *scharfer Intellekt* die Aussichtslosigkeit seines Soseins. Alles verfettet, verkalkt, verhärtet: die Adern, das Herz, die Leber, die Seele! Er verfällt in *tiefe Schwermut.* Wenn er hier noch zu Ihnen kommt, kann ihn

Aurum D200

1 Gabe einmalig alle vier Wochen, davor bewahren, alle Hilfe *höhnisch* abzulehnen, sich der Trunksucht zu ergeben und sich nach dem erlösenden *Tode* zu sehnen, den er – unbemerkt von seiner Umwelt – *aktiv herbeiführen* kann.

c) Ob bereits verkalkt oder nicht, wir bemerken, daß die roten, *warmen, kräftigen* Menschen über sehr ähnliche Störungen klagen: Blutandrang zum Kopf, Kopfschmerz, Benommenheit und Schwindel. Als solche führen sie uns nicht zu einer Arzneiwahl. Erst das Verständnis um deren Begleitumstände, erst das Bemühen um die Ganzheit der Person mit den nur ihr eigenen Eigenheiten und erst das Verstehen um das Schicksal dieser Person mit ihren Eigenarten, erlaubt uns eine empfindsame Unterscheidung der Arzneien. Der *Arnica*-bedürftige Mensch braucht Ruhe und findet keine, möchte sich bewegen und kann nicht mehr. Sein Schicksal ist geformt durch *Erschütterungen* und *Verletzungen*, die er nicht überwinden konnte. Der *Aurum*-bedürftige Mensch muß und kann sich bewegen, besonders in frischer, kühler Luft, aber Kälte verträgt er nicht. Sein Schicksal ist geformt durch *Entmächtigung* und *Entwertung* im Menschlichen. – Der dritte in diesem Bunde braucht *Kühle*, aber *nicht am Kopf*. Hier liebt er *Hut* und *Sonnenwärme*. Er liebt Bewegung, aber der *Schwindel* läßt ihn taumeln *wie trunken*, auch ohne den geliebten Alkoholgenuß. Sein Schicksal ist seine *destruktive*, degenerative Anlage, seine *Verrenkungen* und *Verstauchungen* der Gelenke und der Gelenkigkeit seines Lebens. Durch sie bewegt ihn ein ständig schlechtes Gewissen, als habe er etwas Schlimmes getan.

Strontium carbonicum D12

2 × 1 Gabe täglich über lange Zeit, gibt ihm die Chance zu entwirren, zu entstauen und uns – als Verstehende und Heilende – die Chance, ihn zurück ins Leben zu begleiten.

d) Endlich wird er *liebenswerter*, wenn auch nur vorübergehend! Ihn können wir wie ein *greises Kind* an der Hand führen und *trösten*. Irgendwann in seiner frühkindlichen Entwicklung ist etwas schiefgelaufen, so daß er sich noch als alter Mann wie ein *kindischer Greis* benimmt. Das äußere Verhalten und Benehmen sind Ausdruck innerer Vorgegebenheiten. So wird es verständlich, daß alles *verlangsamt* und *schwerfällig* ist: Das Hirn, der Geist, die Seele, die Arbeit der Drüsen und der Gefäße. Sie verhärten bis zur Brüchigkeit, bis zur *Verblödung!* Geben Sie ihm die Gewißheit der Umsorgung und

Barium carbonicum D12

2 × 1 Gabe täglich über lange Zeit. Er wird es Ihnen mit kindlicher Anhänglichkeit danken.

e) Was *Barium carbonicum* als Arznei für die eher rundlichen Menschen bedeutet, schenkt sie als *Jodid* desselben Schwermetalls den eher *schlanken* Menschen, die die gleiche Entwicklung, das gleiche Verhalten und Benehmen aufweisen. Ihnen geben wir entsprechend

Barium jodatum D12

2 × 1 Gabe täglich, auch über lange Zeit.

f) Weder Rundliches noch Schlankes ist an diesem Menschen zu sehen. Bei ihm ist alles bereits *geschwunden* oder im Begriffe, so zu tun. Wir nennen diesen Prozeß *fettige Degeneration.* Nicht nur die Gefäße sind einbezogen, auch das Hirn, das Herz, die Leber, die Nieren, die Muskeln. Zunehmende Gedankenstörungen und Blutungen ins Gehirn und in die betroffenen Organe sind dessen schwere Folgen. Er erscheint *elend blaß,* trocken und *schmutzig.* Die Fettpölsterchen seiner Unterhaut sind aufgezehrt, so daß er im Gesicht trocken und *mager* aussieht. Seine Oberlippe ist kaum mehr sichtbar. Die Falte zwischen Nase und Lippe ist lang und verstrichen. Kaum daß Sie sich ihm nähern, zuckt er zusammen und zurück, so berührungsempfindlich, so *schreckhaft* ist er geworden. Aber er umfaßt ständig mit *festem Druck* seine Muskeln und seinen Kopf, *streckt sich* und *dehnt sich,* was ihm, zusammen mit

Plumbum D12

2 × 1 Gabe täglich, offenbar Linderung verschafft. Mit dieser Arznei werden nicht nur seine Gefäße erweitert, auch sein Leben, sein Denken und Fühlen werden elastischer!

g) Als Patient wird dieser blasse, abgehärmte, ängstlich dreinschauende Mensch kaum alleine zu Ihnen kommen. Sie erleben ihn beim Hausbesuch nach einem Schlaganfall oder im Diabetes-Koma, wie er, verwirrt an die Decke starrend, mit den Händen am Bettzeug, am Nachthemd, an der Hose fummelt. Sie erleben ihn in der Klinik nach einem Unfall oder nach einer Operation, wie er aus dem Bett und aus der Klinik *flüchten* will. Sie erleben ihn als psychiatrisch Internierten, wie er in seinem Wahn *singt* und *betet.* Er verhält sich Ihnen gegenüber argwöhnisch, ablehnend aus Angst, *vergiftet* zu werden. Schon als Kind war er auf alles *eifersüchtig, fluchte, spuckte* und *biß.* Als Schuljunge zog er seine Hosen runter und stellte mit *geilem Lachen* und Gebaren seine Genitalien zur Schau. Manch ein Schüler wird jetzt seinen Mitschüler erkennen! – Heute als alter Mensch neigt er dazu, die alten Gewohnheiten von damals wieder aufzunehmen. Er schimpft nörgelnd oder *murmelnd* vor sich hin, bis er *im Sitzen* vor Ihnen einschläft. Kurz davor geben Sie ihm noch

Hyoscyamus D200

1 Gabe einmalig im Monat und lassen ihn in Ruhe *dahindösen,* bis er sich seiner Umwelt wieder zuwendet, weniger erregt und weniger schimpfend.

h) Bei allen arteriosklerotischen Menschen und bei den ihnen bedürfenden, entsprechenden Arzneien erleben wir die Gratwanderung zwischen Diesseits und Jenseits unserer Seele, zwischen Hiersein und Dortsein, zwischen Leben und Nicht-Mehr-Leben, zwischen Dasein und Irresein. Vom vorigen unterscheidet sich dieser Mensch äußerlich durch seine *dümmliche,* ausdruckslose, verständnislose *Gedunsenheit.* Er will nicht, daß Sie mit ihm reden, und will selbst *nicht reden.* Empfinden Sie ihn nicht wie ein Kind, das gelegentlich, partout schweigend, vor Ihnen sitzt? Oft sind solche Verhaltensweisen die Folgen eines Geburtstraumas oder Hirntraumas durch Unfall oder einer frühkindlichen, auch unbemerkten Hirnhautentzündung *(siehe auch Geburtsschaden und Hirnhautentzündung).* Aber in der Homöopathie müssen wir nicht unbedingt reden. Die anthropologischen Phänomene, Erscheinung, Haltung, Verhalten und Benehmen, geben dem empfindsamen Beobachter genügend Hinweise, um ihm

Helleborus D6

3 × 1 Gabe täglich, zu verordnen. Wenn er daraufhin die kalte, schweißbedeckte *Stirn runzelt,* wenn seine Kiefer *Kaubewegungen* wie beim Essen ausführen, seine Zähne an den *Lippen zupfen* und seine Glieder sich *unwillkürlich* krampfend bewegen, dann können Sie Ihrer Arzneiwahl sicher sein und darauf hoffen, ihn beim nächsten Besuch reden zu hören.

NOTIZEN:

9. Augenbeschwerden

Die Augen sind die Öffnung der Seele nach außen und nach innen. Sie haben etwas mit Schauen und Blicken, mit Sicht und Ansicht zu tun. Die Ansichten eines Menschen sind klar oder verschwommen, weitsichtig oder kurzsichtig. Ihre Blickrichtung ist vorwärtsschauend oder rückblickend, nach innen oder seitwärts schielend. Ihr Ausdruck ist matt und glanzlos wie der ermattete, stumpfe Geist oder feurig und glänzend wie der lodernde Wahn.

Über die *akuten Entzündungen* und über die *Netzhautblutung* haben Sie das Wichtigste in der *Hausapotheke* im dortigen Kapitel *Augenbeschwerden* erfahren. Wenden wir uns hier den *chronischen* Störungen zu. Lassen Sie uns dafür gemeinsam das Auge von außen nach innen durchschreiten, von der äußeren Anschau bis zur tiefgreifenden Zerstörung des Augennervs und der Netzhaut.

a) Frauen mögen ihre *Augenbrauen* mittels ihrer diversen Farbkästen nachzeichnen. Männer ohne diesen Augenrahmen sind benachteiligt. Geben wir beiden

Thallium D6

3 × 1 Gabe täglich, über sehr lange Zeit, besonders wenn die Haut auch anderswo Haare vermissen läßt, wo sie gewöhnlicherweise sprießen *(siehe Kapitel Haarausfall).* – Dem sorgenvoll, *früh Ergrauten,* dessen Augenbrauen sich lichten, werden sie mit

Acidum phosphoricum D6

3 × 1 Gabe täglich, nachwachsen. – Trockene, dürre, *frostige Frauen* ohne den sichtbaren Schwung der Braue werden ihn mit

Alumina D6

3 × 1 Gabe täglich, pflegen, insbesondere wenn die *äußere Hälfte* unsichtbar ist. – Eher *rundliche,* hitzige, schwitzige Männer oder *dürre,*

schweißstinkende Jünglinge mit *Hängeschultern,* vielleicht noch mit einem *ekzematösen Ausschlag* in beiden Brauen, erhalten

Sulfur D6

3 × 1 Gabe täglich. – Wenn sich beide *hormonell* und *sexuell überlastet* haben, sind sie jetzt ohne Augenbrauen bereits *impotent.* Ruhe, Geduld, Streicheleinheiten und

Selenium D6

3 × 1 Gabe täglich, fördern Wachstum der Brauen, des Geistes und der Hormone.

b) Die *chronische Bindehaut-* und *Lidrandentzündung* mit Empfindlichkeit gegen Zugluft, Unterkühlung, Durchnässung und Erkältung braucht

Mercurius solubilis D12

2 × 1 Gabe täglich, wenn *kühle* Auflagen lindern. – Ziehen Sie eher *warme* Dampfbäder oder Kompressen vor, dann ziehen Sie auch

Hepar sulfuris D12

2 × 1 Gabe täglich vor. – Sind nur die Lidränder chronisch befallen und deren *Wimpern ausgefallen* oder nach *innen gestülpt* (Entropium), so daß die Bindehaut rötlich unterlaufen ist und ewig tränt, dann wird

Graphites D12

2 × 1 Gabe täglich, Gutes verrichten. Bei allen drei Arzneien sind die *Absonderungen* gelblich, grünlich, eitrig, stinkend.

c) Dem akuten *Gerstenkorn* ist in der *Hausapotheke* ein ganzes Kapitel gewidmet. Dem chronischen, kleinen, rundlichen, verhärteten Lidknötchen begegnen wir mit

Calcium fluoricum D12

2 × 1 Gabe täglich, wenn es insgesamt hautfarben erscheint. Zu oft entzündet es sich akut, umgibt sich mit einer umschriebenen, gespannten, blaßrosa *Schwellung*, die wir mit

Apis D4

3 × 1 Gabe täglich, zumindest eindämmen. Die Gabenfolge dürfen Sie je nach gegebenem Störungsgrad verdoppeln.

d) Menschen mit *Lidkrampf* (Blepharospasmus, Tic) blinzeln nicht charmant, sondern eher verkrampft. Tun sie das als Begleiterscheinung einer *Entzündung*, dann wird

Belladonna D30

1 Gabe einmalig, sehr rasch helfen. – Tun sie es jedoch als Ausdruck ihrer *Nervosität* und *Abgespanntheit*, dann ist

Magnesium phosphoricum D12

1 Gabe einmalig bedarfsweise, vorzuziehen, auch dann, wenn das Lid in sich zuckt und zittert. – *Dürre*, ausgetrocknete, *leberbelastete* Menschen bekämpfen ihre mürrische Nervosität am besten mit

Lycopodium D4

3 × 1 Gabe täglich, um die Stoffwechselgifte auszuscheiden, die ja für ihre Austrocknung und ihren meist *rechtsseitigen*, wangenerfassenden *Tic nerveux* mittelbar verantwortlich sind.

e) Die *angeborene Lidlähmung* wird allzu rasch aus ästhetischen Gründen operativ korrigiert. Wir versuchen erst

Causticum D4

3 × 1 Gabe täglich, über mindestens zwei Jahre hinweg. Mein kleiner philippinischer Kindergarten-Freund *Dino* nimmt diese Arznei jetzt

über ein Jahr mit erstaunlicher Besserung, so daß Mutter *Sandy* und Vater *Boyet,* unbeirrt vom Drängeln der plastischen Chirurgen, weiterbehandeln. *Dino* selbst liebt seine Kügelchen, ohne von ihrer Heilkraft bewußt zu wissen. – Die *erworbene Lidlähmung* ist am häufigsten eine Folge von „Kinderschutz"-Impfungen. Sie beeinflussen wir mit

Variolinum D200

1 Gabe einmalig, was ausreicht, um das Lid konservativ zu liften. – Die schweren und *schwersten Grade* von Lidlähmung verlangen nach

Gelsemium D4

3 × 1 Gabe täglich, ebenso über einen langen Zeitraum zugestanden. – Die häufigere Lidlähmung aus *Schwäche* antwortet am besten auf eine Arznei, die ohnedies einen schwachen *Geist,* ein schwaches *Herz* und einen schwachen *Magen* heilt und

Kalium carbonicum D4

3 × 1 Gabe täglich, benannt ist. – Die einfache, *vorübergehende* Lidlähmung ist dem Bild der vorigen ähnlich, nur paßt zu ihr eine eher innerlich *derbe Frau,* als das schwächliche innere Element der vorigen.

Sepia D6

3 × 1 Gabe täglich, wird auch ihre hängende Derbheit des Lides erweichen und ihr Antlitz verschönern, falls das Alter nicht bereits zu viel Häßliches für sich beansprucht hat.

f) Wenn wir von Häßlichkeit sprechen, so sind die geschwollenen Augenlider infolge *chronischer Tränensackentzündung* eingeschlossen. Hinter dem leicht rosarot geschwollenen *Oberlid* versteckt sich eine chronische Entzündung (Bindehaut, Lidrand, Gersten- oder Hagelkorn usw.). Der Betroffene schaut aus, als sei er ständig *von einer Biene gestochen.* Deshalb wird das Bienengift als

Apis D4

3 × 1 Gabe täglich, zunächst das Entzündliche vernichten. – Ein eher hautfarbenes, *wäßriges Säckchen,* das das Oberlid schwach und schwer erscheinen läßt, hängt geradezu *über* dem *oberen Lidrand* herunter. Es bedarf

Kalium carbonicum D6

3 × 1 Gabe täglich, bei blassen, wäßrigen, schweren und schwachen Menschen. – Das stets geschwollene *Unterlid* ist konstitutioneller Natur. Am häufigsten ist

Causticum D4

3 × 1 Gabe täglich, angezeigt und wie immer sehr lange zu geben, da diese Arznei nur träge reagiert. – Sind *Ober-* und *Unterlid* chronisch geschwollen, so denken wir personenbezogen an

Phosphorus D12

2 × 1 Gabe täglich, das wir pathophysiologisch als Zellatmungsgift zu schätzen wissen. – Sind *Ober-* und *Unterlid* und *das ganze Gesicht* zart angeschwollen, so suchen wir auch diesmal eine Person dahinter, der am ehesten

Arsenicum album D12

2 × 1 Gabe täglich, entspricht. Schauen Sie sie gut an, denn die Schwellung ist kaum sichtbar, weil sie die Fältchen glättet. Viel beeindruckender dagegen ist ihre *Leichenblässe.*

g) Jeder von uns kann sich an Menschen erinnern, deren Augenlider mit *ovalen, gelblichen,* kleinen *Spangen* durchzogen sind. Es handelt sich dabei um Cholesterineinlagen, die auf einen entgleisten Fettstoffwechsel (Lipomatose) hinweisen. Meist hat auch die Verkalkung im Hirn und in den Gefäßen schon begonnen *(siehe Kapitel Arteriosklerose).*

Barium carbonicum D6

3 × 1 Gabe täglich, wird die Schönheitsflecken nicht entfernen, aber dem fortschreitenden, inneren Prozeß Einhalt gebieten. – Zusätzlich gebe ich gerne

Cholesterinum D10

1 Gabe täglich, am besten morgens nach dem Frühstück, dann wird es tagsüber nicht vergessen. Diese *isopathische* Arznei wird nach dem Prinzip „Gleiches heilt Gleiches" angewandt und überall da eingesetzt, wo die Grenze des üblichen Cholesteringehaltes überschritten wird und sich krankmachend manifestiert.

h) Unter den häufigsten *Hornhautveränderungen* finden wir die Verkrümmung, den *Keratokonus.* Den eher *schlanken* Menschen geben wir ein Gemisch aus Schwefel, Antimon und Quecksilber als

Aethiops antimonialis D4

3 × 1 Gabe täglich. Sie heilt auch *Hornhautgeschwüre.* – Die eher *rundlichen* Menschen sprechen besser auf

Pulsatilla D4

3 × 1 Gabe täglich an, besonders wenn sie kurzsichtig sind. – *Herpes-zoster-Bläschen* sind ungemein schmerzhaft. Sie hinterlassen *Narben,* die die Sicht hindern können.

Kalium chloratum D4

3 × 1 Gabe täglich, ist bisher die beste Arznei, die ich in meinem Heilschatz dafür gefunden habe.

i) Die Erkrankungen der *Regenbogenhaut* sind meist durch Unterkühlung und durch rheumatische Beschwerden in deren Folge ausgelöst *(siehe Kapitel Rheuma).* Die *akute Iritis, Iridozyklitis* und im schlimmsten Falle *Uveitis* spricht gut auf

Bryonia D3

1 Gabe halbstündlich an, wenn die *geringste Augenbewegung* den heftig *stechenden* Schmerz unerträglich macht und gelinde *warme* Kompressen besänftigen. – Wenn danach die entzündliche *Rötung* auftritt, sollten Sie *Bryonia* durch

Mercurius solubilis D3

3 × 1 Gabe täglich, ersetzen. Sie wird mit *kalten* Kompressen gelindert. – Sind Sie sich eines *Herdgeschehens* bewußt oder liegt Ihnen gar die klinische Diagnose eines *Morbus Reiter* vor, dann folgt darauf gut

Phytolacca D4

3 × 1 Gabe täglich, besonders wenn unser Patient sich zuvor *unterkühlt* hat. – Für die immer wiederkehrende, *chronische Iritis* und *Iridozyklitis* halten wir

Acidum nitricum D4

3 × 1 Gabe täglich, als hierfür *wichtigste Arznei* in Reserve, ganz besonders, wenn wir aus der Lebensgeschichte unseres Patienten oder dessen Familie von *Syphilis* erfahren können.

j) Nun sind wir an der *Netzhaut* und beim *Sehnerv* angelangt, bei den *Retinopathien.* Sie konfrontieren uns als Folge von Stoffwechselstörungen, insbesondere beim Diabetes, bei Nierenerkrankungen und bei den *gichtigen* Patienten. Folge von *Durcheinander* beim Essen, beim Alkohol, bei der Zeiteinteilung, bei der Lebensweise, zwingen uns zur Wahl von

Nux vomica D4

3 × 1 Gabe täglich, besonders wenn es sich um einen mit Nervosität und Gereiztheit gepaarten *Managertyp* handelt. – Die am häufigsten benutzte Arznei jedoch ist

Phosphorus D12

2 × 1 Gabe täglich, die uns durch ihre *Gefäßdurchlässigkeit* und folglichen *Blutungen* bekannt ist. – Liegen dem Netzhaut- und Sehnervschwund *Gefäßkrämpfe* zugrunde, dann ist die erste Arznei, die wir geben,

Tabacum D12

2 × 1 Gabe täglich oder D30 einmal täglich morgens. – Danach folgt gut die *krampfigste* aller Krampf-Arzneien mit

Cuprum D6

3 × 1 Gabe täglich, die uns immer da begegnen wird, wo *Degeneration* und *Systemerkrankungen* von besagten Krämpfen begleitet sind. – Nach der Engstellung der Gefäße setzt sich in ihnen die *Verkalkung* fest, wofür wir

Plumbum D6

3 × 1 Gabe täglich, bereithalten, besonders wenn uns am Rande der Regenbogenhaut ein weißer *Verkalkungsring* (Arcus senilis oder lipoides) und die *Engstellung* der Pupillen auffällt. – Den *entzündlichen* Veränderungen an der Netzhaut wie *Retinitis diabetica* und *Retinitis hypertonica* als Folge von *Diabetes* und *Bluthochdruck* gebührt

Arsenicum album D6

3 × 1 Gabe täglich. Sie ist die letzte Arznei in der Reihe der Degeneration. – Aber es bleibt uns noch die mittelbare Ursache der *Embolie* in den kleinen *Netzhautgefäßen,* für die uns die Homöopathie zwei wertvolle Arzneien geschenkt hat. Die erste ist

Crotalus D12

2 × 1 Gabe täglich, deren zugehöriger Mensch in der *feuchten, tropischen* Hitze explodiert, und die zweite Arznei ist

Lachesis D12

2 × 1 Gabe täglich für jenen, der *Hitze in keiner Form* und Weise erträgt.

k) Der *graue Star,* der *Katarakt,* ist Ausdruck einer Austrocknung und Verhärtung der Linse. Die wichtigste Arznei ist

Causticum D12

2 × 1 Gabe täglich, wenn sich die Sicht vernebelt. Im *feuchtwarmen Klima* fühlt sich der Getroffene am wohlsten. – Schreitet die *Verhärtung* bei hektischen *Morgenmenschen* fort, so lassen wir

Calcium fluoricum D12

2 × 1 Gabe täglich, folgen. Wie wir wissen, wirkt das *Fluor* am ehesten auf chronische Entzündungen mit Neigung zu sich verhärtenden Geweben, und *Calcium* wirkt gewebeaufbauend. Ist das *Abwehrsystem* jedoch mit allen möglichen Giften *versackt,* dann entscheiden wir uns für

Magnesium fluoricum D12

2 × 1 Gabe täglich, dem durch seinen *Magnesiumanteil* die entschlakkende Kraft innewohnt und der vorigen Arznei gut folgt. Wir haben noch zu bedenken, daß der *graue Star* eine Folge der erkrankten *Anlage* ist, weshalb wir unsere *Erbnosoden*

Tuberculinum D200
Medorrhinum D200
Luesinum D200

1 Gabe einmalig monatlich, in der aufgeführten Reihenfolge als Zwischengaben interpolieren.

l) Der viel gefährlichere *grüne Star,* das *akute Glaukom,* das wie ein Sturmwind erscheint und dessen plötzliches *Druckgefühl* den Getroffenen dazu zwingt, den Augendruck messen zu lassen, braucht

Aconitum D12

2× 1 Gabe täglich, wenn er eher *schlank* ist. – Der eher *rundliche* Mensch bedarf dagegen

Belladonna D12

2× 1 Gabe täglich, womit ich persönlich die besten Erfahrungen gemacht habe. Mag sein, daß meine Patienten alle rundlich waren! – Das *chronische Glaukom* behandeln wir ebenso erfolgreich mit

Glonoinum D12

2× 1 Gabe täglich, wodurch die lästige Augentröpfelei wegfällt. Wer sich trotzdem damit beschäftigen möchte, darf das natürlich ohne Widerspruch.

m) Erlauben Sie mir noch, die häufigsten *Sehstörungen* zu erwähnen und die bewährtesten zugehörigen Arzneien. Das *Schielen,* vor allem bei Kindern, läßt sich so gut beeinflussen, daß wir die „Silberblick"-Operation zunächst zurückstellen. Wir beginnen die Behandlung mit

Cina D4

3× 1 Gabe täglich, und verabreichen sie 2 Monate lang. Danach lassen wir weitere zwei Monate

Agaricus D4

3× 1 Gabe täglich folgen, und beschließen zunächst die Kur mit

Spigelia D4

3× 1 Gabe täglich, ebenfalls 2 Monate lang. Bei nur geringem Erfolg wiederholen wir die Kur in der angegebenen Weise. Vielleicht ist Ihnen aufgefallen, daß alle schielenden Kinder sehr nervös sind. Zwei dieser Arzneien, *Cina* und *Spigelia* heißen beide im Volksmund *Wurmkraut,* so daß Schielen mit Würmern in Zusammenhang gebracht werden kann. Die Großeltern dieser Kinder wußten um diese Zusammenhänge und haben sie zuerst „entwurmt“, bevor sie zum Augenarzt schritten. Damals wurde noch eine echte Volksmedizin betrieben, die aus der Erfahrung entsprang und von Mund zu Mund getragen wurde. Mein Wunsch ist es, daß die Homöopathie diesen Volksgeist wiederbelebt!

n) Gestatten wir der *Kurzsichtigkeit* ein Wort. Sie führt uns verständlicherweise hinter die kurzsichtige Person, und wer liegt uns hier näher als diejenige, die

Phosphorus D12

2 × 1 Gabe täglich braucht. – Oder das eher *rundliche,* liebliche, *wenig erwachsene* Wesen, dem

Pulsatilla D4

3 × 1 Gabe täglich, entgegenkommt. So können wir die Reihe fortsetzen, bis wir alle weitsichtiger werden.

o) Die *Weitsichtigkeit* ist ein Privileg des Alters, wo die Natur meint, daß wir *weise* werden sollen. Weitsichtige *junge Menschen* fand ich am ehesten in

Argentum nitricum D12

2 × 1 Gabe täglich, wegen ihrer hohen intellektuellen Potenz widergespiegelt, falls diese nicht durch ihre *stolpernde Unsicherheit* überlagert ist. – Ebenso potentiell weise ist der *schüchterne Unsichere,* der jedoch nicht weiß, was er sich an Empfindungen *erlauben darf* und den

Silicea D12

2 × 1 Gabe täglich, in allen Daseinsbereichen stärkt. – Die weiseste unter allen Frauen ist die *junge Karrieremacherin,* die einer *dramatischen Schaustellerin* ähnelt. Ihr gebührt

Sepia D12

2 × 1 Gabe täglich, um ihre *ambitiöse Weitsichtigkeit* in umweltfreundliche Bahnen zu lenken. – Ich darf mich bedanken, daß Sie mit mir geduldig die Symbolkraft des Auges durchschritten haben. Das Auge, das uns Licht und Wahrheit bietet und uns sehend macht. Doch das Wesentliche bleibt für das Auge unsichtbar!

NOTIZEN:

10. Bauchspeicheldrüse

(siehe auch bei Darmentzündung und Diabetes)

Die Pankreasdrüse ist der Sitz der Süße unseres Lebens. Zur Verdauung dessen, was auf uns einströmt und was wir in uns aufnehmen, spaltet sie mit Hilfe ihrer Fermente die grobe leibliche und geistige Nahrung in feinere Strukturen auf, um Leib, Gemüt und Ideen aufzubauen, anzuregen und zu versüßen. Den Rest des Verdauten übergibt sie als Ballast dem Dickdarm zum Ausscheiden. Zur Nahrungsaufnahme muß ich offen sein, muß kauen und beweglich sein und gelegentlich auch schlucken wollen, können und dürfen.

Ohne leibliche Nahrung, ohne geistige Anregung findet keine Fermentierung statt. Die Minderung oder der Verlust der Fermentierung bedeutet Grobheiten anstatt verfeinerter Lebensqualität; bedeutet Verdauungsunfähigkeit unserer Sorgen und Probleme; bedeutet Ausscheidungsunfähigkeit von Abfall und Ballast. Wenn ich zurückhalten muß, entzündet sich mein *Dasein,* entflammt akut im Fieber oder resigniert im chronischen *Sosein.* Wir magern ab, verdorren und erstarren.

a) Wenn Ihnen ein solch *ausgedorrter* Mensch begegnet, dann kann er nicht mehr essen, weinen, lachen. Sein Ausdruck ist gezeichnet von Sorgen und Kummer, die er nicht vergessen kann und von *unverzeihlicher Demütigung,* die er nicht überwinden kann. Nichts kann mehr verdaut werden. Der Stuhl trocknet ein wie seine Seele. Nur noch ein *zäher Durst,* ein zähes, sehnsüchtiges Verlangen und

Natrium muriaticum D200

1 Gabe einmalig im Monat, nähren sein resigniertes, melancholisches Sosein mit dem *Salz der Erde,* zu dem er seinen Bezug zurückgewinnen mag.

b) Beide sind abgemagert. Aber so ruhig und zurückgezogen der eine, so hektisch und *beängstigend aufgeregt* ist dieser. Von eckigen, fahrigen Bewegungen begleitet, kann ihm nichts schnell genug gehen: das Essen, die Verdauung, die Gedanken. Er ißt im Stehen zu jeder Tageszeit, löscht dazu seinen *unbändigen Durst* mit Wein und rast *durchfällig* zur Toilette.

Jodum D12

2 × 1 Gabe täglich, ist uns als Drüsenarznei bekannt *(siehe Hausapotheke, bei Schilddrüse)* und wird auch diese Drüse vor der degenerativen Entartung bewahren. Nur im systematischen Denken und Erarbeiten erfahren wir von den großen Zusammenhängen im Menschen und in der Arznei.

c) Wenn wir *Jodum* begegnen, fällt uns eine *jodhaltige Pflanze* und ein Mensch dazu ein, der in seinen Aktionen und Reaktionen nicht gar so ausgeprägt stürmisch und destruktiv ist. Im Gegensatz zum hitzigen *Jod*-Menschen ist dieser *kälteempfindlicher,* aber auch seine Durchfälle und Schmerzen sind am besorgniserregendsten *morgens,* im *Frühjahr* und im *Herbst.* Er *reibt* und massiert dabei seinen Bauch und seine gleichermaßen schmerzenden Gelenke, was ihm, zusammen mit

Hedera D6

3 × 1 Gabe täglich, vorübergehend Linderung verschafft.

d) Wem die Süße verloren gegangen ist, der wird sauer. Hier ist einer, der so *sauer* ist, daß ihm die Säure bereits aus dem Magen aufstößt mit Übelkeit, Brechreiz und sauren, *kolikartigen* Durchfällen. Auch seinen Kopf überfällt bitterer Schmerz und Schwindel. Für ihn und seine Bauchspeicheldrüse haben wir bei solch akuten Beschwerden

Iris D6

1 Gabe bedarfsweise alle 10 Minuten, aber auch regelmäßig 3 × 1 Gabe, falls die Empfindungen der Erscheinung der Person entsprechen.

e) Ich darf Sie an drei bewährte Schmerzmittel erinnern, denen wir schon in der *Hausapotheke* öfters begegnet sind. Vor allem *plötzlich* einschießende, *messerscharf* stechende, leicht krampfende Schmerzen im Mittelbauch oder anderswo sprechen immer auf

Colocynthis D4

1 Gabe bedarfsweise alle 10 Minuten, gut an, besonders, wenn der Leidende, sich *krümmend, feucht-warmer* Auflagen bedient, die Schmerz, Bauch und eventuelle Durchfälle besänftigen.

f) Dieser Schmerzleidende empfindet sein Übel *krampfend,* als drücke eine Faust ins betreffende Organ. Mit seiner *geballten Faust* drückt er, sich ebenso *krümmend,* dagegen und versucht, sich *trocken-warme* Umschläge aufzulegen, die zusammen mit

Magnesium phosphoricum D12

1 Gabe bedarfsweise alle 10 Minuten, seinem Übel ein Ende bereiten.

g) Bisher haben wir uns im Schmerz gekrümmt. Nun gibt es Menschen, die sich bei Krämpfen *strecken* müssen, um Erleichterung zu erfahren. Ihnen sei, gleich wo der Schmerz erscheint,

Belladonna D30

1 Gabe einmalig bei Bedarf, empfohlen. Wenn der Krampf sich wiederholt, lösen Sie am besten 2 Gaben in einem Viertelliter Wasser und nehmen bis zu fünfminütig einen kleinen Schluck davon.

h) Noch einer *streckt sich* und beugt seinen Rücken nach hinten, aber dieser fast ausschließlich bei Störungen des Magens und der Bauchspeicheldrüse. Der Schmerz ist unerträglich und höchst individuell. Er verläuft *fächerförmig* vom Nabel zum linken Oberbauch.

Dioscorea D4

1 Gabe bedarfsweise alle 10 Minuten, aber auch 3 × 1 Gabe regelmäßig, wenn die Besonderheit der Schmerzempfindung gewahrt ist und obendrein die begleitenden Durchfälle ihn erschöpfen.

NOTIZEN:

11. Beingeschwüre

(siehe auch bei Krebsgeschehen und Wundliegen)

Das *Ulcus cruris* ist eine Öffnung der Haut. Das bedeutet, daß der Betroffene sich eine zusätzliche Körperöffnung schaffen muß, weil die vorgegebenen verstopft oder anderweitig gestört sind. Dadurch versucht er, sich von seinen Stauungen zu befreien. Die Öffnung aber bleibt eine Verletzung als Ausdruck seines innersten Soseins; eine Wunde, die sticht, ätzt, juckt, brennt und eventuell stinkt. Oft habe ich in der Praxis erlebt, daß sich nach der Geschwürsbildung Depressionen besserten und umgekehrt nach deren Verschluß verschlimmerten.

a) Ich werde versuchen, Ihnen in diesem Kapitel Auslösungen, Ursachen und Zusammenhänge in Bezug und Wirkung darzustellen, die sich in vielen klinischen Bereichen wiederholen, wie Sie erleben werden. Dadurch sollen Sie mit mir lernen, zusammenhängend zu denken, ohne sich in Teildenken ergehen zu müssen. Lassen wir den Menschen ganz wie er ist und wie die Arznei es ist (!). – Beginnen wir bei der *Verletzung* des Menschen als äußeres Geschehen. Jede Verletzlichkeit von außen setzt die Bereitschaft der inneren *Verletzlichkeit* voraus. Ist sie nicht gegeben, kann mir ein Stoß, ein *Schlag* von außen nichts anhaben. Ist sie vorgegeben, so wird ein Schlag zum *Schicksalsschlag*, für den wir

Arnica D4

3 × 1 Gabe täglich, bereithalten. Natürlich dürfen Sie auch flächenhaft, geradlinig und iterativ denken. Sie erreichen damit das gleiche Ziel mit Hilfe der Symptomenverzeichnisse oder Repertorien (das ist die Heilige Schrift der „*Hämopathen*", aus der sie das Heil der Patienten heraussuchen). Nur verwehren Sie sich damit das Verstehen um das faszinierende Geheimnis menschlicher Existenz, das dadurch so viel einsichtiger wird und durch die Einsicht so viel einfacher und leichter zu ertragen ist. Dies setzt allerdings die Fähigkeit des räumlichen, verzweigten und dynamischen Denkens voraus. Und was anderes ist unser Leben als ein verzweigtes Netz von Unvorhersehbarkeiten in einem Raum lebendiger Dynamik?!

b) Bei den nächsten drei Arzneien ist die *Gewebsverhärtung* richtungsweisende Gesetzmäßigkeit. Bei der ersten finden wir die äußeren Venen erweitert, das Geschwür unbeeinflußbar *hartnäckig,* hitzig wie den Menschen und *wärmeunverträglich.* Ihm hilft

Acidum fluoricum D6

3 × 1 Gabe täglich, besonders wenn seine Haut bereits *faltig* und *gelblich* erscheint und seine Hände und Füße so sehr *brennen,* daß er sie nachts kühlesuchend aus dem Bett streckt.

c) Auch dieser Mensch ist *kräftig, hitzig* und sehnt sich nach Kühle. Entsprechend stauen sich und *brennen* die Beine im Bett und mit Beginn des ersten warmen Sonnenstrahles. Seine Venen liegen wie *dicke* Stränge unter der *dünnen* Haut, besonders die Oberschenkelvene (Vena saphena) zieht und schmerzt. Das Geschwür sieht *bläulich* aus, *blutet* leicht und *juckt* drum herum.

Calcium fluoricum D12

2 × 1 Gabe täglich, wird ihm auch seine *Abend-* und *Nachtschmerzen* nehmen, die diesem *Morgenmenschen* zuzuordnen sind.

d) Er ist das *frostige* Pendant zu den beiden oberen. Alles geht ihm langsam und träge von der Hand wie seine schlechte Heilhaut, deren Geschwüre nässen, stinken und eitern. Eine *warme* Auflage und

Silicea D6

3 × 1 Gabe täglich, helfen ihm und seinem Geschwür zu reagieren, frisches Gewebe aufzubauen und es zu straffen.

e) Diese Arznei ist komplementär zu *Silicea,* das heißt, sie facht deren Reaktion an, wenn die Trägheit des Menschen zu beherrschend ist. Für sie wie für die folgenden ist der *Gewebszerfall* ausschlaggebendes Kriterium. Die *rissigen, blutenden,* wäßrig sezernierenden Wunden stinken und schmerzen, als bohrten *Holzsplitter* in ihnen. Umgebende *Wärme* und

Acidum nitricum D6

3× 1 Gabe täglich, bessern seine Qual, aber nicht in *feucht-warmer* Witterung.

f) Der entzündliche Zerfall ist in diesem Bild vorgegeben. Das Geschwür *eitert, stinkt* wie alles Zerfallende, braucht *Wärme* und

Hydrastis D4

3× 1 Gabe täglich. Die beiden Arzneien ergänzen sich und sind in ihrer Heilkraft gleichwertig mit der Zerstörung des ihr bedürftigen Menschen, dessen Hände und Füße brennen, wie bei *Acidum fluoricum* beschrieben, und dessen Haut sich abschält.

g) Wenn die beiden vorigen keine Heilreaktion mehr anfachen können, dann bleibt uns noch

Kreosotum D4

3× 1 Gabe täglich. Die Wunde stinkt wie eine *eitrig* zerfallende *Gangrän* infolge Durchblutungsstörungen *(siehe auch dort)*. Die Haut um das Geschwür ist empfindungslos. *Wärme* erleichtert das Befinden.

h) Noch stinkender, wie ein Gemisch aus *Schwefel* und *Knoblauch,* ist das höchst berührungsempfindliche, *dünn-eitrige* Geschwür mit bläulichem Wundrand des schwachen, aber „gut aussehenden", ständig stinkend rülpsenden Menschen, der

Asa foetida D4

3× 1 Gabe täglich, braucht. Alle seine Venen sind *gestaut,* was sein *vollblütiges Aussehen* erklärbar macht.

i) Diese Wunde ist reaktionslos. Das Feuer ist erloschen. Der Wundinnenhof erscheint *wie verkohlt.*

Carbo animalis D4

3 × 1 Gabe täglich, hilft hier und immer dort, wo die Glut der Kohle und des Lebens nur noch so dahinglimmt.

j) Wie immer zuletzt, so auch beim Zerfallsprozeß, eine Arznei, dessen entsprechender Mensch *dem Tode verschrieben* ist. Seine Wunde *brennt*, und doch ist es verständlich, daß sie *Wärme braucht*, Anfeuchtungen für ihre Trockenheit und

Arsenicum album D6

3 × 1 Gabe täglich. Der *Kopf* des Gezeichneten jedoch *sehnt sich* nach der *Kühle*, in die er wesensmäßig bereits eingetreten ist.

k) Nun haben wir zwei Arzneien für die *eitrige Entzündung*. Sie setzen sie dann ein, wenn Sie die eitrige Geschwürsüberlagerung zuerst einmal heilen möchten. Sie unterscheiden sich leicht voneinander.

Hepar sulfuris D12

2 × 1 Gabe täglich, verwenden Sie, wenn die Wunde *splitterartig* sticht und eine *feucht-warme* Auflage lindert.

l) Besänftigt eine *kalte* Auflage bei einer Wunde, die wie ein alter, stinkender, *diphtherischer Belag* aussieht, ziehen Sie

Mercurius solubilis D12

2 × 1 Gabe täglich, vor. Sie wird auch das *Quecksilber* in den Adern des wunden Menschen beruhigen.

m) Die *Leberstauung* ist mitverantwortlich für die Geschwürsentstehung. Rückstau in der Pfortadervene, Hämorrhoiden und Krampfaderbeine sind ihre Folge. Alle großen Leber-Arzneien *(siehe auch im Kapitel Leberzirrhose)* stehen uns zur Auswahl.

Carduus D6

3 × 1 Gabe täglich, begleitet den Stau zusätzlich, und bietet der Leber eine *Ausleitungsmöglichkeit.*

n) Ist der *Gefäßprozeß* das eigentlich auslösende Übel mit gestauten, pulsierenden Adern und blutgeronnenen, erweiterten Venen, dann wird

Lachesis D12

2 × 1 Gabe täglich, hilfreich eingreifen. Die Beine des kräftig *roten* Betroffenen sind äußerst *berührungs-* und *hitzeempfindlich,* so daß sie nicht mal Strümpfe vertragen. Die Wunde ist *bläulich* bis dunkellila verfärbt und *blutet lange* beim geringsten Anlaß.

o) Hier begegnet uns das *blasse* Gegenstück zur obigen Kraft. Alle seine Erscheinungen gleichen sich, nur seine Beine fühlen sich wie zum *Zerplatzen* an, besonders wenn er sie sitzend herunterhängen läßt. So sieht man seine unteren Extremitäten immer *auf* anstatt unter *dem Tisch.* Er und sein Geschwür brauchen

Vipera D12

2 × 1 Gabe täglich. Beide letzteren Arzneien beugen auch der stets *drohenden Embolie* im Hirn oder in der Lunge vor.

NOTIZEN:

12. Blutdruck

Bei diesem Leiden, Hochdruck oder Unterdruck, Hypertonie oder Hypotonie, wird uns die Augenscheinlichkeit der Arzneiambivalenz offenbar, *ergo* die augenscheinliche Gegensätzlichkeit im Menschen. Rote und Blasse, Kräftige und Schwache, Dicke und Dünne, Fettleibige und Ausgemergelte, alle ereilt dieselbe klinische Diagnose, und alle erhalten das gleiche therapeutische Marktprodukt. Für den Homöopathen sind diese *äußeren* Offenbarungen *körperlicher* Erscheinung bereits wichtige unterscheidende Merkmale für die *innere* Offenbarung *seelisch-geistiger* Erscheinung. Sie leiten uns im ersten Schritt zur gruppierenden Unterscheidung in der Arzneiwahl. Zum Hochdruck gesellen sich auch jene Arzneien aus der *Hausapotheke* mit *Aconit, Belladonna, Glonoinum* aus dem Kapitel *Blutdruckkrise;* zum Niederdruck jene aus dem Kapitel *Ohnmacht* mit *Veratrum, Carbo vegetabilis* und *Tabacum.*

a) Alle roten Bluthochdruck-behafteten Menschen sind außen und innen *gestaut:* die Venen, der Unterleib, der Oberbauch, die Brust, der Kopf, das lebendige Umfeld im Spiegel seiner selbst. Stauung bedeutet Berührungsempfindlichkeit, und aus Angst davor sind sie *ablehnend.* Zu viel Überanstrengung, zu viele *Erschütterungen* und *Verletzungen* haben trotz der Ablehnung ihr Dasein getroffen, ihre Leber getroffen, ihren Fettstoffwechsel. *Fett,* das sich in den Adern anlegte, verhärtete und *brüchig* wurde, so gebrochen wir ihr Lebensmut. Da sie Zuspruch ebenso ablehnen, geben Sie

Arnica D12

2 × 1 Gabe täglich. Vielleicht werden Sie sich dankbar an sie erinnern, wenn auch das Herz gestärkt *(siehe Hausapotheke, Kapitel Herz),* die Gicht und das Rheuma gelindert sein werden.

b) Ähnlich erscheint uns dieser Mensch, nur *tief melancholisch,* gebeugter, untersetzter, *gedrungener* im Ausdruck mit *dunkelroten* Ohren und blutunterlaufenen Augen. Der fettige Abbau (Atheromatose) hat nicht nur die Gefäße ergriffen, sondern auch Leber und Herz. Schwer atmend, fast keuchend drückt ein Elefantenfuß auf sein Herz und auf seine Lebenslage. Ihm wird

Aurum D12

2× 1 Gabe täglich, die Gefäße und die Stimmung lichten. Nach 6 Wochen braucht er D200, einmalig im Monat.

c) Zusätzlich zur personenbezogenen Arznei für rote, kräftige, gestaute Hypertoniker gebe ich gerne

Viscum album D12

1 Gabe täglich vor dem Schlafen oder lasse die *Mistel* als Tee trinken. Es hat sich bewährt, versuchen Sie es!

d) Die am meisten angezeigte Arznei für blasse Hochdruck-Patienten begegnet uns beim *Diabetes (siehe dort).* Fett, frostig, *dümmlich,* anhänglich, *klebrig* sind diese überall verkalkten Menschen. Selbst die Regenbogenhaut (Iris) zeigt einen dick-weißen Kranz von Ablagerungen (Arcus senilis). In dessen Folge spannen die Gefäße, und Muskelkrämpfe plagen. Geben Sie diesen leicht zu führenden, *ängstlichen* Wesen

Barium carbonicum D6

3× 1 Gabe täglich, und später D12, 2× 1 Gabe täglich. Diese Arznei wird für solche Menschen ein wichtiger Halt werden, und sie werden dankbar sein, was wir von *Arnica-* und *Aurum-Menschen* nicht behaupten können. Von der Anerkennung leben auch wir Homöopathen.

e) Daß dieser rote, *hitzige,* schwitzige, *geschwätzige* Mensch an Hochdruck leidet, wundert uns nicht. Es liegt jedoch in der auffälligen Wechselhaftigkeit und in der erwähnten Ambivalenz begründet, daß Hitzewallungen und Frösteln, hoher und niederer Blutdruck sich abwechseln oder aufeinander folgen. So erschöpfen ihn *ideenreicher Tatendrang* im Laufe seines Lebens, und er wird – auf der Höhe seines Lebens – *blaß* und *taumelig,* als fiele er. Nur

Lachesis D12

2 × 1 Gabe täglich wird ihn am Runterfallen hindern. Bei Kreislaufschwäche infolge septischer Entzündung oder sonstiger toxischer Prozesse ist sie unsere bewährteste Arznei.

f) Umgekehrt wie oben begleitet diesen empfindsamen, überempfindlichen Menschen erst der niedere Blutdruck und später der hohe Blutdruck infolge zunehmender Gefäßerregung und Degeneration der Gefäßzellen. Wir kennen diese Arznei aus der Vergiftungslehre, als klinisches Bild der aktuellen Vergiftung (Toxikologie), als zellstrukturschädigendes Gift und stellen sie an den Anfang der *„toxikologischen Reihe"* zusammen mit *Cuprum* und den zwei folgenden Schwermetallen *Plumbum* und *Arsen (siehe auch Durchblutungsstörungen).* Die Gefäßerregung ist Ausdruck des *inneren Feuers* dieses noch *liebenswerten* Menschen, der alle äußeren Eindrücke, gute oder schlechte, tief nach innen fließen läßt und sie mit einer Happy-go-lucky-Manier verdrängt. So nimmt allmählich sein Gestautsein zu, das sich als Röte und Schweiß nach außen drückt, und aus dem einst *blassen,* durchsichtigen, *feinen,* gelegentlich errötenden Gesicht wird der *rot gedunsene* Hypertoniker. Ein makabrer, teuflischer Kreislauf beginnt, indem sich die inneren Organe ebenso stauen – das Hirn, das Herz, die Leber, die Nieren – und auf die Gefäßstauung, auf die Höhe des Blutdrucks zurückwirken. So erleben wir mit

Phosphorus D12

2 × 1 Gabe täglich, daß im klinischen Sinne der Hirnabbau, der Herzmuskelschaden, der Leberzellschaden (Hepatose), der Nierenzellschaden (Nephrose) usw. günstig beeinflußt werden bzw. in noch günstigerem Falle geheilt werden, bevor sie in der Destruktion krebsartig entarten.

g) Wir kennen aber auch beim Blutdruck-Menschen neben der *Nierendegeneration* den Abbau des *Augenhintergrundes* (Retinopathia hypertonica). Die Gefäße werden erst starr, krampfig, dann brüchig. Zunehmende Sehstörung, Blutung im Auge, vorübergehende oder teilweise

Erblindung sind die Folgen daselbst. Auch dieser Prozeß beginnt mit den Arzneien *Phosphor* und endet mit *Arsen.* Dazwischen steht der äußerst berührungsempfindliche, *lähmige* oder schon gelähmte Mensch, der sich *strecken* und *dehnen* muß, um noch lebendiges Körpergefühl zu erleben. Ihm verordnen wir

Plumbum D6

3 × 1 Gabe täglich, vor den Mahlzeiten und später D12, 2 × 1 Gabe täglich. Dazu regen wir die *Leber-* und *Nierenausscheidung* mit

Berberis D3

3 × 1 Gabe täglich, nach den Mahlzeiten an. Die Aussicht auf Heilung hängt von der individuellen Schwäche oder der Kraft des einzelnen ab, von seinem Reaktionsvermögen *(Dorcsi).*

h) Bei der letzten Arznei aus dieser Reihe sind die Gefäße so *starr* geworden, daß der Blutdruck wieder sinkt. So starr wie der entsprechende Mensch in seiner abgehärmten Erscheinung, die aber noch die Kraft gibt, sich ordentlich gekleidet, mit einem DIN A4-Krankheitsordner vorzustellen und wohlinformiert, mit subtiler *Genauigkeit,* das klinische Gehabe imitiert. Irgendwo steht er damit außerhalb seiner Selbst und verbirgt hinter dem Ordner seine *großen Ängste* um sein Leid und um sein Leben. Ihm geben wir mit

Arsenicum album D12

2 × 1 Gabe täglich und später mit seltenen Gaben in D200 alle 4–6 Wochen, die Möglichkeit, noch einmal abzulegen, loszulassen und aufzuatmen, um dann in Ruhe ohne Kampf sterben zu können. Das Leben beginnt mit *Calcium carbonicum* und endet mit *Arsen.*

NOTIZEN:

13. Bluterkrankheit

Das Blut hegt, trägt, transportiert und vermittelt unsere Lebenssäfte. Ihre Anreicherung oder ihr Mangel bestimmen das Maß unserer Wärme, unserer Warmherzigkeit oder Kaltschnäuzigkeit, das Maß unserer Schweiße, unserer Saftigkeit oder Trockenheit, das Maß unseres Reaktionsvermögens oder Unvermögens und nach der humoralen Theorie des *Hippokrates* (Säftelehre) das Maß und den Wert unseres Humors oder unserer Witzlosigkeit.

Ein Prozeß, der den Träger dieser Maßstäbe selbst angreift, muß in sich maßlos, haltlos, entgleisend und zerstörend sein. Denselben Charaktereigenschaften begegnen wir in den entsprechenden Menschen.

a) Alle Bluter erhalten von mir den Saft des *Blutegels,* homöopathisch hochpotenziert, besonders wenn gleichzeitig *rheumatische* Gelenkschmerzen das Grundleiden überlagern, wie wir es aus dem Bild des *Morbus Werlhof* und aus dem Bild von

Hirudo D200

1 Gabe einmalig im Monat, kennen. Sechs Monate danach entscheide ich den Fortgang der Behandlung.

b) Den zarten, schlanken, überempfindlichen Menschen, deren Blut im *Erröten* entflammen und im *Erblassen* ersticken kann, gebe ich dann

Phosphorus D12

2 × 1 Gabe täglich auf lange Zeit. *Phosphor* ist ein Zellgift und greift homöopathisch in der Zellatmung ein, dort wo in der kleinsten Einheit des Körpers der Stoffwechsel brennt, verbrennt oder schon verbrannt ist, bevor er die Zelle erreicht. Das ist die Arznei meiner Hunsrück-Freundin *Marita,* die heute, nach vier Jahren Betreuung, weder klinische Symptome (Blutungen, Leber-, Milzschwellung und Gelenkrheumatismus) noch subjektive Beschwerden äußert.

c) Die hitzigen, kräftigen, schwitzigen, *theatralischen,* offenherzigen, *offenblusigen* und offenhemdigen Menschen, deren Blut zerfällt, als sei es mit dem Gift einer *Schlange* vermischt, erhalten

Lachesis D12

2 × 1 Gabe täglich, viele Monate oder gar jahrelang. Auch hier bilden sich die klinischen Symptome zurück, der Biß der Schlange aber bleibt im tiefsten Innern verankert, von wo er gegebenenfalls nach einer *Geburt* oder in den *Wechseljahren* mit ungeahnten neuen Erscheinungen wieder aufbricht und sein Opfer abverlangt.

NOTIZEN:

14. Blutschwamm

Dieses Übel ist eher ein ästhetisches als ein krankhaftes, so lange es sich unter einem Bikini versteckt. Der Blutschwamm bei Säuglingen bildet sich im Kleinkindesalter meist ohne unser Zutun zurück. Für jene aber, die ihn im Gesicht tragen, sind die „Flammenmale" im Aberglauben des Volkes ein Instrument des Teufels, womit er die Abgesandten der Hölle zeichnet. Für den Gezeichneten, der in sich Diabolisches tragen muß – wer tut das nicht auf der anderen Seite seiner Seele (?) – wird sein Zeichen zur Auslösung tiefgreifender seelischer Störungen, zum Ausbruch teuflischer Instinkte, falls er sich selbst als Markierter, Ausgesetzter und Aussätziger erlebt.

Die vordergründigen Arzneien für solche Menschen sind blutnährende und lassen das zerstörende Element zunächst vermissen. Die Hintergrundsarbeit überlasse ich Ihrer Empfindung und Ihrem Geschick.

a) Die erste der drei bewährten Arzneien entfaltet ihre Wirkung auf die *Kapillaren* und Arteriolen des Gefäßsystems eben da, wo der Blutschwamm nistet.

Arnica D4

3 × 1 Gabe täglich, ist unsere erste Blutarznei bei Verletzungen der Haut und der Gefäße. Ich gebe sie zwei Monate lang.

b) Danach wird die Stärkung der Gefäße fortgesetzt mit einer Arznei, mit der wir bei hellhäutigen, blassen, blutarmen und leicht fiebernden Kindern große Erfolge haben.

Ferrum phosphoricum D4

3 × 1 Gabe täglich, ist uns in ihren Komponenten als zellgiftiges *Phosphor* und als *Eisen* aus der klinischen Behandlung der *Eisenmangelanämie* bekannt.

c) Nach weiteren 2 Monaten wird die Wirkung auf die feinen Gefäße, besonders dort, wo die Arterien in die Venen übergehen *(arteriovenöse Anastomosen),* fortgesetzt, um dort die Durchblutung und Regeneration der Adern zu erreichen. Deshalb gebe ich auch

Abrotanum D4

3× 1 Gabe täglich, sehr lange. Hat unser Patient gut angesprochen, wiederhole ich die Kur mit gleicher Arzneifolge.

NOTIZEN:

15. Bronchitis

(siehe auch bei Asthma, Erkältung und Husten in der Hausapotheke und bei Mukoviszidose)

In Fortsetzung meines Versprechens, mehr über den Husten zu berichten, darf ich hier noch weitere bewährte Anwendungen mit Ihnen teilen. Die Erfahrung der letzten Jahre zeigt, daß der Husten immer mehr seuchenartig auftritt, das heißt für uns, daß wir dieselbe Arznei bei vielen Patienten verordnen können, aber doch nicht bei allen. Wir besprechen die Epidemiearzneien im Kreise befreundeter Kollegen, und ich darf Ihnen anraten, es uns gleich zu tun, falls Sie unter Kollegen Freunde haben. Neben den uns bekannten Unterkühlungs-Arzneien waren *Capsicum, Kalium carbonicum* und selbst *Stramonium* die bewährtesten der vergangenen Grippeflutwellen.

a) Die Arzneien für die akute Bronchitis entnehmen wir der *Hausapotheke.* Die *chronische Bronchitis* drückt den Verlust der Elastizität, der Spannkraft des Gewebes und der zugehörigen Person aus. Wir brauchen demzufolge Arzneien, die auf die *Gewebsverhärtung* und auf die *Verhärtung der Person* einwirken und haben in

Calcium fluoricum D12

2 × 1 Gabe täglich, die erste, bewährteste für solches Wirken.

b) Sich Verhärtendes neigt zum Brechen und zum Gebrochensein. Wer nach der vorigen Arznei dieser als Folge bedarf, ist ein *gebrochener* Mensch. Wie er, sind seine Bronchien verwundet und *wund,* und jeder Verwundete braucht Zuwendung, Pflege und Halt. Wir wenden uns ihm zu mit

Silicea D6

3 × 1 Gabe täglich, die die Schleimhäute pflegt, Gewebe aufrecht hält und Wunden ausheilt. Beide Arzneien ergänzen sich und folgen gut aufeinander.

c) Wenn jedoch der erwünschte heilende Fortschritt stockt, nehmen wir Zuflucht zu unseren *Erbnosoden.* Sie sind für *chronische Krankheiten* unentbehrlich, denn die Chronifizierung eines Prozesses ist nichts anderes als ein Verharren in der Starre, die sich allmählich – durch ererbte oder im Laufe unseres Lebens erworbene Gifte – als Vergiftung unseres Abwehrsystems und unseres Daseins ausprägt. Die Erbnosoden beleben den Erstarrungsprozeß, indem sie die Gifte mobilisieren und ausscheiden. Dem *lymphatischen,* heiteren, liebenswerten *Milchtrinker,* dem die Rohheit der Umwelt den Atem beschwert, geben wir

Tuberculinum D200

1 Gabe einmalig, zusätzlich zur laufenden Basisbehandlung. – Der *lithämische,* unüberhörbare, bedauernswerte *Biertrinker,* dem sein eigenes Organ die Stimme verschlägt, erhält

Medorrhinum D200

1 Gabe einmalig, als Zwischenbehandlung. – Dem *luesinischen,* ernsten und sich ernst nehmenden, beklagenswerten *Cognac- und Champagnertrinker* ordnen wir

Luesinum D200

1 Gabe einmalig, zwischendurch zu. Die Nosoden geben Sie in der angegebenen Weise von oben nach unten. Denn wir alle tragen in uns Liebenswürdiges, Bedauerliches und Klägliches. Wenn Sie sich aber der ererbten Anlage des Prozesses und/oder des Betreffenden sicher sind, dürfen Sie zweifelsohne nur die zugehörige Nosode auswählen.

d) Ein selten *tiefer, hohler, heiserer* Husten, der uns manchmal lange nach Unterkühlung plagt, spiegelt das Bild von

Verbascum D6

3 × 1 Gabe täglich, wider. Der Husten hat oft den Klang eines *röhrenden Hirsches,* der stottert – falls Sie einem solchen mal begegnet sind.

e) Wenn die *nasse Kälte des Herbstes* naht, Husten und Auswurf den Bronchitiker *vermehrt* plagen, dann hat sich, neben den Arzneien für Herbstrheumatiker *(siehe bei Rheuma),*

Teucrium D4

3 × 1 Gabe täglich, sehr bewährt. Die Bronchitis hat oft eine *asthmaähnliche* Komponente und das Riechvermögen ist von *Polypen* überwuchert *(siehe Nasenpolypen).*

f) Vier bis sechs Wochen nach der Behandlung mit *Teucrium* lassen Sie diese Herbstarznei folgen, deren Bedürftiger ebenso mit *Asthma,* mit *Emphysem* und *Erstickungshusten* geplagt ist. Sie heißt

Grindelia D4

3 × 1 Gabe täglich. Wenn das naßkalte Wetter über den Herbst weg andauert, was es mehr und mehr den Anschein hat, dann verfolgen Sie die Behandlung mit beiden, alle 4 Wochen im Wechsel, bis sich die klirrende Kälte einstellt.

g) Nun sind wir bei der *Emphysembronchitis* des älteren Menschen angelangt. Seine andauernden, *trockenen,* drückenden, wundmachenden Hustenanfälle haben ihn erschöpft und sein Gesicht gedunsen.

Senega D4

3 × 1 Gabe täglich, geben wir sehr lange neben der personenbezogenen Behandlung.

h) Für den eher *feuchten Emphysemhusten* des älteren Menschen, der *handvollweise* Auswurf hervorwürgt, haben wir in

Antimonium sulfuratum aurantiacum D4

3 × 1 Gabe täglich, noch eine heilende Reserve. Sie wird kürzer und gebräuchlicher als *Antimon sulf. aurant.* bezeichnet.

NOTIZEN:

16. Brustknoten

(siehe auch bei Krebsgeschehen)

Wäre die Brust ausschließlich ein erotisches Lustsymbol, wäre im Verständnis der Vergänglichkeit der Lust die Verhärtung als Verlust der Weichheit zu verstehen. Aber sie ist vielmehr der Busen der Natur des Weiblichen. Wir sagen: „An deinem Busen laß mich rasten“ und meinen: Sanfte Ruhe, stilles Nähren! Die Verknotung dieser Gaben ist eine geschwulstige Entartung des weiblichen Elementes, die im Krebs ihre Vollendung findet. Fragen Sie sich, ob diese mit Brustknoten vor Ihnen sitzende Frau sich selbst oder ob ihr die Umwelt nicht erlaubte, sich in ihrer Rolle zu verwirklichen.

a) Schmerzhafte, zystisch veränderte Knoten, die bei *Berührung* (auch beim Stillen) durch den ganzen Körper *schießen,* sich in der *Kälte,* vor der *Periode* und *nachts* verschlimmern, sind *krebsverdächtig.* Hier ist

Phytolacca D4

3 × 1 Gabe täglich und die sofortige gynäkologische Untersuchung angezeigt. Viele Frauen möchten jedoch keine Operation mehr, wollen nicht mit amputierter Weiblichkeit weiterleben. Wir empfehlen nie die sofortige Brustentfernung, sondern warten sechs Monate auf die Ergebnisse unserer Behandlung.

b) Sicherlich sind alle Knoten krebsverdächtig, nur nicht alle sind krebsig! Außerdem ist in unseren Arzneien die *Prozeßhaftigkeit* vorgegeben, so daß der Verdacht, den wir aus dem Bild der Arznei ersehen, bereits mitbehandelt wird. Das heißt, mit Beginn der homöopathischen Behandlung wird die Entartung umgestimmt und in den meisten Begebenheiten ausgeheilt. Auch mit

Conium D4

3 × 1 Gabe täglich, erleben wir die Erweichung der Verhärtung aller Drüsen, Lymphknoten, Schilddrüse, Bauchspeicheldrüse, Prostata,

Hoden, Eierstock und Brüste. Die letzteren gehören schwächlichen, *frösteligen* Frauen und hängen *schlaff* und geschrumpft über dem Brustkorb. Die Knoten sind steinhart *(Fibrose)*, der Schmerz ist *stechend.*

c) *Eingezogene*, entzündete, *schrundige* Brustwarzen mit wunden, geschwollenen Brüsten und *heftigen Stichen* bis zum Rücken bedürfen

Phellandrium D4

3 × 1 Gabe täglich. Falls Sie stillen, besänftigt dieses den heftigen Stich, *umgekehrt* wie bei *Phytolacca* beschrieben. Jede dieser drei Arzneien geben wir zwei Monate lang. Nach sechs Monaten also empfehlen wir eine klinische Kontrolle. Falls die Knoten noch nachweisbar sind, wiederholen wir die Kur wie vorgegeben.

d) Ist die klinische Kontrolle negativ, das heißt, daß keine oder nur geringe knotige Veränderungen nachweisbar sind, dann fahren wir bei den *hitzigen, kräftigen* Frauen fort, das Gewebe zu stabilisieren. Wir beginnen mit

Acidum fluoricum D6

3 × 1 Gabe täglich, mindestens 2 Monate lang. Ihre Kraft veranlaßt sie jedoch zu alsbaldiger Erschöpfung wie das Bild jeder Säurevergiftung.

e) Nach obiger Arznei verabfolgen wir die Behandlung wieder mit dem Ziel der Gewebsstärkung. Nach zwei Monaten sind die Frauen aus ihrer Erschöpfung soweit herausgewachsen, daß sie zwar noch hitzig, aber eher *derb* erscheinen, so daß jetzt

Calcium fluoricum D6

3 × 1 Gabe täglich über einige Monate, angezeigt ist. Beide Bilder umschreiben typische *Morgenmenschen*, die dem üblicherweise viel höheren Prozentsatz der Morgenmuffel kräftig auf die Nerven gehen, solange diese am Morgen noch muffeln.

f) Die eher *frostigen* Frauen erhalten anstatt der zwei eben erwähnten Morgenarzneien

Silicea D6

3 × 1 Gabe täglich, sehr lange. Die Arznei paßt zu jenen besonders gut, die ohnehin *schwach* und *zart* gebaut sind. Sie tragen in sich mehr Intellektuelles als Weibliches, doch das geistige Potential reicht nicht aus, um die Unsicherheit ihrer Gefühlswelt zu durchforsten und zu mindern. So erleben sie ihre *Minderwertigkeit als Mangel des Schicksals* und nicht als imperatives Element unseres Daseins.

NOTIZEN:

17. Darmentzündung

(siehe Kapitel Durchfall in der Hausapotheke und hier bei Bauchspeicheldrüse, Stuhlverstopfung)

Wenn wir in der Klinik einem Patienten mit chronischer *Kolitis* oder *Morbus Crohn* begegnen, so überrascht uns sein aufgeräumtes Äußeres einschließlich seines ordentlich gefalteten Bettes. Nichts und niemand kann diesen sicheren Abschirmwall seiner Unsicherheiten durchbrechen, weder die Dauertropfinfusion, die ihn vor dem Austrocknen retten soll, noch das Kortison, noch der Chefarzt bei der wöchentlichen Visite. Er verlangt viel Beachtung, Aufmerksamkeiten, Streicheleinheiten, die er von den übersorgenden, mit seiner Krankheit identifizierten Eltern nie verspüren durfte. Er hat gelernt, seine Gefühle, seine Wünsche, seine Notwendigkeiten zu unterdrücken, bis er aufgab, sie zu kennen, bis er sich seiner Selbst entfremdete.

Die Entfremdung vom ICH, der wir ja nicht nur bei dieser „Krankheit" begegnen, macht im Eigentlichen krank. Sie erfüllt unsere Welt mit Unrast, Bewegung, mit Flucht und bedeutet den Verlust dessen, was ein Mensch sein kann und sein soll nach dem ursprünglichen Plan seiner Schöpfung. In diesem Sinne verstehen wir Heilung auch als Umkehr und Bekehrung zu sich, zu seinem Wesen und verstehen die Zeit der Krankheit als dienlichen Weg dahin. Die Wiederentdeckung der Ruhe, der Geduld (= Patient), die Entdeckung des eigenen Herzens als freier Besitz ist die wahre Heilung.

a) Die Nahrung seines Lebens läuft an ihm vorbei, durch ihn durch. Nichts kann er dem Leben mehr entnehmen. Zu viele Sorgen, zu viel Kummer, zu viele *Demütigungen* und *Kränkungen* haben ihn *krank gemacht,* ihn seiner geistigen Bestimmung enteignet, ihm den Weg zum *Salz der Erde* versperrt. Mit

Natrium muriaticum D200

1 Gabe einmalig, beginne ich am häufigsten, das notwendige Vertrauen zwischen ihm und mir aufzubauen. Durch den lange andauernden *Säfteverlust* ist er so erschöpft, daß ich ihm gleichzeitig

China D4

3 × 1 Gabe täglich, zur Kraft- und *Blutbildung* reiche und die Kur bei gutem Ansprechen nach 4 Wochen eventuell wiederhole.

b) Beim Schreiben des Vorspanns zu diesem Kapitel habe ich besonders an diesen Menschen gedacht, der mir in der Praxis so oft begegnet ist. Er ist so *schüchtern, sanft, zart,* daß wir ihm ständigen Halt bieten möchten. Seine *Zähigkeit,* die ihm sonst zu eigen ist, hat er verloren, wie der Strohhalm seine *Kieselsäure.* Nun ist er *gebrochen, frostig* und *lebensunfähig* geworden. Seine stinkenden, *schleimig-eitrigen* Stühle rinnen *wundmachend* durch seinen mit *Fisteln* behafteten After. Mit Hilfe von

Silicea D6

3 × 1 Gabe täglich, wird er allmählich lernen, Lebensnotwendiges für sich zu behalten und auszukosten.

c) Dergestalt stand eines Sonntags vor sieben Jahren mein vom Tode gezeichneter Portugiesen-Freund *Carlos* vor der Tür, soeben trotz Intensivtherapie aus der Uniklinik in Metz zum Sterben entlassen. *Schweigsam, scheu, zögernd* berichtete er mit *aufgeregter, zittriger, tonloser* Stimme von seinem klinischen Werdegang. Kaum daß er zu reden begann, überfielen ihn *Bauchkoliken* von ungeahntem Ausmaß. Er *krümmte* sich auf der Untersuchungsliege, drückte seine *geballten Fäuste* den Krämpfen entgegen und stöhnte zaghaft vor sich hin. Da ich handeln mußte, löste ich

Cuprum D30

1 Gabe einmalig in einem Glas Wasser und reichte ihm alle fünf Minuten einen Teelöffel voll. Der Krampf ließ allmählich nach, so daß er diese Arznei bedarfsweise erhielt. – Ein kontinuierlicher Schmerz blieb jedoch zurück, den er als plötzlichen, *messerscharf einschießenden Schlag* beschrieb. Mir fiel

Colocynthis D4

1 Gabe bedarfsweise alle 10 Minuten ein, das er für die Restschmerzen nach *Cuprum* einnehmen sollte. Für den zerstörerischen *Schleimhautprozeß* gab ich ihm

Aethiops antimonialis D4

3× 1 Gabe täglich, das als *Quecksilber-*, *Schwefel-* und *Antimon*-Gemisch auf jeden Fall organ- und prozeßbezogen eine Erleichterung einleiten mußte. – So geschah es auch. Die Häufigkeit der Stühle und Krämpfe, das Allgemeinbefinden besserten sich; Vertrauen und Gespräche nahmen ihren Anfang. Allmählich begann er, seine Kümmernisse über die unfähigen Eltern zu offenbaren, seine Sorgen um vier jüngere Geschwister, die er mit seinen 22 Lebensjahren alleine unterhielt, bis er vor kurzem, völlig *ausgelaugt*, zusammenbrach. Die Koliken kamen täglich mit ungeheurer Gewalt zurück, und ich hatte Gelegenheit, sie genauer zu beobachten. Ich hatte zuvor übersehen, daß sein Gesicht und seine Hände in *kaltem Schweiß* gebadet waren, daß sein *Herz raste*, daß sein Bauch wie eine *überspannte Trommel* gebläht war. Seine Stühle waren indes *blutig*, schleimig. Das war nicht das Bild von *Cuprum!* Es war das Bild des *Prüflings*, dem

Argentum nitricum D12

2× 1 Gabe täglich, entsprach, dem aus *zittriger Aufregung* vor den gestellten Fragen des Lehrstoffes oder des Lebens *alles in die Hose geht!* Nach 2 Monaten erhielt er D200 und später M-Potenzen. – Seine widerspenstige *Familiensorge* glich ich mit

Ambra D3

3× 1 Gabe täglich, zusätzlich gegeben, aus. Nun stand seiner Befreiung nichts mehr im Wege. Heute ist *Carlos* jungvermählter, fleißiger Ehemann, der nicht mehr über die Aufgaben seines Lebens *stolpert*, sondern seine Sorgen und die der Sippe mit Hilfe seiner *hohen Intelligenz* zur Lösung führt.

d) Wir verstehen, daß der *Schleimhautprozeß* ein *destruktiver* ist, obwohl die Person, die diese Anlage trägt, wie bei *Argentum nitricum* liebenswert, lymphatisch sein kann. Am besten ist es nun, wenn Sie eine Arznei finden, die beides in sich trägt. Aber das ist nicht immer das Übliche des Alltags. Deshalb möchte ich Ihnen zwei Arzneien ans Herz legen, die den Prozeß heilend beeinflussen. Mit

Mercurius corrosivus D4

3 × 1 Gabe täglich, wirken wir auf die *geschwürig zerfallende* Schleimhaut mit zähen, eitrig-schleimigen oder wäßrigen, aber immer *blutigen,* übelriechenden Durchfällen mit *messerscharfen,* wundmachenden, brennenden Schmerzen. – Mit

Hydrastis D4

3 × 1 Gabe täglich, besänftigen wir die *geschwürig verletzte* Schleimhaut des in sich verletzten Menschen mit schleimigen, *grünlichen, blutigen, sauer* stinkenden Durchfällen mit schneidenden Schmerzen im Oberbauch und brennend bei der Entleerung, da *Fissuren,* kleine Einrisse, den After umgeben.

e) Auch bei ihm sind die Stühle eitrig-schleimig, *ruhrartig, blutig,* übelriechend mit Krampfkoliken. Nur steht dahinter ein gichtig-rheumatischer, blasser, *lithämischer* Mensch mit *destruktiven* Anlagen. Seine *geschwürige* Darmentzündung erblüht in jedem *naß-kalten Herbst* aufs neue wie die *Herbstzeitlose.* Seine Durchfälle sind von großer Blähsucht und hinfälliger *Übelkeit* begleitet, die schon beim *Riechen* und noch übler beim *Anblick* von bestimmten *Speisen* ausgelöst wird. Besonders Fische, Eier und fettes Fleisch erwecken seinen *Ekel. Warme* Bauchumschläge, Bettruhe, Zusammenkauern und

Colchicum D4

3 × 1 Gabe täglich, lindern sein Leid, insbesondere wenn seine *Herbstruhr* gleichzeitig von seinem Herbstrheuma *(siehe Kapitel Rheuma)* begleitet wird.

f) Es sind mir wenige rote, kräftige Menschen mit dieser Erkrankung begegnet. Ich erinnere mich jedoch aus meiner homöopathischen Anfangszeit an eine junge Dame, die durch eine strenge, fleischlose Diät gar nicht sehr krank aussah. Doch die klinische Diagnose *Colitis mucosa* und ihr Bericht paßten zueinander. Bei ihren häufigen, *explosionsartig wegspritzenden* Durchfällen ging gleichzeitig Harn mit ab. Die Homöopathen benennen dieses Phänomen als *„falsche Freunde"*. Sie hatte das Gefühl, als könne sie den After willentlich nicht mehr kontrollieren, das heißt, sie wußte nicht, ob das *Pflockgefühl* im Enddarm nun Stuhl oder Wind war, so daß sie ein dortiges *Unsicherheitsgefühl* entwickelte und sie ihre Periodenvorlagen etwas weiter hinten trug. Nachts trug sie Windeln, um dem Malheur des plötzlichen Stuhl- und Harndrangs vorzubeugen. Ein Jahr lang kam sie vierteljährlich zur Vorstellung, schwörte auf

Aloe D6

3 × 1 Gabe täglich, sah jedesmal rosiger und zufriedener aus, bis ich sie zu vermissen begann. Ich habe nie wieder von ihr gehört, doch ist mir durch sie die Begegnung mit *Aloe* geschenkt worden, wodurch sie unvergeßlich in meine Erinnerung eingraviert ist. Am Beispiel von *Carlos* und der jungen Dame haben wir wieder erlebt, wie wenig die lokalen Beschwerden und organischen Befunde über die Wahl der Arznei aussagen. Sicherlich *helfen* sie auch dort, wo wir organ- und funktionsbezogen denken. Aber letztlich entscheidet immer die Kenntnis des *ganzen Menschen,* das Begreifen seiner *Lebensumstände* und das Verstehen um seinen *Lebensweg* über eine ganze Arznei und damit über den Weg des Menschen zur Heilung und zum Heil.

NOTIZEN:

18. Diabetes

(siehe auch bei Bauchspeicheldrüse und Durchblutungsstörungen)

Wenn wir in der Erhebung der Kranken- und Lebensgeschichte des Menschen dahin zurückgehen, wo der Anfang, der Beginn der Erkrankung seinen Weg genommen hat, erfahren wir von ihrer Auslösung, dem Kummer, der Demütigung, der Angst, dem Schock, dem Ärger, der Aufregung. Solche Auslösungen sind wichtig zu wissen, denn sie stehen in der Hierarchie der Arzneiwahl obenan. Bedenken Sie weiterhin beim Diabetes, daß die Minderwertigkeit der Bauchspeicheldrüse vorgegeben ist. Deshalb müssen wir die *ererbte Anlage* in unsere Behandlung einbeziehen. Insbesondere bei Kleinkindern sind die *Erbnosoden,* hier vor allem *Luesinum,* sehr bald und monatlich einzusetzen. Wenn es uns nicht gelingen sollte, den Diabetes auszuheilen, so werden wir jedenfalls eine Stabilisierung erreichen, eine Verminderung der Tabletteneinnahme und der Insulineinheiten und ein allgemeines Wohlbefinden. Das ist schon viel für uns, und das ist noch mehr für den, den es betrifft.

a) Von einer solchen Auslösung, von einschneidendem Kummer, von ihr Leben verändernder Demütigung und *Kränkung* berichteten die meisten Patienten. Damals begannen auch die Herzbeschwerden, das Herzklopfen, der Heißhunger, der *große Durst,* die Abmagerung, die wäßrigen Durchfälle oder die trockene Verstopfung. Bei solchen Menschen beginnen Sie mit

Natrium muriaticum D200

1 Gabe einmalig, besonders wenn sie mit blassem, trockenem, melancholisch-ängstlichem Gesicht eher ruhig und *tief seufzend,* stückweise erzählen.

b) Dazu geben Sie eine *Säure,* die ja alle auf Schwäche, Mattigkeit und rasche Erschöpfbarkeit einwirken. Ich selbst gebe zuerst

Acidum phosphoricum D3

3 × 1 Gabe täglich zur Hochpotenz *Natrium muriaticum* für die Dauer von 4 Wochen. Diese Arznei, die wir schon bei *Kummer* kennengelernt haben *(siehe Hausapotheke)* war fähig, meiner belgischen Bauern-Freundin *Annie* schon in dieser kurzen Zeit ein neues Lebensgefühl zu vermitteln. Sie hatte den frühzeitigen *Tod* ihres Ehemannes *nicht überwunden.*

c) Wenn die Erschöpfung, der Schwindel, die Benommenheit noch störender sind und hinter einem blassen, *wächsernen,* abgehärmten Gesicht hervorschauen, das Ihnen gelegentlich mit *hektischer,* schwitziger Röte einen durchdringenden, *abweisenden* Blick zuwirft, dann bevorzuge ich zunächst

Acidum aceticum D4

3 × 1 Gabe täglich, vor der *Phosphorsäure,* aber in Verbindung mit *Natrium muriaticum.*

d) Hat die erste Kur mit *Natrium* und *Phosphorsäure* gut angeschlagen, so lasse ich gerne danach

Acidum salicylicum D3

3 × 1 Gabe täglich, 4 Wochen lang folgen, wiederum mit einer Gabe *Natrium muriaticum D200.* Diese Arznei ist besonders angezeigt bei bedauernswerten *rheumatischen Diabetikern* mit *heftigen Nachtschweißen,* mit den bereits bekannten Erscheinungen der Säurevergiftung. Hat auch diese Kur Gutes hinterlassen, so können nach Belieben Ihrer Intuition beide Kuren in beschriebener Weise wiederholt werden.

e) Alle Diabetiker bekommen für den *Notfall* der Unter- oder Überzuckerung in ihre Hosen- oder Handtasche

Tabacum D6

1 Gabe alle 10 Minuten. Schwindel, elende Übelkeit und *Vergehensge-*

fühl (Ohnmachtsneigung) sind die Anzeichen und gleichen in ihren Erscheinungen einer Nikotinvergiftung. Erinnern Sie sich an Ihre erste heimliche Zigarette? Ich schon! Mutter *Gretel* glaubte, es seien die frischen Pflaumen gewesen!

f) Weiter geht es in der Behandlung des *ganzen* diabetischen Menschen. Dieser Mensch unterscheidet sich von *Natrium,* daß er keineswegs depressiv ist. Er ist höchstens träumerisch-melancholisch. Ansonsten *sprudelt* er vor Phantasie, *Ahnungen,* Regungen, bis er sich erschöpft, erblaßt, verlangsamt und verwirrt, bis er in sich *zusammenfällt* wie eine *Totenmaske.* Diät einzuhalten ist eine Qual. Er steht lieber *nachts* auf, stillt seinen feurigen *Durst,* stillt seinen hitzigen *Hunger* mit *sauren* Gurken und Eis. Trotzdem wird er wegen seiner Schlankheit bewundert, die durch das alles verbrennende Feuer in seinem Stoffwechselsystem bedingt ist. Solche *liebenswerten* Nachtmenschen, die den Glitzerglanz des Sternenhimmels und der Erdenlichter bewundern, brauchen

Phosphorus D12

2 × 1 Gabe täglich, bis das Feuer und der Diabetes ausgelöscht sind.

g) Mit dem Vorigen hat dieser Mensch große Ähnlichkeit. Er ist ebenso *hitzig,* aber *schwitzig;* ebenso *heißhungrig,* aber füttert sich durch den Tag; ebenso *durstig,* aber eher tagsüber auf Wein; er ist ebenso unruhig, aber *beängstigend aufgeregt* bis zum Verrücktwerden; er ist ebenso schlampig in seiner Diät und schlank, aber die Nahrung ist bereits *verbrannt,* bevor sie den Stoffwechsel erreicht. Dann wird er gelb, fahl, alt. Besorgt, mutlos und *beklagenswert,* zieht er sich in eine lebensgefährdende Menschenscheu zurück.

Jodum D12

2 × 1 Gabe täglich, geduldig und regelmäßig genommen, wird ihm Mut geben, seinen Appetit regeln, seine Drüsen ordnen.

h) Die folgenden Arzneien weisen auf bestimmte *Begleitbeschwerden* beim Diabetes hin. Sie können aber auch den ganzen Menschen heilend erfassen, je nachdem inwieweit sie zu seiner Entsprechung passen. Diesen Menschen kennen wir schon als klimakterische Frau *(siehe Wechseljahre)* und als verwahrlosten Säufer *(siehe Alkoholismus).* Wenn er diabetisch erkrankt ist, was bei Säufern allzu häufig der Fall ist, dann plagt ihn ein entsetzlicher *Juckreiz* an verschiedenen Stellen des Körpers mit und ohne Ausschlag, gehäuft am Rücken. Schwere nächtliche Nerven-Muskel-Schmerzen *(diabetische Neuromyalgie)* in den Beinen reißen ihn aus seinem schweißtriefenden Schlaf. Versuchen Sie ihn mit

Acidum sulfuricum D12

2 × 1 Gabe täglich, zu begleiten. Es wäre illusorisch, eine Heilung zu erwarten, denn diesem Menschen in seiner *Verwahrlosung* mangelt es an verantwortlicher Zusammenarbeit.

i) Auch diesen Menschen plagen Nervenschmerzen. Sie sind jedoch einmalig in ihrer Lokalisation. Tief bohrend und grabend ziehen sie vom *Fersenbein* hoch in die *Kniekehle.* Wenn sich diese Schmerzen besonders bei naß-kaltem Wetter verschlimmern, dann dürfen Sie gewissenhaft

Aranea D12

2 × 1 Gabe täglich, verordnen. Der Schmerz ist übrigens ein recht frühes Hinweiszeichen für beginnende *Durchblutungsstörungen* der Beine, so wie die Seufzeratmung für die beginnende Herzerkrankung. Er kann auch an den Armen auftreten im Gebiet des Nerven, der die Speiche versorgt (Nervus ulnaris). Dabei begleitet ihn Taubheit bis in die letzten *drei Finger* der Hand. Diese Arznei steht mir sehr nahe, da sie in meiner homöopathischen Anfangszeit eine mich nur kurz konsultierende, frostige Kurpatientin mit *chronischer Bauchspeicheldrüsenentzündung* in vier Wochen heilte. Gott stand damals uneingeschränkt zu mir; heute fahre ich täglich meine Antenne auf Empfang aus.

j) Die Beine des diabetischen Menschen sind ein bevorzugter Störungsort und Leidensherd. Diesmal sind es unerträgliche Waden-, Fuß- und

Zehen*krämpfe,* die schon nach kurzen Gehstrecken und nachts beharrlich verweilen *(siehe auch Durchblutungsstörungen).* Erst Erheben vom Bett, *hartes Auftreten* und

Cuprum D6

1 Gabe abends vor dem Zubettgehen, kann sie entspannen. Eine wertvolle Arznei für verspannte Organe und verspannte Menschen.

k) Die schlimmsten Menschen sind diejenigen, die zu einfachen Lösungen ein schwieriges Verhältnis haben. Das sind die Menschen, die *mit* und *durch* ihre *Angst* leben, etwas gedanklich verpaßt zu haben in ihrer *Sucht* nach skrupelloser *Ordnung.* Und so leben sie an dem Frieden ihres Geistes, an der Labsal ihrer Seele, an der Erträglichkeit ihrer leiblich-körperlichen Funktionen vorbei! Als Diabetiker sind sie ausgemergelt, ausgemelkt. Da sie ein Leben im Dunkeln fristen, verschlimmern sich ihre Schmerzen *nachts:* Die Nervenschmerzen tief in den Gliedern oder der entzündliche Gewebszerfall, die diabetische *Gangrän.* Sie erschießen oder erhängen sich des nachts oder greifen zu

Arsenicum album D6

3 × 1 Gabe täglich. Je näher die bewährte Anwendung der Arznei dem dazugehörigen Menschen entspricht, desto eher heilen Sie ihn ganz und gar.

l) Die *trockene Gangrän* kennen wir aus der Vergiftungslehre des *Mutterkorns.* Äußerlich ähnelt dieser Mensch dem Erscheinungsbild von *Arsen.* Seine Haltung zum Leben ist nicht ganz so zerstörerisch. *Tetanische Krampfzustände,* Kribbeln und Zucken der lähmigen Beine begleiten sein Grundleiden. Bei ihm lindert

Secale D6

3 × 1 Gabe täglich, zumindest die Schmerzen. Aber auch bei dieser Arznei erleben wir die Verfassung der Ganzheitlichkeit.

m) Wenn die Gangrän mit *aashaft stinkendem* Sekret zerfällt, hilft nur noch

Kreosotum D4

3 × 1 Gabe täglich. In dieser Potenzierung schmeckt sie noch ebenso widerlich aashaft. Alle Gangränarzneien setzen folgerichtig *Durchblutungsstörungen* voraus.

n) Die vier folgenden Arzneien sind für den *Altersdiabetes* reserviert, wobei die erste auf die Person passen muß. Alter und *Verkalkung* sind uns verständliche und die Umwelt plagende Geschwister. So wird aus dem einst liebenswerten, intellektuell immer etwas zurückgebliebenen, *greisenhaften Kind* (z. B. Mongoloide) ein verblödeter, stumpfsinniger, *kindischer Greis.* Klein, dick, fett und frostig von Natur und Statur *verkalken* seine Gefäße frühzeitig: Im Gehirn, am Herzen, in der Bauchspeicheldrüse und in den Gliedern. Streicheln und *trostreichen Zuspruch* nehmen sie genauso gerne an wie

Barium carbonicum D6

3 × 1 Gabe täglich. Es ist erstaunlich, welche Kraft diesen Menschen in ihrer Begrenzung durch diese Arznei zurückgegeben wird.

o) *Heißhunger* ist ein Begleiter des Diabetikers – Ironie des Schicksals. Und Versuchungen klopfen ständig an die Tür, während Gelegenheiten wie

Datisca D4

3 × 1 Gabe täglich, uns nur einmal begegnen. Der hitzige Hunger ist besonders auffällig (siehe *Die Arznei*!).

p) Eine dritte Arznei, die den *Altersdiabetes* sehr günstig beeinflußt ist

Galega D4

3 × 1 Gabe täglich (siehe *Die Arznei*!).

q) Die letzte Arznei dieses Quartetts ist äußerst wertvoll. Ich setze sie gerne *nach* den ersten zwei *Natrium-muriaticum*-Kuren ein. Meine Cointreau-Freundin *Ursula* berichtet folgendes: „Nachdem ich diese Arznei für meinen Diabetes bekommen hatte, machte ich erstaunliche Feststellungen: Die Appetitlosigkeit wich einem dauernden Hungergefühl mit großer Eßlust; Migräne und Kopfschmerzen blieben über ein halbes Jahr lang aus; der Zuckerspiegel sank, und ich kann heute wieder viel größere Strecken ohne Krampf in den Beinen, ohne dauernd stehenbleiben zu müssen, ohne Stock zurücklegen. Im ganzen hat sich mein Gesamtzustand erheblich gebessert."

Uranium nitricum D12

2 × 1 Gabe täglich, über sehr lange Zeit. Leider ist diese Arznei bei uns wegen „Strahlenvergiftung" verboten. Hier hat sich die Arzneimittelkommission einen kleinen Scherz erlaubt, wo doch die Homöopathie nichts taugen soll! Doch unsere weniger verwaltungswillkürlichen europäischen Nachbarn halten sie für uns bereit.

NOTIZEN:

19. Durchblutungsstörungen

(siehe auch bei Arteriosklerose und Diabetes)
Sicherlich erwarten Sie Hilfen für die Minderdurchblutung des Gehirns. Was man volkswissenschaftlich darunter versteht ist nicht immer eine solche. Trotzdem können Sie unter den aufgeführten Arzneien wählen. Indes darf ich mich beschränken auf die unteren Gliedmaßen, auf die sogenannte Gefäßverschlußkrankheit, auf *Claudicatio intermittens* oder *intermittierendes Hinken* oder im Volksmund *Schaufensterkrankheit* genannt, also auf arterielle Gefäßstörungen. Der Erkrankte kann wegen seiner Beschwerden nur kurze Wegstrecken gehen, das heißt von Schaufenster zu Schaufenster, wo er jedesmal einige Minuten verharren muß, bis der Krampf, die Klammheit und/oder Lähmigkeit sich lösen. Die klinischen Ursachen sind vielgestaltig, vom Fettstoffwechsel, über Verkalkung bis zur destruktiven Rückenmarkserkrankung.

a) Die erste Arzneitrias ist gekennzeichnet durch *kräftige, rote* Menschen. Der erste ist dazu von athletischer Statur. Im Grunde *lehnt* er den Arztbesuch und Arzneien *ab.* Nur die Schmerzen übermannen seine Natur. Nachdem er das Leben auf seine Weise als „graue Eminenz" eines Konzerns genossen hat, will er von Menschen nichts mehr wissen. Sein Leben lang hat er sich im Stillen voll eingesetzt und *überanstrengt.* Jetzt ist er *zerschlagen,* sein Kreuz ist zerschlagen, seine Beine sind zerschlagen. Alles ist zu *erschüttert* und *hart* geworden, das Bett, das Sitzen, das Reden, seine Lebenslage. Schweigsam nimmt er

Arnica D12

2 × 1 Gabe täglich, dankend entgegen und ward selten wiedergesehen. Vielleicht sucht er Sie noch einmal auf, bevor die Amputation infolge der heillos verkalkten Gefäße droht.

b) Der zweite Leidende ist eher *untersetzt.* Der *erfolgreiche* Geschäftsmann, der mit *despotischem* Management und stahlharten *Ellbogen* die

Finanzleiter nach oben stieg, um dort erstmals zu bemerken, daß ihn keiner mag, weder seine Familie, noch seine Mitarbeiter. Von *egozentrischer* Kränkung gebückt, braust er beim leisesten Widerspruch auf, *wendet sich ab* und möchte sterben. Vorher aber kommt er in die Praxis mit unerträglichen, nächtlichen Beinschmerzen. Er muß sich erheben, seine Beine bewegen und verlangt unsere Hilfe. – Wir geben ihm

Aurum D12

2× 1 Gabe täglich, und nach 6 Wochen – er kommt wieder – 1 Gabe D200 alle 4–6 Wochen. Trotzdem wird die Zerstörung ihren Lauf nehmen, es sei denn, sie setzen *Luesinum D200* dazwischen.

c) Der Dritte im hitzigen Bunde ist uns als *schwatzhafte Klimakterikerin* oder als ebenso männliches wechselhaftes Wesen bekannt *(siehe auch Wechseljahre).* Nach einem phantasiereichen, arbeitsreichen Leben voller Tatendrang, Aufstieg und *beherrschendem* Erfolg, ist keiner da, der sie bewundert. Alles *staut* sich, alles *lahmt,* der Geist, die Seele, die Gefäße. Nur noch die sphärenbeherrschende Geschwätzigkeit hinkt der Lähmigkeit nach, die die Beine bereits erreicht hat. Deren körperferne Teile sind *dunkelrot* bis *blaurot* verfärbt, schmerzen nachts und beim morgendlichen Erwachen. Wenn Sie fähig sind, dieses *bedauernswerte* Wesen zu unterbrechen, geben Sie ihm rasch

Lachesis D12

2× 1 Gabe täglich, mit der Auflage, im *Frühjahr* oder im *Herbst* wiederzukommen. Dann sind seine Schmerzen am stärksten und erfordern eine Gabe D200.

d) Die zweite Arzneitrias bevölkern die *blassen, abgehärmten, abgemagerten* Patienten. Bei ihnen stehen die *Krämpfe,* die Taubheit, die drohende „Rückenmarksdarre" im Vordergrund. Bereits beim Diabetes sind uns diese Arzneien begegnet. Die frühzeitige Verkalkung und Verengung der Arterien verursachen Brennen und Krämpfe in den Beinen. Sie *reiben* und *strecken* ihre Glieder, um Linderung zu erhalten. Trotz der *Hitze* in den Beinen vertragen sie *keine Wärme,* nicht einmal die Zudecke.

Secale D4

3 × 1 Gabe täglich, wird ihre vor allem *nächtlichen* Beschwerden besänftigen.

e) Das Beschwerdebild dieses Menschen ist dem von *Secale* sehr ähnlich. Er springt jedoch aus dem Bett, stellt die Füße kräftig auf den Boden und *umklammert* mit beiden Händen seine Waden. Zu Beginn des *Neumondes* leidet er am heftigsten. Versuchen Sie mit

Cuprum D6

3 × 1 Gabe täglich, diesen *beklagenswerten* Zustand zu beheben.

f) Die letzte Arznei ist wiederum den vorigen ähnlich. Bei diesem Menschen ist jedoch alles schon *geschwunden:* Das Hirn, das Gedächtnis, die Nieren, die Muskeln, die Gefäße. Wie bei *Secale* streckt und dehnt er seine Glieder, jedoch bessert der *feste Druck* wie bei *Cuprum,* während *leichte Berührung* äußerst verschlimmert. Sie brauchen

Plumbum D6

3 × 1 Gabe täglich. Diese Arznei ist unsere bewährteste für die *amyotrophe Lateralsklerose* (Rückenmarksschwund unklarer Genese). *Cuprum* und *Plumbum* gehören zu den 5 großen Arzneien aus der *toxikologischen Reihe* für solch schicksalsschwere Erkrankungen. Das heißt, wir kennen diese Arzneien sehr wohl aus der klinischen Vergiftungslehre (Toxikologie) und haben somit sichere Daten bei der homöopathischen Anwendung. Die Arzneifolge beginnt mit *Phosphor,* dann *Hyoscyamus, Cuprum, Plumbum* und zuletzt *Arsen* – wie immer zuletzt, wenn wir durch unser Leid „am Ende“ sind oder am Ende unseres Lebens.

20. Eierstock

(siehe auch Gebärmutter und Scheidenentzündung)

Der Eierstock ist der Ort der Schöpfung. Vor der Schöpfung war das Wort und dann die Tat. Es ist das bejahende Wort zu gemeinsamer, intimster zwischenmenschlicher Handlung, das die Schöpfung eines neuen menschlichen Wesens voraussetzt. Ohne geistigen Anspruch, ohne Philosophie, birgt jede Handlung Unvorhersehbares, Unvoraussagbares und Unheilvolles in sich. Zysten, Tumore überwuchern die feingliedrige Struktur des Schöpfungsortes bis hin zur Unfruchtbarkeit, bis hin zur selbstzerstörerischen Krebsgeschwulst. Sie sind die Folgen eines primär lüsternen Lebenswandels der Person oder seiner Vorfahren, deren Handlungsfolgen wir verantwortlich oder unverantwortlich mittragen. Dies entspricht dem Gesetz der Evolution. Der Verlust der schöpferischen Kraft ist der Verlust unserer Unsterblichkeit. Das geschieht überall da, wo der Geist vergaß, den Ort der Handlung zu vergeistigen und wo die Seele vergaß, den Ort der Handlung zu beseelen. So verbleiben Worte und Handlung im Leiblichen verhaftet. Leibliches altert, stirbt, und mit ihm stirbt die Sehnsucht nach Unsterblichkeit.

a) Nun sind wir zum Handeln aufgerufen. Es obliegt unserem ärztlichen und menschlichen Verständnis zu entscheiden, in welcher Daseinsschicht des Leidenden wir unsere „Be-Handlung" ansetzen möchten. Die Verantwortlichkeit oder Unverantwortlichkeit entspricht in ihrem Ausmaß derjenigen, die wir in unserem Patienten erreichen werden. Die erste Arznei ist immer der

Arzt

1 Gabe bei jeder Begegnung. Der Erfolg dieser Arznei definiert seine ethische Haltung.

b) Nach der initialen Begegnung lernen wir nun die Tragik dieser Frau kennen. Sie wird wenig darüber erzählen, wir können nur zwischen den

Zeilen des klinischen Berichtes und ihrer Aussagen lesen, wo wir von *Gebärmutterverlagerung*, von *Senkungsbeschwerden*, vom Ausfluß, von starken Unterbauchschmerzen, von *chronischer Eierstockentzündung* erfahren. „Das Zeug sollte endlich raus, es hat sowieso keinen Nutzen mehr", hören Sie häufig als Wunschäußerung, denn den *Koitus lehnt sie* mit abwehrender Handbewegung *ab.* Das verleitet, ihr

Sepia D12

2 × 1 Gabe täglich, zu geben, die ihre derbe Haut, ihr derbes Innenleben und ihre derben, *vernarbten Eierstöcke* heilend erreichen wird.

c) Das Schicksal dieser Frau ist ihre *lithämische* Anlage. Bei entsprechender Offenheit von beiden Seiten erfahren wir vielleicht von einem *Tripper,* den sie selbst behelfs Antibiotikum durchstanden hat. Nur die Folgen hat sie nie überwunden. Heftige Schmerzen plagen ihren Unterleib eher *links* infolge der *chronischen Eierstockentzündung. Zysten* und *alte gonorrhöische Tumore* durchweben ihre Ovarien, der *gelbgrüne* Ausfluß macht die Geschlechtsteile wund. Sie erhält

Thuja D6

3 × 1 Gabe täglich, wenn sie ein eher blasser, aufgeschwemmter, durchweg *frierender* Mensch ist, der an den *unbedeckten* Stellen des Körpers heftig *schwitzt.* – Ihre zugehörige *Erbnosode* ist

Medorrhinum D200

1 Gabe einmalig dazwischen, um die versackten Gifte ihrer ererbten oder erworbenen Infektionen zu mobilisieren.

d) Diese unverträgliche Dame kann sehr *frech* werden, wenn Sie ihr in Gesellschaft nicht schmeicheln und Beifall zollen. Mit *ausfallenden* Worten zieht sie sich dann gekränkt zurück, *schmollt* melancholisch, weint und fühlt ihre *chronische Eierstockentzündung,* eher *rechts,* eher im *Stehen,* mehr als zuvor schmerzen. Zollen Sie ihr Lob und

Palladium D12

2 × 1 Gabe täglich, dann wird sie uns später vielleicht von ihren ehemaligen *sexuellen Reizzuständen* erzählen.

e) Sie ist eine besorgniserregend erregte Frau, der die *Schilddrüsenüberfunktion* ins Gesicht geschrieben ist. Sie futtert sich durch den langen Tag, bleibt trotzdem hitzig und *dürr*, weil die Nahrung aufgezehrt ist, bevor sie den Stoffwechsel erreicht. So ausgezehrt verknoten sich ihre Drüsen, im Hirn, am Hals, in der Brust, in der Bauchspeicheldrüse und im *Eierstock*, die wir mit

Jodum D12

2 × 1 Gabe täglich, erweichen und rundlicher gestalten möchten.

f) Eine ebenso hitzige, aber untersetzte Frau, die mit ihren *Machtansprüchen* die ehelichen Rollen vertauschen möchte. So tauscht sie ihre Weiblichkeit und Mütterlichkeit gegen *blutende Myome, Gebärmuttervorfall* und *Eierstockzysten* ein, aber auch gegen Enttäuschung und *schwermütigen Zerfall.*

Aurum D6

3 × 1 Gabe täglich, wird ihr die Beschwerden nehmen, D200 einmal im Monat, mit Sicherheit die Depression.

g) Eine dürre, *hagere* Frau, die Sie nicht unbedingt reizen sollten. Sie ist höchst *argwöhnisch,* bezieht jede allgemeine Aussage auf sich und nimmt sie Ihnen übel. Die Empfindlichkeit täuscht, denn ihre vorwurfsvollen Antworten sind *rücksichtslos.* Rücksicht zollt sie auch ihrer Familie nicht, geschweige denn ihrem Ehemann. Intimverkehr lehnt sie ab. Zu *trockene* Scheide oder brennender Ausfluß, ziehende Schmerzen im *rechten* Unterleib infolge der *Eierstockzysten* schiebt sie als Vordergründe vor. Nur *wohlbedachte Anerkennung* und

Lycopodium D6

3 × 1 Gabe täglich, gehen ihr zu Herzen und *befeuchten ihre Augen,* die sich selten tränenreich ergießen.

NOTIZEN:

21. Ekzem

Die Anlage zu ekzematösen Hauterscheinungen ist ererbt. Sie gehören im weitesten Sinne zur Gruppe der *Stoffwechselerkrankungen.* Stoffwechselgifte (Toxine), die nicht über den üblichen Weg der Leber, der Nieren und der Gebärmutter ausgeschieden werden können, werden über die Haut ausgeleitet und verursachen die uns bekannten und den Betroffenen höchst plagenden, trockenen, nässenden, juckenden Hauterscheinungen. Ziel der homöopathischen Behandlung durch den Arzt ist es, diese *fehlgeleitete Ausscheidung* wieder in die rechten Bahnen zu lenken. Für dieses oft langwierige Unterfangen braucht jeder Leidende eine andere Arznei.

a) Hier kann ich Ihnen zunächst eine *einleitende Behandlung* angeben, die oft überraschende Verbesserung bewirkt. Besonders gedacht ist sie für die Zweifler an der Homöopathie, für die die kortisonhaltigen Salben nur einen augenscheinlichen Beruhigungseffekt heischen. Verständlich für den, der leidet. Unverständlich für den, der die Kenntnis um Krankheits- und Heilungsprozeß verinnerlicht in sich trägt. Beginnen Sie die Einleitung mit

Calcium carbonicum D30

1 Gabe einmal in der Woche und nehmen Sie zusätzlich eine *Ausleitungsarznei*

Berberis D3

3 × 1 Gabe täglich, um die Gifte vor allem *über die Niere* auszuschwemmen.

b) Nachdem Sie zwei Monate diese Behandlung verfolgt haben, ersetzen Sie *Calcium carbonicum* durch

Calcium phosphoricum D30

1 Gabe einmal in der Woche, wiederum über zwei Monate hinweg. Die Einnahme von *Berberis* bleibt dabei in der oben angegebenen Weise erhalten. Zusätzlich bereiten Sie Wannenbäder mit *Stein-* oder *Meersalz,* 1 Gramm auf 1 Liter Wasser, oder mit *Balneum-Hermal-Öl,* bei trockenen Ausschlägen. Feuchte Ausschläge lieben ebenso Salzbäder und einen nicht reizenden *Kinderpuder.* Salben Sie wenig, denn Ihre Haut braucht Ruhe. Bei großer Trockenheit verwenden Sie zwei Salben, die sich bewährt haben:

Cardiospermum-Salbe „DHU"*)
Neydin M-Salbe „Vitorgan"**)

Haben Sie mit diesen Angaben einleitend Erfolg, so wird jetzt einer weiteren homöopathischen Behandlung nichts mehr im Wege stehen.

Verstehen wir das Ekzem als eine Unfähigkeit der Person, ausscheiden zu können. Verstehen wir die ekzembefallene Person als einen Menschen, der nicht gelernt hat oder nicht lernen durfte, auf natürlichem Wege zu geben. So begegnen wir ihm auf der Gemütsebene als einem ruhigen, gehemmten, in sich gekehrten, bedächtigen melancholischen oder verhalten zornigen, verhalten aggressiven Menschen, der seine Haut *aufkratzt, um sich zu öffnen.* – Eine Heilung erfolgt nach dem *Hering'*schen Gesetz. Von oben nach unten und von innen nach außen. Also ist es unsere Kunst, die tief drinnen noch verschlossene Knospe zu berühren, Blatt um Blatt zu entfächern, damit Seele und Geist dieses All-Leidenden wie eine Blume sich der Sonne zuneigend entgegenblühen. Es gilt, die Verfassung in jeder Schicht der Person zu erfassen, zu erkennen, zu begreifen und im Ergriffensein die Arznei zu begreifen, die diesem Menschen den Weg zu seiner Eröffnung erleichtert. – Die klinische Medizin begreift allmählich, daß das Ekzem nicht nur eine

---

*) Fa. Deutsche Homöopathie-Union (DHU), Ottostraße 24, D-7500 Karlsruhe, Tel.: 07 21/4 09 30.

**) Fa. Vitorgan GmbH, Postfach 42 40, D-7302 Ostfildern 1.

Erkrankung der Haut darstellt. Die Haut ist nur das Sichtbare, das Faßbare, das meßbare Agens. Das Unsichtbare, das Unfaßbare, das Unermeßliche hinter der Augenscheinlichkeit des Leides verweist sie wohlweislich an den Psychotherapeuten, mit dem ein oft langwieriger Entblätterungs-Prozeß beginnt. Wir haben dagegen eine Arznei, die wir – wie den kranken Menschen – in ihrer Entgleisung (Toxikologie) in uns erleben.

c) Sicherlich ist eine der größten, erfolgreichsten und tiefgreifendsten Arzneien für ekzembelastete Menschen

Sulfur D200

1 Gabe einmalig. Sie ist nur selten zu wiederholen. Als Reaktionsarznei darf sie nur angewandt werden, wenn die Haut eher ruhig, eher reaktionslos ist; oft ist sie im Beginn und am Ende einer langen Betreuung angezeigt, um die Stoffwechsel-Giftausscheidung anzuregen oder zu vollenden. Als der Verfassung des Kranken ähnliche Arznei finden wir den Betroffenen als kräftigen, warmen, *roten,* leicht *schwitzenden* Menschen, dessen Haut sich im *Sommer* verschlimmert, dessen heftiger Juckreiz in der Bettwärme unerträglich wird, wo er ohnedies Hitze im Körper staut und die *Füße* unter der Bettdecke *rausstreckt.* Der leicht erscheinende Schweiß verursacht einen *ätzenden* Schmerz auf den Ekzemstellen, die großflächig, trocken, feucht oder eitrig am ganzen Körper auftreten. Eine kühle Dusche beruhigt, beseitigt jedoch nicht die eher *schmuddelige,* äußere Erscheinung. Obwohl *Sulfur*-bedürftige Menschen stets die gleichen Eigenarten und begleitenden Umstände (Modalitäten) aufweisen, kennen wir zwei grundlegend voneinander abweichende, äußere Erscheinungen. Der eine ist eher *rundlich,* rot und ein *lustiger Witzeerzähler.* Der andere ist eher *schlank,* blaß und ein *ernster Philosoph* in fleckigen Jeans, bedrucktem T-Shirt, Jeans-Schlappen und mit ungebändigter Haarmähne. Kinder sind laute, aufbrausende Anführer, die immer Getreue finden, um ihr Vorhaben ohne Einsatz ihrer persönlichen Mühe zu verwirklichen. *Calcium* und *Sulfur* ergänzen sich und folgen gut aufeinander. Wenn Sie sich hierin erkennen, sprechen Sie mit Ihrem Arzt, er wird für jeglichen Hinweis dankbar sein.

d) Leicht *verletzlich,* leicht *beleidigt,* leicht *errötend,* leicht zu Tränen gerührt, erregt und *gehemmt* mit feuchten Händen erscheint dieser junge Mensch in seiner knospenden Jungfräulichkeit voller Liebreiz, Anmut und Gefühl. Seine kranke Haut ist die aufgepfropfte Begrenzung seiner natürlichen Entfaltung. Das Ekzem blüht, ähnlich wie bei *Sulfur* erwähnt, in allen möglichen Schattierungen. Es verschlimmert sich ebenso im Sommer, Kühle wird wohltuend empfunden, obwohl eine *innere Fröstеligkeit* vorherrscht. Deshalb finden wir ihn gerne am Ofen in gut geheizten Räumen mit weit geöffneten Fenstern. Die frische Luft besänftigt auch die Bronchien, die von chronischer Entzündung und/oder *Asthma* befallen sind. Auffallend ist der *Wechsel* der Haut- mit den Schleimhauterscheinungen, das heißt, steht das Bronchialleiden im Vordergrund, so verringert sich das Ekzem und umgekehrt. Da wo die Haut noch unverletzt ist, können wir mit tröstendem Zuspruch die Tiefe der Person erreichen, so daß die versprochene Aussicht auf Heilung mit einem errötendem, zugeneigten Lächeln erwidert wird. Geben Sie solchen Menschen

Pulsatilla D200

1 Gabe einmalig alle 4–6 Wochen. Sie werden erleben, wie die vordergründige Erscheinung verblaßt, wie der Atem zurückkehrt und wie die verteidigende *Halsstarrigkeit* sich in Güte, *Milde* und Offenheit verwandelt.

e) Die Begegnung mit meiner Logopädie-Freundin *Susanne* verdanke ich ihrem Vater und meinem Pharma-Freund *Hans-Joachim.* Die Begegnung mit ihrer heilenden Arznei verdanke ich meiner ärztlichen Freundin *Dagmar.* 20 Jahre lang ertrug *Susanne* ihre Last mit Demut und mit Demütigung durch ihre Umwelt, die sie als „Aussätzige" in gewisse Verhaltensschranken wies. Aber sie ertrug es letztlich mit bewundernswerter Heiterkeit, mit einem Lachen, das das morgendliche Dahinmuffeln anderer in Daseinsfreude verwandelte. Sie war von kräftiger Statur, *rot,* hitzig, nachdenklich, phantasiereich, vorsichtig, traurig und oft mutlos. Ihre Haut, die am ganzen Körper in jeder Form blühte, verschlimmerte sich nach Erregung und Kummer, im *Frühjahr* bis zum

Herbst, durch jegliche *Wärme,* während Kühle und frische Luft besserten. Ihr langer Leidensweg mit *Asthma,* Heuschnupfen, Nesselsucht auf Alkohol und Fisch wurden mit *Schering*'s Kortisonsalben vorübergehend gelindert, um danach desto stärker auszubrechen. Sie erhielt

Lachesis D200

1 Gabe einmalig, nachdem 1 Gabe D30 erfolglos blieb, und zwei Tage später war sie befreit. Nur zögernd, vorsichtig, ja mißtrauisch teilte sie ihren Erfolg mit mir. Diese Arznei scheint aber nicht nur personenbezogen, entsprechend der Person des Menschen angezeigt zu sein, sondern bewährt sich immer häufiger als *Reaktionsarznei,* stärker und kräftiger als *Sulfur.* Viele vorausgegangenen klinischen Behandlungen, äußerliche und innerliche, Medikament- und Nahrungsallergien, alle jene unfähigen Abwehrreaktionen des Leibes auf den Mist, den Abfall und die industriellen Pollutionen unserer modernen Zeit, lassen uns zu dieser reinigenden Arznei greifen. Nehmen Sie sie, wenn Ihre Behandlung stockt und Sie *Susannes* skizzierten Lebensweg als den Ihren erkennen.

f) Nennen wir die ungünstigen Einflüsse, auch die klinischer Art, höflichkeitshalber *Pollutionen.* Was der Haut nicht zugehört, wird abgeschnitten (Warzen) oder nach innen vertrieben (Schweiß, Ekzem) mit Hilfe von Salben, Pudern, Lösungen und Deosprays. So mußte es auch mein Schüler-Freund *Miguel* aus Brüssel erfahren, dessen *Asthma* verschwand und dessen Ekzem, das er als Dreijähriger vorübergehend kannte, machtvoll am ganzen Körper, heftigst juckend, ausbrach. Seine bescheidene, zurückhaltende Mutter, meine Sprachen-Freundin *Anne-Marie,* wollte mich „nicht stören", salbte mit Kortison, was *Miguels* Haut verständlicherweise beruhigte. Umgehend meldete sich wieder seine Schleimhaut mit nächtlichen Asthmaanfällen, nachdem das Ekzem nach innen verrieben und vertrieben war. Für solche Mißgeschicke geben Sie

Zincum D200

1 Gabe einmalig, und die Heilung wird gesetzmäßig von innen nach außen erfolgen. Was verdeckt ist wird aufgedeckt! *Miguel* erhält jetzt

wieder *Sulfur,* in seltenen Korsakow 1000-Potenzen (M), was ihn ausheilen wird.

g) Letztlich möchte ich auf eine weitere *Reaktionsarznei* aufmerksam machen, die als Zwischengabe dann hilfreich ist, wenn ein bisher guter Behandlungserfolg in seiner Dynamik stockt. Hier geben Sie

Bacillinum D200

1 Gabe einmalig, und das ekzematöse Geschehen wird sich für einige Zeit beruhigen. Allerdings muß noch ein Rest von Liebenswürdigkeit in ihrer entsprechenden Person versteckt sein. Doch wer ist nicht gerne liebenswert, der Liebe wert?!

NOTIZEN:

22. Epilepsie

(siehe auch Geburtsschaden und Hirnhautentzündung)

Diese schicksalshafte Erkrankung ist eine schwere toxische Störung der Natur des Menschen. Ihre *destruktive* Anlage ist angeboren oder durch Unfall, Geburtstrauma, Hirnentzündung, Hirnhautentzündung oder durch seelisches Trauma erworben. Wenn der erworbene Hirnschaden nicht allzu ausgedehnt ist, hat die Homöopathie aussichtsreiche Möglichkeiten, die Schwere des Schicksals zu mildern. Die bisherige medikamentöse Behandlung verringern wir entsprechend der zunehmenden Besserung. Die klinischen Kontrollen entscheiden letztlich, aber nicht ausschließlich, ob und wann die Heilung eintritt und Medikamente abgesetzt werden können.

a) Vor allem bei frühzeitig uns vorgestellten Kindern haben wir gute Heilchancen, da deren *Calcium*-Konstitution uns noch so offen entgegentritt. *Calcium* versorgt sie mit leiblichem *Halt* im Stützgewebe, mit seelischem Halt im Selbstbewußtsein und mit geistigem Halt im Verstandesbewußtsein. So geben wir unseren blassen, *rundlichen Süßigkeitsleckern,* die zu allem „ja“ sagen und *nichts* in Ihrer Praxis *anzufassen* wagen,

Calcium carbonicum D200

1 Gabe einmalig pro Monat, bis sie auch mal „nein“ sagen können. – So geben wir den blassen, *schlanken Salzleckern,* die „ja“ und „nein“ gegeneinander *abwägen,* die alles Sinnerregende in Ihrer Praxis *bedacht anfassen* und bedächtig zurückstellen,

Calcium phosphoricum D200

1 Gabe einmalig im Monat, bis sie auch Süßigkeiten mögen. – So geben wir unseren blassen, *unterernährten Süß-* und *Salzleckern,* die zu allem „nein“ sagen, alles Erreichbare in Ihrer Praxis *hektisch anfassen* und *fallen lassen,*

Calcium fluoricum D200

1 Gabe einmalig monatlich, bis sie auch mal „ja“ sagen und abwägen. Erkennen Sie Ihre Kinder wieder?

b) Alle epileptisch oder epileptiform Erkrankten brauchen irgendwann

Cuprum D200

1 Gabe einmalig im Monat, drei Gaben insgesamt. Vor allem bei den Älteren leiten wir unsere Behandlung damit ein, denn diese Arznei ist die größte unter unseren Krampfarzneien.

c) Die Mehrzahl epileptischer Menschen ist blaß und schlank. Sowohl ihre Hirnerregung als auch ihre rasch folgende Hirnerschöpfung sind bezeichnend für die Gegenseitigkeit ihrer Persönlichkeitsstruktur. Zu ihnen gehört jener mit auffallendem Verlangen nach *Süßem,* das er aber meist *nicht verträgt.* Sein Magen wird *sauer,* und die Säure brennt ihm bis in die Speiseröhre hinauf. Sein Bauch *bläht* sich wie eine *Trommel* und erleichterndes Luftaufstoßen explodiert aus dem Rachen. Die zwingende Folge von *Cuprum* ist für ihn

Argentum nitricum D200

1 Gabe einmalig im Monat, bis sich seine hektisch stolpernde Hirnerregung, sein hektisch rülpsender Bauch geglättet haben, bis er der Lebenssüße beschwerdelos zugänglich wird.

d) Eine weitere konsequente Folge und steigende therapeutische Konsequenz ist hiernach

Zincum D200

1 Gabe einmalig im Monat, vor allem wenn die Unruhe sich nicht nur im Hirn, sondern sich auch in den Beinen lokalisiert und den Betroffenen zu steten *radfahrähnlichen* Bewegungen zwingt. Bei manch einem passionierten Radfahrer oder simulierenden Heimtrainer sollten wir uns an diese Arznei erinnern! Bemerken wir diese Art von Unruhe nur beim

Zubettgehen, so geben wir jedem Leidenden, ungeachtet der Basisbehandlung, abends

Zincum D12

1 Gabe täglich zur Nacht. Sie können diese Arznei auch mit *Baldrian* mischen und als *Zincum valerianicum D12* verabreichen.

Im weiteren therapeutischen Entscheidungsverlauf unterscheiden wir *vier* wesentliche Gruppen mit gemeinsamen Merkmalen.

1. Gruppe:

e) Die Krämpfe überraschen uns *schlagartig* mit einem *lauten Aufschrei.* Die Muskeln spannen und rütteln. Das Gesicht ist dunkelrot bis *bläulich* gestaut und mit *eiskaltem* Schweiß bedeckt. Ebenso eisig sind die Glieder. Meist geht unwillkürlich Urin ab. Der dieserart Hinfällige berichtet uns im Nachhinein, einen *blitzartigen Stoß* vom Kopf bis zum Fuß empfunden zu haben. Wir geben ihm umgehend

Acidum hydrocyanicum D4

1 Gabe alle 5 Minuten und bitten ihn, diese Arznei immer bei sich zu führen. Die äußerliche Verkrampfung der Muskeln sollte Sie nicht dazu verleiten, sie gewaltsam zu lösen, da eine unheimliche Kraft dahinter steckt. Sie sind primär keine Muskelkrämpfe, sondern Hirnkrämpfe! Auch ist es sinnlos, einen Notarzt zu rufen, denn der Anfall dauert in der Regel nicht länger als fünf bis zehn Minuten. Versuchen Sie jedoch, immer einen Hartgummi oder ein festes Tuch in der Nähe zu halten, die Sie im Notfall zwischen die Zähne schieben, um die Zunge vor dem heftigen Kieferbiß zu schützen. Beobachten Sie bewußt den Verlauf der Erscheinungen, denn der homöopathische Arzt wird Sie danach fragen, um über die heilende Arznei zu entscheiden. Jedes erstmals aufgetretene Anfallsleiden sollte umgehend zur neurologischen Überwachung.

f) Auch bei diesem Anfall finden wir das *blaue* Gesicht, das dieser Gruppe gemeinsam ist und den anfänglichen *Aufschrei.* Er unterscheidet sich vom Vorigen durch heftig *rückwärts gebeugten* Kopf und Rücken.

Danach tritt ein langer, *ohnmachtsähnlicher* Schlaf ein, wonach sich der Krampfende an nichts mehr erinnert, wie das im allgemeinen üblich ist. Der Anfall überfällt eher nachts, tagsüber stellen sich gelegentliche geistige *Abwesenheiten (Absencen)* mit plötzlichem *Zusammenzucken* und *stierem Blick* ein, an die er sich ebenfalls nicht erinnert. Letztere können durch Berührung und/oder Erschütterung ausgelöst werden. Sein Allgemeinbefinden wird dadurch nicht beeinträchtigt.

Cicuta D6

3 × 1 Gabe täglich regelmäßig, verlängert und intensiviert Ihre stets helfende Hand.

g) Anfällen mit und bei starker, *sexueller* Erregung begegnen wir bei *aufmüpfigen,* störrischen Kindern, in der Pubertät und bei Erwachsenen, die aus beiden Stadien nicht herausgewachsen sind. Während und nach übertriebener *Onanie,* exzessivem *Geschlechtsverkehr* und bei der *Periode* werden sie mit bestürzender Peinlichkeit überfallen. Bevor das Kind *albern* und frech wird, bevor der Pubertierende lernunwillig und *unmanierlich* wird und bevor der Erwachsene kindisch und *läppisch* demoralisiert, geben wir ihnen

Bufo D12

2 × 1 Gabe täglich, mit sehr gutem voraussagbarem Erfolg.

2. Gruppe:

h) Das gemeinsame Element dieser Gruppe ist die schwere *Beeinträchtigung der Hirnfunktion* durch die Anfälle. Die Anfallslokalisation in der Großhirn-Zwischenhirn-Beziehung erklärt uns das Allgemeinverhalten. Dieses gestaltet sich von der ausgelassensten, geradezu ekstatischen *Euphorie* bis hin zur *Dösigkeit* und Schlummersucht. Aber sie sind immer schüchterne Wesen. Sowohl die spät entwickelten Kinder, die überbeanspruchten Schüler und Studenten, als auch die ewig müden, gähnenden, trunken schwindeligen Erwachsenen mit ihren *versetzten* Blähungen, die, wenn sie endlich abgehen, ihren Hirnzustand erhellen.

Agaricus D12

2 × 1 Gabe täglich, wird ihnen zum unabdingbaren „Hirnfutter".

i) Wie der Vorige verhält sich auch er euphorisch, *geschwätzig* und *geil*, spöttisch, drohend und *gewalttätig* oder ablehnend, argwöhnisch, in sich *flüchtend*. Seinen plötzlichen Anfällen geht der uns bereits bekannte Aufschrei voraus, wenn sie im ersten Schlaf oder nach dem Essen und Trinken auftreten. Dem *Teuflischen* in diesen immer blassen Menschen treten wir mit

Hyoscyamus D12

2 × 1 Gabe täglich entgegen, damit auch seine unglückliche Liebe infolge seiner krankhaften *Eifersucht* sich in glücklichere Zuneigung verwandeln kann.

j) Obwohl auch dieser Mensch – entsprechend der lebendigen Gegensätzlichkeit in unser aller Dasein – erregt und aufgeregt sein kann, so erscheint er bei uns eher schreckhaft und verlangsamt, dösig und *dümmlich*, gelangweilt und *gedunsen*. Seine *Redeunlust* kann auch durch gutes Zureden nicht lustiger werden, eher verschlimmert es unser redliches Bemühen und seinen Gemütszustand. Meist sind Hirnschäden bei der Geburt oder Hirnentzündungen um die Geburt die Anfallsauslöser. Geben Sie ihm seine erwünschte Ruhe und

Helleborus D4

3 × 1 Gabe täglich. Sie wird die maximal mögliche Hirnleistung in Gang setzen.

3. Gruppe:

k) Dieser Gruppe von Menschen ist eigen, daß ihr seelisch-geistiges *Verhalten* vom Anfallsleiden *unbeeinflußt* bleibt. Es sind immer milde, mitfühlende, *mitleidende* Menschen, deren anhaltender Lebenskummer sie so sehr austrocknen ließ, daß sie sich nur noch in *feuchtem* Klima mit *trübem* Himmel wohlfühlen. Der Anfall ist ihr letztmöglicher Hilfeschrei, um auf sich selbst aufmerksam zu machen. Wir begleiten sie mit

Causticum D200

1 Gabe einmalig im Monat, bis ihre Anfälligkeit, ihre Rührseligkeit und ihr Mitgefühl sie nicht mehr belasten.

l) Jetzt begegnet uns im Anfall wieder der anfängliche *Aufschrei,* das Aufbäumen des Rückens und das bläuliche Gesicht. Im Vergleich zu *Cicuta*-bedürftigen Epileptikern bemerken wir *Schaum vor dem Mund* und vor der Nase. Das Geschehen spielt sich *nachts* im Schlaf ab, *ohne* daß der Krampfende *erwacht* oder sich morgens erinnert. Die zerbissene Zunge oder Lippe erstaunt ihn desto mehr.

Oenanthe D6

3 × 1 Gabe täglich, wird seine Anfälle und sein Erstaunen mildern.

m) In der Hinfälligkeit ist dieser Anfällige ebenso bläulich-blaß und mit kaltem Schweiß bedeckt. Die inneren Organe krampfen *kolikartig,* die Glieder verzerren sich mit epileptiformen Zuckungen. In ihm spiegelt sich die Palette des Wahnsinns von der extremen *Manie* bis zur extremen *Depression.* Singend, beißend, betend und fluchend, flüchtet er vor der Allgegenwart des *Teufels,* bis er in schweigsame Abkehr und menschenscheue Niedergeschlagenheit verfällt. Welch einen heftigen Lebenskampf führen solche Menschen gegen sich und gegen die teuflische Verfolgung, die nichts anderes ist als ein Teil ihres Selbst. Das sind die kreislaufgestörten *Hypotoniker,* die nach äußerer und innerer *Wärme* verlangen und sie doch nicht vertragen, weder äußerlich durch warmes Wetter und herzenswarme Menschen, noch innerlich durch warme Speisen und Getränke. Nicht einmal die Berührung ihrer eigenen Kleider, die Berührung der nächtlichen Bettdecke, die Berührung ihres Innenlebens vertragen sie, ohne sie, gewalttätig kämpfend, zurückzuweisen. Bevor er seine letzten Lebenssäfte durch Erbrechen und Durchfälle verliert, reichen wir ihm

Veratrum album D200

1 Gabe einmalig im Monat. Diese Potenzhöhe erreicht seinen Geist-

und Gemütszustand. D6 würde nur seinen Kreislaufschwindel beeinflussen.

4. Gruppe:

n) *Veratrum* hat uns übergeleitet in die letzte Gruppe der Epilepsiearzneien und in die Gruppe der Menschen, deren unbewältigter Lebenskampf mit Gut und Böse, mit Gott und dem Teufel, in Hirnkrämpfen ihren Ausdruck findet, bis sie, der Wirklichkeit entfremdet, *religiösem Wahn* verfallen. Auch dieser stets und *nur* akademisch philosophierende, selbstsüchtige, stets und nur nörgelnde, gleichgültige *Weltverbesserer* tobt seine Lebensverkrampfung im Hirn aus. So lange zumindest, bis darüber sein Lebenssinn zerbricht, bis er im Alkohol verwahrlost und voll von religiösen Zweifeln um sein Seelenheil bangt. Geben wir ihm mehr Gehör, mehr Beistand und

Sulfur D200

1 Gabe einmalig im Monat, oder K 1000 (M) alle 6 bis 8 Wochen. Sie ist eine der größten Arzneien aus unseren homöopathischen Schätzen, und viele junge und alte Menschen unserer Gesellschaft brauchen sie zum Wohle ihres Geistes und zum Wohle der Gesellschaft.

o) Leidenschaftlich und unberechenbar wie sein Temperament sind die Anfälle des Dritten in dieser Gruppe mit *religiösen* Skrupeln. Sein Kampf sitzt wie ein *Pflock* im Hirn, im Magen, im After, bis sie geschwürig zerfallen: der After im schwärenden Krebs, der Magen im durchgebrochenen Ulcus, das Hirn in der Auseinandersetzung mit Tod und *Teufel.* Hätten wir nicht

Anacardium D200

1 Gabe einmalig im Monat für sie, würde die Unlösbarkeit ihrer intellektuellen Zwiespältigkeit sie eventuell zum *Erschießen* zwingen – wären sie nicht zu *feige* hierzu.

p) Alle *chronischen Erkrankungen* brauchen im Laufe ihrer Behandlung eine Zwischengabe unserer *Erbnosoden.* Die Erbkrankheiten, bzw. deren über Generationen weitervererbten Folgen, bestimmen den Grad unserer Kränklichkeit und unserer Unvollkommenheit *(siehe „Die Arznei", Zweiter Teil).* Sie sind die eigentlichen Auslöser *(Ätiologie)* unserer mehr oder weniger hochgradigen Neigung zu gewissen Krankheiten *(Diathese)* und sind für unsere jetzige mehr oder weniger minderwertige Verfassung *(Konstitution)* verantwortlich. Bei der Epilepsie nehmen wir an, daß möglicherweise eine leichte Entzündung mit einer der Erbkrankheiten vor oder nach der Geburt unbemerkt abgelaufen ist und das Hirn „vergiftet" hat. Diese Annahme bestärkt sich durch die heilenden Erfolge mit passenden Arzneien. Die Auslese der *Nosode* geschieht nach dem Bild der geprüften Arznei und nach der Art der Erkrankung, die sich aus den Schattierungen des Temperamentes des betreffenden Menschen und aus dem Verhältnis zu seiner Erkrankung ablesen läßt. Im allgemeinen beginnen wir mit

Tuberculinum D200

1 Gabe einmalig, für die *liebenswürdigen* und liebenswerten Menschen, bzw. in der unbeugsamen Annahme, daß jedem Menschen solche Eigenschaften innewohnen. Sie sind meist *schlank,* blaß, schüchtern, *schlampig* aber zäh, müssen lange über Probleme nachdenken, um dann *gefühlsmäßig* zu entscheiden. Nicht vor Ablauf eines Monats lassen wir

Medorrhinum D200

1 Gabe einmalig, folgen für die bedauernswerten, *prahlerischen,* Lust und Laster konsumierenden, lustigen Stoffwechselgeschädigten, die Probleme anpacken und *praktisch* lösen. – Nicht vor Ablauf eines weiteren Monats folgt

Luesinum D200

1 Gabe einmalig, für die beklagenswerten, sich äußerst *ernst nehmenden,* im Geheimen *Lust* genießenden, *stolzen* aber niemals lustigen Zeitgenossen, die Probleme mit ihrem scharfen Verstand so lange *analysieren,* bis die Voraussetzungen der zu lösenden Problematik sich völlig verändert haben, so daß sie nun deren Veränderung analysieren. Ihre skrupel-

lose *Pingeligkeit* hält sie so lange gesund, bis sie unerwartet *plötzlich* und immer *schwer* erkranken. In der Regel werden die Erbnosoden alle 2 Jahre in der angegebenen Reihenfolge wiederholt, können aber auch entsprechend dem Bild der Person und dem Bild der Arznei eingesetzt werden, je nachdem, inwieweit der Behandelnde über den Ablauf der Behandlung *im Bilde* ist.

NOTIZEN:

23. Erysipel

Der im Volksmund benannte *Rotlauf* ist eine schwere bakterielle Entzündung der Haut. Sie bricht gewöhnlich an den Unterschenkeln aus und weist so viele Erscheinungsformen auf wie die Anzahl der Arzneien, die uns zur Wahl bereitstehen. Die wichtigsten seien Ihnen genannt, nachdem Sie den Beginn der akuten Form, entsprechend der in der *Hausapotheke* erlernten Entzündungsreihe, mit *Aconit, Belladonna, Apis* beherrscht haben.

a) *Brennende, wäßrige Blasen,* so groß wie Fußblasen nach dem Wandern, übersäen den *hellroten* Grundton der entzündeten Stellen. Alles was mit Blasen und mit Harnblase zu tun hat, erhält

Cantharis D6

3 × 1 Gabe täglich, damit auch die *Nierenbelastung* gleichermaßen mitgeheilt wird.

b) Hier sind eher *juckende, leicht brennende,* kleinere Blasen und *Bläschen* über die eher *dunkelrote* Verfärbung der Entzündung verstreut und bedürfen

Rhus toxicodendron D6

3 × 1 Gabe täglich. Die Beine fühlen sich wie *zerschlagen an.*

c) *Gewebs-, Blutzerfall* und fieberhafte Prozesse mit *septischem* Charakter sind die eindrucksvollen Vergiftungserscheinungen eines Schlangenbisses. Wie der Biß juckt, brennt und sticht die *dunkelrot* entzündete Schwellung. Die kleinen *Bläschen* sind mit *blutiger* Flüssigkeit gefüllt. Unser Patient fühlt sich elend *kollapsig* und nimmt

Crotalus D12

2 × 1 Gabe täglich, um Herz, Blut und Gewebe der Heilung zu

überlassen. Dann wird die Plage sicherlich im nächsten Jahr zum Beginn der *gleichen, feucht-warmen Jahreszeit* nicht wieder erscheinen, was sie unter antibiotischer Behandlung zu tun pflegt.

d) *Septisch* fiebernd mit gelegentlichen Schüttelfrösten verläuft diese Entzündung, ähnlich der vorigen. Das *linke* Bein ist eher befallen, ist höchst berührungs- und *hitzeempfindlich* und sieht *bläulich* verfärbt aus. *Nach* dem morgendlichen *Erwachen* ist der Schmerz am unerträglichsten. Kühle und

Lachesis D12

2 × 1 Gabe täglich, heilen erstaunlich rasch und vermeiden die *periodische* Wiederkehr im nächsten *Frühjahr.*

e) Nach der entzündlichen Verhärtung erscheinen auf diesem Erysipel intensiv brennende, *bläulich violette* bis *schwarze* Bläschen. Sie zerfallen *geschwürig* wie eine schwere, stinkende Gangrän mit eitriger, *wundmachender* Flüssigkeit.

Anthracinum D200

1 Gabe einmalig, gebührt bei diesem Bild meiner mitteilsamen Erfahrung.

f) Wenn die Entzündung zu *unbestimmten Zeiten* immer wieder entflammt, dann gebe ich *nach* der Behandlung

Sulfur D200

1 Gabe einmalig, um das Abwehrsystem von abfälligem Ballast zu befreien.

NOTIZEN:

24. Föhnbeschwerden

(siehe auch bei Rheuma)

Die Abhängigkeit des kranken Menschen von metereologischen Einflüssen ist das Ergebnis unseres kosmischen Eingebettetseins im Makrokosmos. Für uns Homöopathen ist sie jedoch nur dann von Bedeutung, wenn sie unser existentielles *Dasein* oder unser existentielles *Sosein im Kranksein* nachhaltig beeinträchtigt. Wer kennt nicht die Angst unserer Kinder und anderer Mitmenschen vor Gewitter! Ich erlebte, wie ein in der Gesellschaft einflußreicher Patient – selbst dessen Vorname verbleibe incognito, er ist trotzdem ein Freund – bereits bei herannahendem Gewitter die Fensterläden verschloß und sich in die dunkelste Ecke des Kellers verzog. Nachrichten sah, las und hörte er nur wegen des Wetterberichtes, um seine täglichen Aktivitäten demgemäß einzurichten oder umzuschichten. Welche Macht der Naturgewalten mit dem Dasein eines Menschen spielen und welche Ohnmächtigkeit des Menschen gegenüber der Mächtigkeit der Naturgewalten!

a) Nicht nur der *Föhn,* allein die *föhnige Vorgewitterbrise* gäbe einigen Rheumatikern Anlaß genug, um nicht Bayern oder die Provence als geographisches Lebensmilieu auszuwählen. Sie ziehen sich schon *vor* dem Wetterwechsel mit ziehenden Gelenkschmerzen, Kopfschmerzen und dösiger Benommenheit zurück und warten auf den *nachfolgenden Regen,* der ihnen Erleichterung beschert. Mit

Rhododendron D4

3 × 1 Gabe täglich, wird ihnen die Zeit der Schmerzen und des Wartens verkürzt.

b) Ähnlich ergeht es diesem *Vorgewitterwesen,* das obendrein auch keine *Schwüle* verträgt. Ihm schlägt der *Wetterwechsel* aufs Gemüt. Er wird unruhig, gereizt, *zittrig, schläfrig.* Mit Herzklopfen, Übelkeit, krampfendem *Nackenkopfschmerz* und

Gelsemium D30

1 Gabe einmalig, legt er sich zu Bett und läßt die Wetterfronten sich klären, während er zur Genüge mit sich und der Natur hadert.

c) Die *Anlage* zu diesen Plagen ist *ererbt*, wobei die Wechselhaftigkeit des Wetters vor allem solche Menschen anzieht, die in den Schattierungen ihres Temperamentes selbst *wechselhaft* gestaltet sind. Ihnen entspricht die *lymphatische* Nosode

Tuberculinum D200

1 Gabe einmalig, wenn trotz Ihrer sorgfältig gewählten, entsprechenden Arznei und trotz Ihrer Bedarfsarznei das Übel zurückzukehren pflegt.

NOTIZEN:

25. Gebärmutter

(siehe auch bei Eierstock und Scheidenentzündung)

Wenn die Scheide die Wesenheit des weiblichen Prinzips, der Eierstock den Ort der Schöpfung versinnbildlicht, dann ist die Gebärmutter das *Heim der Schöpfung.* Ein Heim wird gepflegt, gehegt und mindestens einmal von Neumond zu Neumond gereinigt. Äußerlich erscheinen uns viele Frauen vor der Periode von ungeahnter Putzwut überfallen, wodurch sie die Nestbereitung anzeigen. Um dem Ei das Nisten zu ermöglichen, muß es befruchtet sein. Zur Befruchtung sind die Fruchtbarkeit des Eierstocks – die Fruchtbarkeit der Frau – und das Eröffnen der Scheide – das Sich-Öffnen-Können der Frau – unbestreitbare Voraussetzungen. Um fruchtbar zu sein, muß ich schöpferisch, offen, hingebend und empfänglich sein, nicht nur für das weibliche *und* männliche Prinzip in uns, sondern auch für das Neue und für das, was neu werden soll, für das Seiende, das Werdende, das Gedeihende in uns und in unserer Umwelt.

Der Verlust der schöpferischen Wesenheit endet in *Verlagerungen* der Gebärmutter als Ausdruck verdrängter Weiblichkeit; im *Vorfall* als Ausdruck verlorengehender Weiblichkeit; im *Geschwulst* (Myom) als Ausdruck überwucherter Weiblichkeit; und als Vollendung des Verlustes erleben wir die *krebsartige Entartung* als Ausdruck der selbstzerstörerischen Weiblichkeit. Begleiten wir solche schicksalsverkrampften Frauen zurück zum ureigensten Ursprung ihrer stets schöpferisch quellenden Geschlechtlichkeit, damit ihr Dasein als Frau, als Mutter, als Heimverwalterin zu sinnvollem Seinsbesitz wird.

a) Durch *Überanstrengung,* welcher Ursache sie auch immer sein mag, *verlagert* sich bei den zugehörigen Frauen die *Gebärmutter.* Diese hinterläßt ein hinabdrängendes, wehenartiges, wie *gequetschtes* Gefühl, als ob sie aus der Scheide ausbrechen wolle. Ein zäher, wundmachender Ausfluß und Kreuzschmerzen bis in die vorderen Oberschenkel begleiten die Empfindung. Es bleibt die Wahl mit Maßen zu lieben oder das *Maßliebchen* als

Bellis D3

3 × 1 Gabe täglich oder bedarfsweise stündlich einzunehmen. Denn was *Arnica* für den Muskelkater, ist *Bellis* für die Gebärmutter.

b) Derbes Gewebe, *derbes* Gemüt, der Bauch hängt, die Stimmung *hängt.* Das charakterisiert kurzerhand die familienabgehärmte, *familienfeindliche,* partnerpflichterfüllende, partnerablehnende, tragische und theatralische Frau zwischen dreißig und fünfzig. Die Gebärmutter verkrampft, *verlagert* sich, die Kraft und das Gewebe werden immer schwächer, bis der Unterleib sich senkt und *abwärts drängt.* Versuchen Sie, ihr mit

Sepia D6

3 × 1 Gabe täglich, beizustehen, falls sie es überhaupt von Ihnen wünscht.

c) Die *Kontaktblutung* beim Koitus ist eine ernstzunehmende Erscheinung, weshalb ich sie Ihnen zwischendrin nahelegen möchte. Die gesunde Schleimhaut ist widerstandsfähig. Anders so die durch Schleimhautprozesse angegriffene. Wir denken an *Entzündungen,* wenn sich etwas im Unterleib *wehrt,* an Wunden, wenn unsere Dame *verwundet* ist und an gute oder bösartige Geschwüre, wenn sie etwas *abwehrt* oder sich selbst *zerfleischt.* Entlassen Sie sie mit

Hydrastis D4

3 × 1 Gabe täglich und mit der Auflage, einen Frauenarzt nachschauen zu lassen.

d) Wenden wir uns den überwuchernden Geschehnissen zu, dem *Myom,* das ja an sich noch *gutartig* ist, jedoch durch allerlei Beschwerden wie *Schwere, Senkung* und *Blutung* hinderlich sein kann. Wenn eine Patientin über alle drei Begleitbeschwerden klagt, dann sollten Sie die Operation empfehlen. Andernfalls bitten wir, die bereits empfohlene Operation ein halbes Jahr zu verschieben, um ihr und uns die Chance der arzneistimulierten *Tumorschrumpfung* zu gewährleisten. Beginnen wir mit

Conium D4

3 × 1 Gabe täglich, für *derbe, harte, leicht blutende* Myome und behalten die Behandlung 2 Monate so bei, besonders wenn auch die Brust und die Schilddrüse *knotig* verändert sind.

e) Ist unsere Patientin eher untersetzt, kräftig und sehr *melancholisch,* dann empfehlen wir danach

Aurum D4

3 × 1 Gabe täglich, weitere 2 Monate einzunehmen. Falls Sie die rechte Arznei für sie gewählt haben, entgegnen Sie später der Schwermut mit D200 einmal im Monat.

f) Ist unsere Patientin eher blaß, *ephebenhaft schlank gebaut,* geschmackvoll angezogen, was einen gewissen herabblickenden, *erregten Stolz* nicht vermissen läßt, ziehen wir

Platinum D4

3 × 1 Gabe täglich, *vor Aurum* und *nach Conium* vor und geben sie ihr weitere 2 Monate. Trifft auch hier die Arznei das Bild der Person, dann verfolgen Sie den Stolz, der so manches sexuelle *Verlangen* und *Ablehnen* in sich trägt, mit monatlichen Gaben von D200.

g) Als letzte kurative Arznei, die ebenso das Gemälde einer Frau in sich trägt, behalten wir uns

Lilium tigrinum D4

3 × 1 Gabe täglich, vor. Das Gemälde ist *rot gefärbt,* kräftig und *feucht.* Ihre erträumte, *hitzige Leidenschaft* läßt die *Adern pulsieren,* das *Herz stolpern.* Doch der Wunsch, sich einem Mann hinzugeben, lehrt sie das Fürchten. So ist ihr Schoß in ständiger Bewegung mit fließenden Be-

schwerden und *droht,* samt Geschwulst *herauszufallen,* kreuzte sie nicht bei jeder Gelegenheit ihre Oberschenkel übereinander. Nach weiteren zwei Monaten kontrollieren wir den Lokalbefund und entscheiden, je nach Größe der Restgeschwulst, ob wir die Kur wiederholen oder uns für die personenbezogene Arznei entscheiden.

NOTIZEN:

26. Geburtsschaden

(siehe auch bei Epilepsie und Hirnhautentzündung)

Immer mehr werden Schwangerschaft und Geburt zur Krankheit gemacht, obwohl sie seit Menschengedenken natürliche Vorgänge sind. Der Verlust der Beziehung zur Geborgenheit im Natürlichen, der Verlust des Vertrauens in die bergende, schützende Ordnung der Natur, der Verlust der natürlichen Weiblichkeit vieler Frauen haben der Angst und Unsicherheit vor sich selbst und vor Ungewissem ersatzweise Vorrang gegeben. „Nach dem Prediger" – hier sind eher die existentialistischen Atheisten, Ärzte oder sonstige Gesundheitsmacher gemeint – „kommt das Schwert!". So hat eine krankmachende Gesundheitsindustrie diese geistige oder vielmehr ungeistige Entwicklung erkannt und den gynäkologischen Markt eigennützig mit Apparaten, Instrumenten und Medikamenten bestückt. Die Benutzung derselben zur „Kontrolle", zur Wehenanregung und Wehenbeschleunigung haben folgenschwere, hirngestörte Schicksale für Kinder, Mütter und Gesellschaft hinterlassen, mit denen wir uns als homöopathische Ärzte befassen müssen.

Bereits eine leichte Blutung nach einer gynäkologischen „Mal-Schauen"-Kontrolle kann einen beträchtlichen Sauerstoffmangel für das Ungeborene nach sich ziehen. Bedenke man, daß die Plazenta im dritten Monat nur etwa einen Zentimeter Durchmesser aufweist! Ein Tropfen verlorenen Blutes ist wie eine Träne des ungeborenen Lebens. Doch letztlich entscheidet nur die beirrte oder unbeirrte werdende Mutter über Schwangerschaft und Geburtsverlauf. Wir wünschen ihr, daß sie sich ihre instinkthafte Entscheidung zugunsten des Kindes von eingebildeten, rechthaberischen Ärzten nicht enteignen läßt. Wie leicht haben es hingegen homöopathisch geleitete Schwangere und Gebärende mit der Unkompliziertheit, Unschädlichkeit, mit der Menschlichkeit unserer Arznei.

a) Jeder unnatürliche Eingriff in den Geburtsvorgang bedeutet eine *Erschütterung* und *Verletzung* des Lebendigen. Für deren Folgen geben wir unseren behinderten Kindern

Arnica D4

3 × 1 Gabe täglich. Damit eröffnen wir die Behandlung eines jeden Geburtstraumas, indem wir mit der Arzneiwahl zum Beginn der ursprünglichen Störung zurückgehen, ungeachtet des derzeitigen Alters des Kindes.

b) Nach 4 bis 8 Wochen entscheiden wir entsprechend dem Bericht der Mutter und nach unserem Eindruck, ob wir

Hypericum D4

3 × 1 Gabe täglich, folgen lassen. Die Vermutung einer *Hirnquetschung* und damit *Nervenverletzung* veranlaßt unsere Arzneiwahl.

c) Nach weiteren 4 bis 8 Wochen können wir entscheiden, inwieweit Hirnschäden und Gemütsveränderungen fortgeschritten sind. Ihr Nachweis läßt uns

Helleborus D4

3 × 1 Gabe täglich, auswählen, insbesondere wenn unser Kind ein eher *dümmliches,* ausdrucksloses, blasses, *gedunsenes* Gesicht und eine hartnäckige *Redeunfähigkeit* beibehält.

d) Die meisten Kinder aber sind *redelustig,* zumindest versuchen sie, uns etwas mitzuteilen. Dabei fassen sie alle erreichbaren Gegenstände an und stellen sie sorgfältig wieder zurück. Sie sind *zart,* dürr, appetitlos und *überbeweglich.* Ihnen geben wir

Calcium phosphoricum D4

3 × 1 Gabe täglich, das wir nach einigen Monaten auf D12, 2 × 1 Gabe täglich, steigern (die Potenz wird gesteigert, nicht die Gabenhäufigkeit) und viele Monate beibehalten.

e) Bei allen Kindern beobachten wir *Krämpfe* einzelner Organe, einzelner Muskeln oder Muskelgruppen, die, wenn wir es erfahren können, sich auf *festen Druck* hin bessern. Manchmal sieht ihr Gesicht noch so blaß und *bläulich* aus wie damals nach der anstrengenden Geburt. Ihnen gehört als ständiger Begleiter

Cuprum D30

1 Gabe einmalig, immer dann, wenn die Krämpfe zunehmen und deren Bereitschaft mit Beginn des *Neumondes* auffällig wird. So konnte ich meinem Schüler-Freund *Tobias* bereits unbekannterweise fernmündlich mit dieser Arznei zur Erleichterung verhelfen, nachdem mir seine Mutter von akuter Verschlimmerung der gelegentlichen Krämpfe zu solch auffälliger Mondzeit berichtete. Es braucht jedoch das Wissen um die Innerlichkeit des Menschen, um die der Arznei und das hierzu vorauszusetzende Wollen, dynamische Denkvorgänge mit täglicher Kleinarbeit zu verschmelzen, um für *Tobias* zu erkennen, daß seine Verfassung, sein Sosein *Natrium muriaticum* entsprach.

NOTIZEN:

27. Haarausfall

Die Haare sind Anhangsgebilde der Haut, und es wäre verwunderlich, wenn sie nicht in die vielfältigen äußeren Ausdrucksmöglichkeiten seelisch-geistiger Schwankungen und Gegensätzlichkeiten einbezogen wären. Die Beschaffenheit meiner eigenen Haare, so bemerke ich, ist dem Zustand meines Ausgeruhtseins, meines Entspanntseins unterworfen. Bin ich es, so fühlen sich meine Haare weich, seidig und locker an. Bin ich erschöpft, so sind sie müde, matt und glanzlos wie meine Leistungen. Das Ineinander der verschiedenen Schichten der Person, die Widerspiegelung innerster Vorgänge auf die äußere Umhüllung, machen es mir unmöglich, dieses faszinierende Kapitel auszuschöpfen. Ich darf mich deshalb auf zwei wertvolle Arzneien beschränken, die mich im Erfolg und den durch Haarausfall seelisch belasteten Menschen nie verlassen haben.

a) Die erste Arznei ist das uns allen als *Rattengift* bekannte Schwermetall

Thallium D6

3 × 1 Gabe täglich. Ähnlich wie von Ratten angefressen schauen auch die Haare aus, falls überhaupt noch welche vorhanden sind. Diese Kur verordne ich drei Monate lang.

b) Danach, falls noch nötig, lasse ich gerne die *Maulwurfhaare* als

Pel talpe D6

3 × 1 Gabe täglich, folgen. So viele Haare sind allerdings nicht mehr vorhanden, daß ich symbolhaft behaupten könnte, sie sähen aus, als ob ein Maulwurf darin gestöbert habe. Schade! Aber wagen Sie es trotzdem und folgen Sie den Schritten meiner Erfahrung!

28. Heiserkeit

(siehe auch bei Bronchitis)

Der Kehlkopf ist die *Avenue der Sprache.* Die Stimme verleiht der Sprache ihren Ausdruck. Ausdruck ist das Urbedürfnis des Seelisch-Geistigen, sich durch das Leibliche zu manifestieren als zum Wort gewordener Gedanke, als zum Wort gewordenes Gefühl, als Verbalisierung des schöpferischen Flusses. Wenn ich meine Stimme verliere – sei es durch Erkältung, Entzündung, Belastung, Schreck, Papillome oder Tumore –, verliere ich das Vermögen, mich auszudrücken, bin unfähig, für mich selbst zu sprechen, darf weder schreien noch lachen. Für manche Umstehende ist der Zustand ein geruhsamer Segen, für manche ein Fluch. Das ist eine Frage des Standpunktes. Für ihn selbst bleibt er immer ein Fluch.

a) Dem *Schreckhaften* verschlägt es die Stimme durch Schreck. Er sollte in seiner Hand- oder Hosentasche immer

Aconitum D30

1 Gabe einmalig bedarfsweise, bei sich führen, solange ihn die Umwelt zu erschrecken vermag. So vermeidet er Herzklopfen, Zittern und Stimmverlust. Auch im *plötzlichen Beginn* einer Unterkühlungsfolge sollte er mit einer Gabe zugreifen.

b) Die Unterkühlung beschert uns viele Arten von Heiserkeiten und entsprechend viele Arzneien. Eine davon möchte ich Ihnen nicht vorenthalten, die mir immer gute Dienste geleistet hat, wenn das Gefühl im Hals sich zu einem *Schwamm* ausweitet, durch den zu atmen Schwierigkeiten bereitet. Sie heißt

Spongia D3

3 × 1 Gabe täglich. Wir kennen sie aus der *Hausapotheke* als große Asthmahilfe bei gleicher Empfindung.

c) Wer seine Stimme zu sehr *belastet* wie Sänger, Redner, väterliche Sonntagsprediger am Mittagstisch, Nörgler und Krakeeler, dem sei

Argentum nitricum D30

1 Gabe einmalig bedarfsweise, empfohlen, besonders wenn seine Rede und sein Gang stottern, *stolpern,* stochern und stocken.

d) Der *trockenste* unter allen Rednern mit *ausgemergelter* Stimme hat auch ein ausgemolkenes Gehirn. Zäher Schleim haftet in seinem Rachen, ständig muß er sich *zwanghaft räuspern,* und das Schlucken fällt so schwer! Und das besonders, wenn das Wetter zum *Trockenen* umschlägt. Gestatten Sie ihm einen Aufenthalt am südlichen Meer und stecken Sie

Alumina D12

2 × 1 Gabe täglich, in seine Reisetasche. Als Stimmgewaltiger kehrt er zurück, allerdings erst nach sechs Monaten.

e) Auch dieser Mensch sollte sich und seine Stimme nicht überbelasten. Er hat schon genug Ärger mit seiner Nervosität, *reibt* mit der Hand an der Nase, *bohrt* mit den Fingern in der Nase, *zupft* sich mit den Zähnen die Lippenhaut ab, *faßt sich* bei jedem zähen Hustenstoß und Räuspern mit beiden Händen *an den Hals.* Lassen Sie ihn gurgeln, gestatten Sie ihm Freiheit in frischer Luft und

Arum triphyllum D6

3 × 1 Gabe täglich. Die frische Luft sollte nicht *naßkalt* sein, nicht *stürmisch* und nicht *gewittrig.* Schicken Sie ihn an den Rand der Wüste.

f) Eine tiefsitzende Heiserkeit mit *hohler Baßstimme* und einem trockenen Husten, als trompetete eine stotternde Kuh nach frischer Unterkühlung, spiegelt sich im Bild von

Verbascum D6

3 × 1 Gabe täglich, wider. Rachen, Kehlkopf und Brust sind von *Wundheit* geschlagen und verlangen nach *Wärme.*

g) Nicht nur Belastbarkeit allein ist ein Zeichen von Gesundheit, auch Entlastbarkeit hat darauf ein gleichwertiges Anrecht. Wer *chronisch heiser* ist wie dieser blasse Mensch, ist so nervös, gereizt und doch erschöpft, daß ihm die Kraft fehlt, sich auszudrücken. Rachen, Kehlkopf und Stimme kratzen, sind *ätzend wund* wie die Bronchien und die Seele hinter dem Brustbein. *Frische Kühle* als Wasser oder Luft begehrt sein Brennen, aber das Wetter muß *warm* sein und *feucht* wie das Wasser. Unter diesen Vorbedingungen siedeln Sie am besten ans südliche Meer um, sorgen für eine stets frische Brise und für

Causticum D4

3 × 1 Gabe täglich, das über sehr lange Zeit einzunehmen ist, denn auch die Schleimhäute seiner Verdauungsröhren sind wie beim *Alumina*-Menschen hilfebedürftig.

NOTIZEN:

29. Hirnhautentzündung

(siehe auch bei Geburtsschaden, Epilepsie und Veitstanz)

Höchst selten erleben wir diese Erkrankung als akute Störung in der Praxis. Wir haben es eher mit den Folgen zu tun, dann nämlich, wenn die geistig und körperlich behinderten Kinder von der klinischen Medizin in ihre Schicksalshaftigkeit entlassen wurden. Insbesondere sind es jene Kinder, deren Mütter berichten, im ersten Lebensjahr ein Nachhinken der natürlichen Entwicklung bemerkt zu haben, ohne daß dem eine offenbare, akute Erkrankung vorausging. Nun, auch kurz vor und kurz nach der Geburt kann, von uns allen unbemerkt, eine Hirnentzündung (Enzephalitis) oder Hirnhautentzündung (Meningitis) abgelaufen sein. Den Folgen beider Erkrankungen wollen wir uns hierunter widmen. Die akute Erscheinung mit Fieber ohne Durst, zurückgezogenem Kopf (Meningismus) und schrillem Aufschreien behandeln wir mit *Apis*, wie wir das aus der Entzündungslehre kennen und in der *Hausapotheke* gelernt haben.

a) Ich erinnere mich an den ersten Besuch meines Kindergarten-Freundes *Alexander*, dessen kräftige Schreie bereits aus dem Wartezimmer durch die Praxis schallten. *Stramonium*, schallte es erkennenderweise gleichermaßen durch meinen Kopf, doch in seinem Aufschreien vermißte ich das schrille Element. Vor mir sitzend, hampelte er mit den Beinen und *schlug* sich mit der geballten *Faust* rhythmisch *gegen die Stirn* seines kräftig hellrot gefärbten Gesichtes. Er äußerte stoßhafte Sprachbrocken, die nur seine bewundernswerten, liebenswerten Eltern verstanden. Die Auslösung des Geschehens war diesen nicht bekannt. Doch in der Betrachtung der beiden war mir eine tuberkulinische Vererbung und eventuell eine unbemerkt abgelaufene, tuberkulöse Hirnhautentzündung nicht ausgeschlossen. So gab ich ihm als einleitende Behandlung

Tuberculinum D200

1 Gabe einmalig, das er sich nur mit Argwöhneln auf die Zunge legen ließ. *Kraft*, Wärme, Schweiß und die *schwere Geburt* für Mutter und

Kind veranlaßten mich, meinen Überlegungen weiter nachzuhängen. Die instinktive Unzufriedenheit mit meiner anfänglichen *Stramonium*-Intuition und die mangelnde Boshaftigkeit im Verhalten *Alexanders* leitete mich zum Verdacht eines zusätzlichen Geburtsschadens. So entließ ich ihn mit

Arnica D12

2 × 1 Gabe täglich, das er erst eine Woche später einnehmen sollte, um die anfängliche Reaktion von *Tuberculin* beobachten zu können. Wie geahnt, verschwand das rhythmische Hand-Stirn-Klopfen und das nächtliche *Kopfrollen* zusehends. *Arnica* hilft ihm seit einem Jahr, seine *Geburtserschütterung* und seine *Verletzlichkeit* weitgehend zu überwinden.

b) Röte und Wärme, aber *Kraftlosigkeit* sind die Merkmale des zarten, *feinnervigen,* sehr lebhaften Kindes, das rasch erschöpft und dann totenähnlich erblaßt. Die Ursache der Hirnstörung (z. B. eine abgelaufene Enzephalitis) ist nur erklärbar aus der Pharmakodynamik des Vergiftungsbildes durch die Ursubstanz und aus der Pathophysiologie der Phosphatide, die im Hirnstoffwechsel eine große Rolle spielen. Als Arznei hat sie dort ihren Angriffspunkt. Als solche löscht sie das *Feuer* der Nerven mit Ängsten, Träumen, Wahnideen, löscht das Feuer der Adern mit Wallungen, Blutaustritten und Blutarmut, löscht das Feuer der Organe mit Verfettung, Verschleiß und Verfall. Jenen wie auch unserem Kind, das nicht immer mit hellblonden Haaren und himmelblauen Augen strahlt, widmen wir eine ebenso lebendige Aufmerksamkeit und

Phosphorus D12

2 × 1 Gabe täglich, um sein wild loderndes Feuer in harmonische Lebenswärme zu wandeln.

c) Für das *blaß-bläuliche* Kind, das sich unwillkürlich verkrampft und dabei seine Muskeln fest mit den Händen umklammert, aber auch immer da, wo *Krämpfe* die Gesamterscheinungen überlagern, brauchen wir

Cuprum D6

3 × 1 Gabe täglich, oder in D30 als begleitende Bedarfsarznei, 1 Gabe einmalig.

d) Seltener erscheinend, aber sehr ähnlich in der Erscheinung ist das sich *streckende* und reckende Kind, dessen lähmige, krampfende Muskeln bereits *schwinden* und höchst berührungsempfindlich sind, während es trotzdem, wie bei *Cuprum* skizziert, seine Muskelkrämpfe mit festem Druck zu lindern versucht. Es bedarf

Plumbum D6

3 × 1 Gabe täglich, über sehr lange Zeit, damit die klinische Endgültigkeit seines Leides mit lindernder Hoffnung erfüllt wird.

e) Alle Menschen, die als heilende Arznei eines ursprünglichen Nervengiftes bedürfen, sind äußerst unruhig, erregt oder auch apathisch und *schlafen im Sitzen* ein. Dieses Kind ist wie der arteriosklerotische, alte Mensch nur schlaff, nur wortkarg, nur ablehnend, wobei es verstört, *dümmlich* und *gedunsen* ausschaut. Die Hirnfunktionen sind auf ein unbefriedigendes Minimum beschränkt und nur

Helleborus D6

3 × 1 Gabe täglich, kann diese bis zu einem zufriedenstellenden Maximum herausfordern.

f) Jetzt wird es wieder lebendiger in unserem Sprechzimmer. Ich darf Ihnen anraten, vorher mögliche Wertgegenstände tunlichst zu entfernen. Denn wenn Sie sich dem Kinde nähern, fühlt es sich angegriffen, *spuckt, beißt* und tritt und verfällt in die boshaftesten Wutanfälle ohne Reue. Dabei ist sein Gesicht *totenblaß,* kaltschweißig und *grimassenhaft* verzogen. Auch heftig *glänzende Gegenstände* und Erscheinungen wie der Widerstrahl der Sonne auf nasser Straße, am See oder am Meer, als auch ein stetig *tropfender Wasserhahn,* können seine *schrille Wut* und seine veitstanzähnlichen Krämpfe hervorzaubern. Wir greifen rasch nach

Hyoscyamus D12

2 × 1 Gabe täglich, um weiteren Schaden bei unserem Kinde und in Ihrer Praxis zu vermeiden.

g) Das Hexenhafte und Diabolische auf der anderen Seite unserer Seele erscheint auch in diesem Bilde. Nur ist alles rot, *kräftig*, hitziger und schwitziger. Der Ablauf des Geschehens ist der gleiche: die Krämpfe, die Wut, der Wahn.

Stramonium D12

2 × 1 Gabe täglich, wird auch bei diesem Kind den Zugang zur Reue eröffnen. Der Könner gibt beiden D30 oder D200 oder gleich eine Gabe Korsakow 1000 (M).

h) Blaß-bläulich wie das *Plumbum*-bedürfende und redeunlustig wie das *Helleborus*-bedürftige hat sich dieses Kind von der Dramatik seiner verkrampften Wut durch obige Arzneien befreit. Wenn außerdem die aggressiv-zerstörerische Untermalung seines Wesens verblaßt ist, führen wir unsere Behandlung mit

Zincum D6

3 × 1 Gabe täglich, fort. Sie wird das Hirn weiterhin anregen, wird das Rückgrat aufrichten und wird die unruhigen, stets hampelnden *Radfahrerbeine* besänftigen.

i) Wenn die bisherige Behandlung *gut ausgewählt* war und doch keinen *sichtbaren Erfolg* zeitigte, so nehmen wir Zuflucht zu unserer letzten Reserve

Mercurius solubilis D6

3 × 1 Gabe täglich. Sie bleibt unser endgültiger Versuch und wird uns auch dann nicht enttäuschen.

j) Wenn die bisherige Behandlung Erfolge aufweist, aber in ihrem

Heilungsprozeß *stockend* verläuft, dann nehmen wir Zuflucht zu unseren *Erbnosoden.* Immer da, wo degenerative und *destruktive* Elemente unsere Vollkommenheit verhindern, geben wir

Luesinum D200

1 Gabe einmalig alle 4 Wochen und 3 Gaben insgesamt nacheinander.

NOTIZEN:

30. Hodenbeschwerden

(siehe auch bei Hodenhochstand)

Die männlichen Genitalien sind das Instrument des männlichen Prinzips in uns. Es strebt steil oder bedacht aufwärts, rasch oder bedächtig vorwärts, durchstößt mild oder gewaltig und gibt sich offen oder verschlossen hin. In der Hingebung begegnen sich männliches und weibliches Prinzip. Der Hoden ist das Reservoir unserer sichtbaren Hingabe.

a) In diesem Verständnis bedeutet eine entzündliche oder tumoröse Schwellung eine Beeinträchtigung oder den Verlust unserer Gabe und Hingabe. So verwundert es uns nicht, daß die am häufigsten hierzu verwendeten Arzneien bei Folgen von Geschlechtskrankheiten angezeigt sind. Nach *Tripper* und nach *Mumps* sind die ohnehin unterentwickelten Hoden und Nebenhoden dieses eher *milden,* leicht *weiblichen,* leicht melancholischen, leicht weinerlichen Mannes geschwollen. Ein gleichsam dickliches, mildes Sekret sickert aus seiner Harnröhre, das

Pulsatilla D6

3 × 1 Gabe täglich, zur Anregung und Ausheilung braucht. Aus dem Vorbericht erfahren wir eventuell von einem klinisch behandelten Tripper, dessen *Unterdrückungsfolgen* jetzt zum Aufblühen kommen.

b) Dieser wäßrig-blasse Mensch hat seinen Tripper nie recht ausgeheilt. Oder er hat ihn von den Vorfahren entzündlich übernommen. Überall wuchert die gonorrhöische Folge: in den verdickten, *einknikkenden* Gelenken, auf der braunfleckigen *Warzenhaut,* im geschwollenen Hoden, in der polypösen Blase. Aus ihr entleert er ein *grünes,* schleimiges, brennendes Sekret, wie im *naßkalten* Herbst aus der Nase und den Bronchien.

Thuja D6

3 × 1 Gabe täglich, nimmt ihm seine Unlust zum Gehen, zum Handeln, zum Lieben, zum Leben. Als einmalige Zwischengabe erhält er *Medorrhinum D200,* wenn sein Heil zu wünschen übrig läßt.

c) Tripperfolgen haben immer etwas mit Haut, Schleimhaut, Gicht und Rheuma zu tun. Bei diesem heimwehgeplagten, ängstlich-depressiven Menschen ist der ganze Genitalbereich entzündet. Prostata und Hoden und Samenstrang ziehen so *neuralgisch* wie seine Gelenkbeschwerden. Seine Schmerzen vertragen keine Kälte, aber auch keine Bettwärme. Ein schwieriger, *widersprüchlicher* Mensch, dem

Clematis D6

3 × 1 Gabe täglich, helfen kann. Für *frisch vermählte* Ehemänner auf Hochzeitreise ist sie wegen zu frühen Samenergusses und wegen überbeanspruchten Samenstranges ein unentbehrliches Gepäckstück.

d) Überall da, wo durch Tripper oder Mumps Schwellungen und Krämpfe *verhärten,* denken wir an

Plumbum D6

3 × 1 Gabe täglich. Der *lähmende* Schmerz in den Hoden zwingt den Gequälten, dieselben *krampfhaft* nach oben zu ziehen.

e) Diesmal sind Gicht, Rheuma, Wetterwechsel, Unterkühlung die Auslöser der Hoden- und Nebenhodenentzündung (Epididymitis). Dieser Mann empfindet seine Hoden, sein Vorwetterrheuma und sich selbst *wie eingequetscht.* Höchst empfindlich im Gemüt und im Genitale, lehnt er die Hingabe ab. Wenn wir mit

Rhododendron D4

3 × 1 Gabe täglich, seine *Rheumaschmerzen* erreichen, werden wir in höheren Potenzgaben sicherlich ihm auch die rechte Potenz wiederschenken.

f) Ein Hoden *wie ein Schwamm,* ein Mensch wie ein Schwamm, dem die Säfte und der Atem zu gering sind, um sich durchsetzen zu können, braucht

Spongia D4

3 × 1 Gabe täglich. Der Hoden klemmt und feuert *stichartige* Schmerzen nach oben. Seine *jodhaltige* Arznei verspricht durch ihr Adjektiv einen ausgeprägten Bezug zu allen *Drüsen.*

g) Der *Schierling* ist von ähnlicher jodhaltiger Wesenheit. Die inneren und äußeren Drüsen sind *steinhart* und ausgelaugt: Lymphknoten, Struma, Bauchspeicheldrüsen, alle Genitaldrüsen und sein Lebensinhalt. Nur Hoden und Prostata senden noch Sekrete aus, doch nicht als Gabe in der Hingabe, sondern als ausfließender Ausdruck seiner *gockelhaften Geilheit.* Mit

Conium D4

3 × 1 Gabe täglich, können wir ihm die Einsicht in ein seinem Alter angemesseneres Verhalten verschaffen.

h) Einem Menschen, der nur nimmt und gewohnt ist zu nehmen, verkümmert das Organ des Gebens. In der Tat *schrumpfen* seine Hoden zu harten Knoten bis hin zur krebsigen Entartung. Ihm gebe ich zuerst

Aurum D6

3 × 1 Gabe täglich und nach vier Wochen gleich D200 alle Monate einmal. Dazwischen erhält er eine Gabe *Luesinum D200* als rettende Hoffnung, bevor er an allem *verzweifelt.*

i) Sollten Sie von Ihrem Patienten von einer erworbenen und erlittenen *Syphilis* erfahren, deren Schmerzinsignum die *Nacht* bedeutet, dessen Harnröhre brennt, sticht zwischen sattem, grünem, *stinkendem Eiter,* dann versuchen Sie

Mercurius corrosivus D4

3 × 1 Gabe täglich, als letzte Möglichkeit, bevor er *umnachtet.*

NOTIZEN:

31. Hodenhochstand

(siehe auch Hodenbeschwerden)

Der mangelnde oder unvollständige Abstieg des Hodens aus der Bauchhöhle in den Hodensack erscheint recht häufig bei Kleinkindern. Die ebenso häufige, kinderärztlich angeratene Operation ist vor dem zehnten Lebensjahr ohne Sinn, denn der operative Eingriff soll doch eine Reifung der Hoden in der Bauchhöhle vermeiden. So viele frühreife Kleinkinder sind gar nicht zu erwarten! Es ist außerdem eine bekannte Tatsache, daß solche Kinder eher später als der Durchschnitt die Pubertätsreife betreten. Doch bekannte Tatsachen sind eben keine bewiesenen. Sicherlich haben wir homöopathischen Ärzte es leichter, da wir zusammen mit der Mutter das Kind beobachten und mit unserer Arznei begleiten. Auf diese Weise sind bisher alle vermißten Hoden aus ihrem Versteck *vor* besagtem Alter herausgekrochen.

a) Die meisten Kinder sind leicht *pastös*, „brav", leicht zu führen, sagen eh' zu allem „ja", was aber auch bedeutet, daß sie *keinen Widerstand* leisten, noch aufbringen. Diesem Bild und den versteckten Hoden können Sie ohne Bedenken

Calcium carbonicum D12

2 × 1 Gabe täglich, zuordnen. Bei weiterem Nachfragen wird sich das Bild der Arznei nur vervollkommnen und bestätigen. Nehmen Sie sich die Zeit dazu und lassen Sie die Freude des Erkennens nicht vorüberstreichen. Sie dient der Vertiefung unserer Erfahrung. Sollte Ihre Behandlung stocken, geben Sie eine Gabe *Tuberculinum D200* zwischendurch.

b) Gleich danach folgt eine Arznei, die sich mit obiger bedingt, wie die *Kuhschelle,* die nur auf *kalziumhaltigem* Boden gedeihen kann. Ebenso rundlich, ebenso liebenswert und noch *milder* erscheint uns das beim Ansprechen errötende Kind. Ihm gebührt

Pulsatilla D4

3 × 1 Gabe täglich, das ebenfalls über viele Monate gegeben werden sollte.

c) Dieses Kind schaut aus, als käme es gerade vom Fußballfeld, so *hochrot* und *hitzig* ist sein Gesicht. Das könnte der Wirklichkeit eines Schiedsrichters entsprechen, denn er ist ein unruhiger Geist, der gerne *kommandiert.* Bei uns sitzt er jedoch still und *verschlossen* im Sessel wie in seiner Höhle. Bis er nach langem Zuwarten, unerwartet ärgerlich auffahrend, der Mutter kräftig *widerspricht.* Aus seinen Widerworten spricht lange gehegter, *unterdrückter Verdruß,* denn Widerspruch bedeutet ja nichts anderes als die Angst, sich mit anderen Ansichten auseinanderzusetzen. Und das ist nicht seine Art. In diesem Verhalten manifestiert sich bereits auf diskrete Weise die *drohende Steifheit* der Gedankenwelt, die, falls sie nicht mit

Aurum D4

3 × 1 Gabe täglich, intensiv und lange behandelt wird, im Erwachsenenalter selbstbedrohend und umweltsbedrohend hervorbricht. Pathophysiologisch steht bei diesem Kind und bei der Arznei die Hodenunterentwicklung infolge *Keimdrüsenschädigung* im Vordergrund. So sind wir fähig, sowohl aus dem Bild der Arznei als auch aus dem pathophysiologischen Prozeß des Patienten seine Entwicklung im voraus zu ersehen und sie mit der Arznei zum Guten zu wenden. Die *Wiener Schule* empfiehlt Tiefpotenzen bei prozeßhaften Erkrankungen. Mir juckt die Hochpotenz in den Fingern!

d) Zustände abflachender Geisteskraft während der Sprechstunde darf ich mit zwei Empfehlungen beleben. Die erste ist für den *linksseitigen* Hodenhochstand, worin Sie in

Lachesis D12

2 × 1 Gabe täglich, ein bewährtes Pendant finden. Abwegig kann die Bewährtheit nicht sein, denn es sind ja die Menschen, die fast nur auf

der linken Seite ihres Körpers Beschwerden äußern, die auf diese Arznei ansprechen. Das erfahren Sie unter der *selbstdisziplinierenden* Maßgabe, daß Sie Ihren Patienten *reden lassen* und ihm auch *zuhören!*

e) Die zweite Empfehlung bezieht sich auf den *rechtsseitigen* Hodenhochstand. Auch hier gilt die gleiche Ansicht wie oben, daß manche bewährte Arznei der Person entspricht, und wenn sie das tut, heilt sie mehr, als wir ahnen. Versuchen Sie

Apis D4

3× 1 Gabe täglich, und lassen Sie sich überraschen. Nur warten Sie nicht zu lange auf den Erfolg.

NOTIZEN:

32. Hüftarthrose

(siehe auch bei Kniearthrose und Rheuma)

Die Hüfte hütet den Schwerpunkt unseres aufrechten Gehens und unserer Aufrichtigkeit. Sie bildet die Achse, um die wir uns drehen und hält den Körper in vollkommenem Gleichgewicht. Die Arthrose ist eine Versteifung, ist der Verlust unseres Schwerpunktdenkens, der Verlust unserer axiären Standpunktänderung, der Verlust unseres Eingebettetseins im kosmischen Gleichgewicht.

a) Zuerst begegnen wir einer Arznei für den *Beginn des Lebens* und einem Menschen, der immer wieder neu beginnen kann, wenn ihm die Beweglichkeit erhalten blieb. Das setzt voraus, daß sein Leben von *Ruhe*, von Wärme und dem bedingungslosen Gefühl von *Geborgenheit* erfüllt ist. Wenn er mit Arthrosen zu Ihnen kommt, können Sie diese Voraussetzungen als utopischen Traum ungefragt annehmen. Alle Gelenke sind verunstaltet, besonders Knie und Hüfte. Er klagt über schweres Gehen, bergan und *treppauf*. Als *frostiger*, leicht *schwitzender* Mensch meidet er Kälte, Nässe und Zugluft. Ihre ärztliche Umsorgung und

Calcium carbonicum D6

3 × 1 Gabe täglich, geben ihm den nötigen Knochen- und Lebenshalt, ohne den er *haltlos* zu werden droht.

b) Er hat sein Leben mit anstrengender *Hektik* und prahlerischen *Angebereien* so sehr angetrieben, daß seine *derben*, verhärteten Gelenke ihn jetzt in die *Erschlaffung* treiben. Seine Muskeln zittern, zucken und *krampfen*, besonders *nachts*, wobei er sich schmerzlindernd *ausstreckt*. Hektische Menschen sind hitzig, meiden Wärme, Sonne und Bettdecke. Infolge des nächtlichen *Hitzestaus* kühlt er seine Gelenke über der Zudecke so lange, bis er zu frieren beginnt, sich wieder zudeckt und das *Auf-* und *Abdeckspiel* von vorne beginnt. Trotz allem überfällt ihn morgens ein *kurzlebiger Tatendrang*, wobei er jetzt eher seine Umwelt zu Taten drängt.

Calcium fluoricum D12

2 × 1 Gabe täglich, wirkt auf seine chronischen, verhärteten Entzündungen und auf seine chronische, umweltfeindliche innere Entflammung.

c) Aus der *Weichherzigkeit,* aber *Gewebesteifigkeit* dieses Menschen erahnen wir, daß sein weiches Herz die Härte, Kälte und Stürme der realen Alltagsumwelt nicht mehr abzuwehren wußte. Reißende, lähmende Schmerzen durchziehen Herz und Gelenke, so daß er *nicht darauf liegen* kann. Im Stehen droht seine Standhaftigkeit *einzusinken.* Nichts ist ihm geblieben, zu dem er sich hinbewegen könnte. Nur noch eine *trockene, warme* Umgebung und

Silicea D12

2 × 1 Gabe täglich, erlauben seiner Erschütterung und *Verzagtheit,* nicht weiter zu gedeihen.

d) Durch seine *destruktive* Anlage, die sich in den Gefäßen, Knochen und Gelenken austobt, hat er seine Gelenkigkeit verloren. Er hat sein Leben *verrenkt, verstaucht, verprügelt.* Als hitziger, kräftiger Mensch hat ihn die Hitzigkeit seiner Umwelt entflammt und zu *brennenden, bohrenden, ruckartig stechenden* Schmerzen verurteilt, die *periodisch* nachts oder tagsüber allmählich *an-* und *absteigen.* Durch

Strontium carbonicum D12

2 × 1 Gabe täglich, wird auch sein gleichermaßen brennender, bohrender, schwindelerregender Kopfschmerz gleichermaßen geheilt werden.

e) Zerstörende Röte und nach *Heringslake* stinkende Schweiße beschreiben auch diesen Menschen. Sein Leben hat ihn und seine Gelenke *abgenutzt,* so daß er sie nicht mehr beugen und sich nicht mehr aufrichten kann. Sie schmerzen bei jeder unerlaubten *Bewegung,* beim *draufliegenden* Ruhen. Die *Hüftkapsel* und Sehnenansätze sind so verspannt, daß sie beim *Auswärtsdrehen* des Beines die Nerven verklemmen. Der

Schmerz verläuft dann von der *äußeren Hüfte* quer über den Oberschenkel zur *Innenseite des Knies.* Das ist so ungewöhnlich, daß Sie allein daraufhin

Tellurium D6

3 × 1 Gabe täglich, verordnen dürfen. Doch sollten Sie sich das faszinierende Erleben der ganzen Person nicht verwehren.

NOTIZEN:

33. Impfschäden

In der *Hausapotheke* habe ich Ihnen meine Ansichten über „Kinderschutz-Impfungen“ dargelegt. Hier erfahren Sie, welche Folgeschäden eine Impfung hervorrufen kann. Störungen, die wir erst allmählich oder gar nicht mit ihrer Auslösung in Verbindung setzen. Aber das geschieht, wenn wir – unbewußt und unverantwortlich – der natürlichen Ausprägung des Abwehrsystems den Weg versperren: Von der *schlecht heilenden Wunde* bis zur Lähmung. Letztlich bleibt jedes ärztliche Handeln eine Frage der Erfahrung und Verantwortlichkeit des Arztes. Trotzdem ist die Impfung noch kinderärztliches Alltagsgeschehen und auch viele „homöopathische Eltern“ bestehen darauf. Jede Impfung kann die gleichen Komplikationen hervorrufen wie eine selbsterlebte Kinderkrankheit.

a) Wenn der Wille der Eltern zu stark ist oder unsere Überzeugungskraft zu schwach, dann wollen wir wenigstens dem Kinde zuliebe den Komplikationen vorbeugend Einhalt gebieten. Dies tun wir mit entsprechenden *Nosoden,* die auch bei über vielen Jahren zurückliegender Impfung ihre heilende Wirkung zeigen.

Tetanus D200

1 Gabe einmalig vor und/oder eventuell nach einer Tetanusimpfung, je nach Beschwerden. Ich habe nach einer solchen Impfung sich einschleichende *Schwäche,* allmählichen *Leistungsabfall* in der Schule und *Konzentrationsstörungen* beobachtet, die konstitutionell nicht zu erfassen waren. Erst *Tetanus* ließ die vormaligen Fähigkeiten wieder auferleben.

b) Sowohl bei *Masern*-Impfung als auch bei Folgebeschwerden oder am Ende der durchstandenen Kinderkrankheit geben Sie

Morbillinum D200

1 Gabe einmalig vorher und/oder eventuell nachher, je nach Beschwerdebild. Schauen Sie auf alle Fälle in der *Hausapotheke im Kapitel Masern*

nach, wo die Komplikationen den Folgebeschwerden entsprechen können.

c) Bei *Scharlach*-Impfung ebenso wie nach der Erkrankung hat sich

Scarlatinum D200

1 Gabe einmalig vorher und/oder nachher bewährt, besonders wenn die häufige *Nierenentzündung* oder sich gar *Rheuma* entwickelte, wenn auch erst nach vielen Jahren. Bei den rheumatischen Beschwerden geben Sie zusätzlich

Phytolacca D4

3× 1 Gabe täglich über lange Zeit, und setzen eine Gabe *Scarlatinum D200* gelegentlich, einmal alle 2–3 Monate, dazwischen.

d) Die *Polio*-Schluckimpfung, die bei uns schulärztlich durchgeführt wird, bedarf der *Nosode*

Poliomyelitis D200

1 Gabe einmalig vorher und/oder nachher je nach Schwere der *Folgeerscheinungen.* Diese können die ganze Palette der *Kinderlähmung* aufweisen. Hier hat sich

Gelsemium D6

3× 1 Gabe täglich zusätzlich, bewährt oder auch in wöchentlichen D30-Gaben, wenn die Auslösung viele Jahre zurückliegt. Treten nur *Lähmungen* der Augenmuskeln und/oder der Oberlider auf, so geben Sie anstatt *Poliomyelitis D200*

Variolinum D200

1 Gabe einmalig, in Verbindung mit *Gelsemium.* Das zeigt die Erfahrung.

e) Die gleichen Lähmungserscheinungen an Augenmuskeln und Oberlidern können nach einer *Pocken*-Schutzimpfung auftreten. Auch hier hat sich

Variolinum D200

1 Gabe einmalig, bestens bewährt. Eine *Pockenimpfung* kann eine schlummernde, ererbte Anlage aufblühen lassen, besonders die *lithämische.* Ich gebe gerne jedem Kind neben *Variolinum* zusätzlich

Thuja D12

2 × 1 Gabe täglich, vier Wochen lang, um das Krankhafte in dieser Anlage zu mildern. – Wir alle kennen die starke lokale Impfreaktion mit oft *geschwüriger* Veränderung und tragen deren sichtbare Narben. Wenn Sie rechtzeitig

Kalium chloratum D4

3 × 1 Gabe täglich, verabreichen, wird dieser Schönheitsfleck vermieden werden. Das Schlimmste für Eltern und Kinder ist der bereits unter Wundstarrkrampf erwähnte *Leistungsabfall,* die geistige Erschöpfbarkeit. Denken Sie an

Silicea D12

2 × 1 Gabe täglich, besonders wenn sich nach der Impfung körperliche Schwäche und Mattigkeit zugesellen.

f) Die meisten Impfstoffe werden als Mischung, besonders als DTP (Diphtherie, Tetanus, Pertussis), verabreicht. Verlangen Sie zumindest Einzelimpfungen, so daß Sie die anfallenden Gifte gut ausleiten können. Bei *Keuchhusten*-Impfung geben Sie entsprechend

Pertussinum D200

1 Gabe einmalig, und bei *Diphtherie*-Impfung folgerichtig

Diphtherinum D200

1 Gabe einmalig. Auch bei letzterer Impfung kann es zu *Lähmungserscheinungen* kommen.

g) Nach der Impfung kann sich umgehend *Lähmigkeit* einstellen, aber auch vorangehende *Hirnhautreizung.* Das betroffene Kind beugt den Kopf zurück, als sei er aktiv zurückgezogen, fiebert durstlos *(siehe Hausapotheke, im Kapitel Fieber)* und stößt schrille Schreie aus. Ihm hilft

Apis D4

1 Gabe 1–2stündlich, bis zur Entspannung. Einem 5jährigen Kind mit solchen schlaff gelähmten Extremitäten verordnete ich über einen hilfesuchenden Kollegen zunächst *Apis D200,* dann Korsakow 1000 (M) und später *Arsen D200* und *M.* Wir beide und die Mutter des Kindes erlebten, wie relativ rasch sich das Kind erholte und seine Muskeln sich stärkten.

h) Ist bei solcher *Hirnhautreizung* der Schlaf unmöglich, weil die *Unruhe* in den *Beinen* ihn verhindert, dann erlauben Sie sich

Zincum D12

1 Gabe täglich abends, bis Ruhe in das Leidensbild einkehrt.

NOTIZEN:

34. Impotenz

(siehe auch bei Kinderwunsch)

Jeder Mann kann impotent werden. Das beweist die Erfahrung mit jenen Arzneien, die mit Vorliebe Männern hilfreich sind. Die Impotenz hat viele Gesichter und viele Auslösungen. Allen Gequälten ist jedoch ein sexueller Druck zu eigen, der letztlich auf gesellschaftlichem Sportsgeist oder Aberglaube beruht, gleichwertig zu sein, ohne zu wissen, daß sie es eigentlich schon sind. Man spricht nämlich darüber im Kegelklub, im Tennisklub – oh, verzeihen Sie! Beim Tennis schreibt man Klub mit „C" – indem man mit poliertem Potenzgehabe „vertrauliche Geschichten" preisgibt, eher beim Bier als beim Tennis. Aber man spricht darüber auch beim Kaffeeklatsch, bei der wöchentlichen Frauengymnastik für Übergewichtige und im frauenbevölkerten Reitverein. Dort allerdings ohne aufpolierte Verfälschung. Über die Freundin der Ehefrau, deren weitere Freundin mit der Freundin meines Freundes „verkehrt", erfährt man dann sein wirkliches Dilemma. Schwäche, Unfähigkeit, Spannung und Schuldgefühle sind das Ergebnis enteigneten Verhaltens.

a) Jeder impotente Mensch braucht Ihre volle Zuwendung, auch wenn er nur glauben gemacht wurde, so zu sein. Denn Impotenz bedeutet das *Unvermögen,* im Handeln kraftvoll zu sein, das seinerseits zur Auslösung neuen Leides wird. – Ich darf Ihnen hierunter eine kurative Behandlung empfehlen, die uns befriedigenden Erfolg verspricht. Je näher allerdings die Arzneien dem *Ausdruck* des Patienten und unserem *Eindruck* entsprechen, desto größer gestaltet sich unser Erfolg. Wenn ich den der ersten Arznei entsprechenden, nervenzerrütteten, sexuell geschwächten Menschen vor mir sehe, so denke ich unwillkürlich an das Bild des Abtes, der seinen Mönchen die getrocknete Pflanze auf den heißen Pimmel streute. Im gegensätzlichen Denken der Homöopathie ist diese Hitze bei unserem Patienten verlorengegangen, weshalb wir ihm

Agnus castus D12

2 × 1 Gabe täglich, verordnen, damit er seine alten, *hypochondrischen* Sünden und deren Folgen überwinden kann. Der Jahrtausende alte Volksname der Pflanze heißt *Mönchspfeffer* oder *Keuschlamm* mit Betonung auf keusch!

b) Im Geistigen gleichen sich alle drei Männer, indem sie den Traum vom großen Thai-Sex träumen. Dieser steigert sich gedanklich in schwindelnde Höhen, bis ihm tatsächlich *schwindelig* wird, bis es ihm durch *Heiserkeit* die Sprache verschlägt oder es ihm durch *Asthma* den Atem versetzt. Wenn Sie ihn als Lebenspartner begleiten, dann wird er Ihren *zärtlichen Zuspruch* und

Caladium D12

2 × 1 Gabe täglich, am höchsten schätzen, gleichgültig ob Sie den Koitus ablehnen oder zu häufig fordern.

c) Zu viel Kräfte, zu viele Säfte sind ihm durch seine Wirklichkeit verlorengegangen, so daß er von einem kraftvollen, saftvollen Leben nur noch träumen kann. Bis er auch diesen Traum durch Trockenheit und Dranglosigkeit ersetzt: Im und am Kopf, so daß ihm die *Haare ausfallen;* im Rachen, so daß die *Stimme* ihn versetzt; im Schlaf, so daß das *Kreuz* ihm danach bricht; im Darm, so daß der *Stuhldrang* ihm fehlt. Empfehlen Sie ihm

Selenium D12

2 × 1 Gabe täglich, zusammen mit dem Hinweis, seine Hauptmahlzeiten, die aus Kaffee, Zigaretten, Wein, Cognac und Salzigem bestehen, durch mäßiges Essen und Trinken und durch Spaziergänge an der frischen Luft zu ersetzen.

NOTIZEN:

35. Kinderwunsch

(siehe auch bei Impotenz)

Ein Ereignis im Gedeihen zu weiblicher Wesenheit muß sich zugetragen haben, daß ihr Wunsch nach Erfüllung im wahrsten Sinne des Wortes unbeantwortet blieb. Es im Ermessen aufzudecken, erfüllt unsere ärztliche Berufung. Die klinischen Voruntersuchungen sind meist ohne krankhaften Organbefund. Dies und der bekannte Umstand, daß Frauen nach der Adoption eines Kindes in erfüllende Umstände geraten, bestärkt unsere Ansicht über das Vorliegen einer seelischen Fehlsteuerung.

Selbstverständlich dürfen Sie die unter *Impotenz* erwähnte Kur auch diesen Frauen verordnen. Erfüllender sind jedoch die Erfolge, wo uns unsere Arzneien befähigen, die zerbrochene Weiblichkeit zu ihrer ureigenen Sinnhaftigkeit als empfangendes Wesen im Leiblichen, im Seelischen und im Geistigen hinzuführen.

a) Seit ihrer frühesten Kindheit wurde dieses Mädchen *gehänselt* und verspottet wegen ihrer *wäßrigen Pummeligkeit.* Es hängen ihr im Gedächtnis noch die ermahnenden Worte der Mutter nach: „Iß nicht so viel Süßes und trink nicht so viel Kaltes". *Tadel,* Spott und *mangelnder Trost* haben ihre Entwicklung verzögert. Sie wurde unbeholfen, dümmlich und unfruchtbar.

Calcium carbonicum D200

1 Gabe einmalig im Monat, wenn Sie sich Ihrer Arzneiwahl sicher sind.

b) Ihre Schwester ist die kleine, dickliche, durchweg *milde,* leicht *weinerliche* Frau mit einem ähnlichen Schicksal. Der Tadel hat ihr die Süße des Lebens vereitelt, so daß sie *Sodbrennen* bekommt; die mangelnde Beachtung als Kind haben ihren Durst auf die Fülle des Lebens versiegen lassen, das *Heimweh* nach dem Schoß der alliebenden Mutter hat ihr Herz in Tränen erweicht, hat ihrem eigenen Schoß die Fruchtbarkeit verwehrt.

Pulsatilla D200

1 Gabe einmalig im Monat, wenn Sie den Eindruck haben, ein solches gut tröstbares und gut lenkbares und dankbares Wesen vor sich weinend sitzen zu haben.

c) Die schicksalshafte Beziehung zu ihrem Vater, den sie verehrt und *haßt* und ihr Kampf um menschliche *Opfer,* die sie *beherrschen* kann, haben aus dieser Frau eine *abgewrackte,* pflichtbewußte, depressive und unkreative *Ehefrau* werden lassen. Oder es ist aus ihr jene unfruchtbare *Karrierefrau* geworden, die unbedingt schwanger werden will, um ein Opfer zu besitzen, aber *keinen Mann.* Sie braucht

Sepia D200

1 Gabe einmalig im Monat, um ein fruchtbares Mitglied unserer Gesellschaft zu werden, um sich dann ein Kind *und* einen Mann zu wünschen.

d) Früh erlebten, unvergessenen Kummer und unverziehene Kränkung haben diesem feinen, intelligenten, zurückhaltenden Wesen die Identifikation mit dem Weiblichen durch ihre Mutter nicht erlaubt. In dem fast immer schlanken, blassen Körper sind die weiblichen Organe ausgetrocknet bis zur *Abscheu* vor dem *Koitus.*

Natrium muriaticum D200

1 Gabe einmalig im Monat, wird ihr helfen, die Seufzer ihres Lebens in Tränen zu verwandeln, um den Boden ihrer Fruchtbarkeit zu nähren.

NOTIZEN:

36. Kniearthrose

(siehe auch bei Hüftarthrose und Rheuma)

Die Knie bestimmen die Beweglichkeit der Beine und tragen uns in die Richtung, die unser Wollen und geistiges Streben vorgeben. Die versteifende Arthrose bedeutet eine Minderung oder den Verlust des Vorwärtsstrebens, der Richtungsweisung, der Richtungsänderung und einen Verlust der Leichtigkeit, die Änderung auszuführen.

a) Am häufigsten sind es junge Mädchen und Frauen im Klimakterium, die unsere Praxis mit Kniegelenkbeschwerden aufsuchen. *Hormonelle Faktoren,* die die Weiblichkeit mitbestimmen, müssen einen auf- oder abbauenden Bezug zu den Gelenken besitzen. Das Wissen um die Arznei verrät uns die rheumatischen Zusammenhänge bei Erkrankungen der Schilddrüse, der Bauchspeicheldrüse, der Eierstöcke. Da Männer ebenso einen individuellen Anteil weiblicher Hormone in sich tragen, trifft die Auswahl der folgenden drei Arzneien auch auf deren Beschwerden zu. Das sind pathophysiologische Überlegungen, die wir zwar anstellen sollen, bei denen wir uns allerdings nicht allzu gerne und lange aufhalten. Also nennen wir sie kniegelenkerkrankte Wesen. – Dieses *sanfte,* schüchterne, rundliche Menschenkind klagt über reißende, stechende Schmerzen im *rechten* Knie. Kaum daß sie ruht, *streckt* sie sich und verlangt nach *Bewegung,* weil die verrenkten Knie und schweren Beine beim *Herabhängenlassen einschlafen* und sich *stauen.* Kaum daß sie sich bewegt, füllen sich die Krampfadern mit spannender Völle, so daß sie ruhen muß. Mit Kühle, Trost und

Pulsatilla D6

3 × 1 Gabe täglich, unterbrechen wir den Kreislauf ihrer weinenden und lächelnden Wechselhaftigkeit.

b) Bei diesem Geplagten gleichen sich Erscheinungen, Empfindungen, Verlangen und Abneigung bezüglich der Knie-, der Rheuma- und der Venenbeschwerden. Nur sein Wesen hat die Sanftmütigkeit zu Ungunsten einer *Derbheit* eingebüßt, die sich in der derben Deformiertheit seiner Gelenke ausdrückt, eher im *linken* Knie. Mannigfaltige *Unterleibsbeschwerden* und übliche *klimakterische* Erscheinungen *(siehe Kapitel Wechseljahre)* begleiten den starren Stolz und das steife Ego der Frauen, denen

Sepia D6

3× 1 Gabe täglich, zumindest lokal und funktionell Besserung beschert. In die Tiefe des Gemüts dringen wir mit höheren Potenzgaben, D200 oder Korsakow 1000 (M), einmalig alle 4 bis 8 Wochen günstiger ein.

c) Zeitlebens hat diese hitzige, schwitzige, *geschwätzige* Frau vergebens versucht, sich und ihre Umwelt zu *beherrschen.* Jetzt können ihre deformierten Gelenke das, was sie *an sich reißen* wollte, nicht mehr halten. Vor allem das *linke* Knie spannt nachts und *gegen Morgen* im lähmungsartigen Bein, das wie die Ganzheit ihres Soseins nach *frischer Kühle* und nach

Lachesis D12

2× 1 Gabe täglich, verlangt. Diese Arznei verhindert ihren *schwermütigen Gemütsverfall,* deren Gefahr auch die beiden oberen ausgesetzt sind, besonders wenn der Verlust der Fruchtbarkeit im Lebenswechsel weiblicher Jahre auch zu geistiger und seelischer Unfruchtbarkeit ihres Daseins führt.

d) Bei diesem schwachen, *fahlen* Menschen entwickelt sich der Rheumatismus auf *schleichende* Weise. Er ankert in *beiden* Knien, verkürzt die *Sehnen,* so daß er über gespannte *Verkürzungsgefühle* in der Kniekehle klagt, sich streckt und *dehnt.* Noch einmal bäumt er sich damit gegen die Verkümmerung auf, bevor wir ihm gemächlich Bewegung, *feuchte Wärme* und

Causticum D6

3 × 1 Gabe täglich, verordnen. – Die Verunstaltung beider Knie ist ein Zeichen dafür, daß dieser lymphatische, nette Mensch in seine *lithämische* Phase der produktiven Wucherung eingetreten ist, weswegen wir ihm unsere *Erbnosode*

Medorrhinum D200

1 Gabe einmalig, zur Mobilisierung der Abwehrgifte dazwischen darreichen.

NOTIZEN:

37. Krätze

(siehe auch bei Ekzem)

Diese Erkrankung der Haut sieht wie ein Ekzem aus. Sie ist durch kleinste *Parasiten* bedingt, die sich maulwurfartig unter der Haut durchfressen und ihre Gifte maulwurfhügelartig ablegen. Diese bilden gangartige Schlieren und winzige Bläschen auf der Haut. Sie jucken entsetzlich. Nach dem Kriege war sie bei uns weitverbreitet, und im Fernen Osten ist sie mir haufenweise begegnet. Immer da, wo es an Hygiene mangelt, sollte man meinen, frißt sie sich durch. Erstaunlicherweise kehrt sie in letzter Zeit nach Europa zurück. Vielleicht mag die Krätze nur bestimmte Menschenhaut? Wir werden sehen!

a) Die Natur liebt Widersprüche, und wir sind Teil der Natur! Ausgerechnet die Menschen, die die Neigung haben, sich ständig zu *waschen*, ständig zu *putzen* und ständig zu *ordnen*, werden von diesem Übel überfallen. Die Haut ist blaß, leicht *geschwollen* und fast ohne Unterhaut. Die Krätze juckt, brennt und braucht

Arsenicum album D6

3 × 1 Gabe täglich, um ihr das Gedeihen zu verübeln.

b) Ganz anders und eher verständlich ist der Befall einer blassen, *fettigen, schmutzigen, welken* Haut. Sie gehört dem stinkenden, völlig lustlosen, ewig frierenden Menschen, der selbst *im Sommer fröstelt.* Seine welke, ungewaschen aussehende Haut hat keine Unterhaut mehr, keine Abwehr mehr, kein Leben mehr. Hier kann die Krätze ungehindert gedeihen und juckt vor allem nachts. Dieser traurige Mensch braucht

Psorinum D200

1 Gabe einmalig, um seiner mangelnden Reaktionsfähigkeit entgegenzuwirken.

c) Ähnlich schaut es mit diesem Menschen aus. Ob *dick, rund* und *lustig* mit hängendem Bauch oder *schlank, dürr* und *ernst* mit hängenden Schultern, beide sehen *verwahrlost* aus, obwohl sie sich gelegentlich waschen. Aber, gegensätzlich zu oben, frieren sie nicht. Sie sind *hitzig,* schwitzig, trotzdem reagiert ihre Haut kaum mehr. Sie ist ein gefundenes Fressen für die Krätze, deren Gefräßigkeit allerdings erst mit

Sulfur D6

3 × 1 Gabe täglich, gestoppt werden kann. Mit oder ohne Krätze, der So-Geschilderte kratzt sich immer am Kopf, an der Nase, am Pimmel, am Hintern.

d) Dieser Mensch pflegt sich kaum. Er *vernachlässigt* sich und *verwahrlost.* Im Kampf seines Lebens ist die einst spannungsvolle Haut schlaff, *derb* und wäßrig welk geworden. Nicht nur, daß sie gerne unter Ekzemen leidet, sondern auch die Krätze liebt sie. Er dagegen hat nie lieben können, hat seine Umwelt nur vereinnahmt und ausgesaugt. Nun leidet er drinnen und draußen und braucht

Sepia D6

3 × 1 Gabe täglich. Die Arznei nimmt zumindest der Krätze die Luft weg und vielleicht dem Herzen die Not.

NOTIZEN:

38. Krebsgeschehen

(siehe auch „Über das Krebsproblem“ im Anhang der Hausapotheke, siehe bei Brustknoten und Nierenbluten)

Die Krebserkrankung ist die Vollendung zerstörender und zerstörerischer Anlagen, die mehr oder weniger in uns allen schlummern. Sie erwachen aus ihrem Schlummer, wenn die Modalitäten des Lebens, der Lebensmodus, das Schicksal unsere tiefe, lebenserhaltende Substanz aus dem Gleichgewicht verbannt, uns aus der Ausgeglichenheit des *Daseins* in die krankmachende Gewichtung des *Soseins* entläßt. So ist in diesem Prozeß auch der *lymphatische* Mensch einbezogen durch seine träge Unzulänglichkeit, durch sein hilfloses Anlehnungsbedürfnis, durch seine milden, mangelhaften Aggressionen, die ihm die Kraft der Abwehr verwehren. So ereilt es den *lithämischen* Menschen durch seine haltlose Überschwenglichkeit, durch seine übersteigerte Schwermut, durch seine kraftvollen, lautstarken Aggressionen, die die Kraft der Abwehr überwuchern. So erfaßt es den *luetischen* Menschen durch seine klebrigen Ängste, durch seine übertriebene Ordnungssucht, durch seine läppischen, albernen Aggressionen, die die Kraft der Abwehr entmutigen.

a) *Erschöpft* und *abgemagert* erscheinen die meisten unserer krebskranken Menschen in der Praxis. Ein Leben lang haben sie sich für andere *aufgeopfert* und sind am Ende *enttäuscht,* gekränkt und gedemütigt. Ein *großer* Durst auf *kleine* Schlucke kühlen Wassers und das Verlangen nach *sauren,* derben Speisen halten sie noch aufrecht. Die Süße haben sie schon lange verlassen. Nachts drohen sie zu *ersticken* und sind übergossen von *kaltem,* übelriechendem, wundmachendem, *zersetzendem* Schweiß.

Acidum aceticum D4

3 × 1 Gabe täglich, belebt ihre Hinfälligkeit. Ich gebe diese Säure gerne zusammen mit einer Hochpotenz *Natrium muriaticum D200,* wenn erlittene Kränkungen das Schicksal des Hinfälligen auszeichnen.

b) Es gibt Patienten, die Ihnen mit ihrer *klebrigen Haftigkeit* auf die Nerven fallen. Sie rauben Ihnen die Zeit mit den gleichen Aussagen über längst nicht mehr ernst genommene Beschwerden, obwohl doch außer ihrem Verhalten *kein krankhafter Befund* erhoben werden konnte. Nichtsdestoweniger sollten wir uns hüten, an solchen Menschen vorbeizugehen, denn eines Tages erscheinen sie mit einer *plötzlich ausgebrochenen Geschwulst.* Sie brauchen schon vorher Ihre Aufmerksamkeit und

Barium carbonicum D6

3× 1 Gabe täglich, denn das zweifelsohne *dümmliche* Verhalten ist Grund genug, sie mit dieser Arznei zu entlassen.

c) Überall da, wo Geschwülste *geschwürig zerfallen,* wo *schmierige,* stinkende Beläge und *blutige* Einrisse aufgelagert sind (Portio, Magen, Darm), wirken wir mit

Acidum nitricum D6

3× 1 Gabe täglich, entgegen, wenn die *Schwäche* im Vordergrund steht. – Sonst greifen wir eher zu

Argentum nitricum D12

2× 1 Gabe täglich *(siehe Kapitel Nierenbluten).* – Wenn unser Patient schon *appetitlos* und *abgemagert* ist, ziehen wir

Hydrastis D4

3× 1 Gabe täglich, vor. Alle drei Arzneien wirken *gleich stark* und tiefgreifend. *Blutet* die Geschwulst tröpfchenweise, dunkelrot bis *schwärzlich,* durch die Beläge sickernd, wird

Kreosotum D4

3× 1 Gabe täglich, die letztmögliche Arznei sein, wenn es sich um *Hautgewebstumore* handelt. Bringt sie keine Änderung, dann sollte jetzt operiert werden. – Die geschwürigen *Schleimhauttumore* (Magen, Darm) sind im Aussehen und Zerfall dem vorigen Bild ähnlich und bedürfen

Arsenicum album D4

3 × 1 Gabe täglich. Auch sie ist die letzte unserer Möglichkeiten vor der Operation oder im schmerzenden *Endstadium,* wenn unser Patient uns nicht mehr anschaut, sondern es scheint, als blicke er durch uns durch, als sei er bereits im Besitz des *Durchblicks.*

d) Menschen, die um ihr Krebsgeschehen wissen, jedoch *nicht danach aussehen* und sich nicht erwartungsgemäß erschöpft und schwermütig verhalten, sind jene, die auch sonst in ihrem Leben *wenig erkrankt* waren und denen

Acidum fluoricum D6

3 × 1 Gabe täglich, wirklich noch helfen, wenn sie nicht sogar heilen kann. Sie bilden am ehesten *Drüsengeschwülste* (Schilddrüse, Brust, Prostata, aber auch Enddarm und After) aus. Dies sind die *roten, kräftigen* Frühaufsteher, die abends das Gefühl haben, als hätten sie alles falsch gemacht. Ihre sprunghafte Wechselhaftigkeit braucht viel Anregung von außen im Gegensatz zu den *blassen, abgehärmten Acidum nitricum*-Abendmenschen.

e) Lassen Sie uns neben dem Bisherigen noch einige Besonderheiten der verschiedenen *Lokalisationen* durchschreiten und beschreiben. Der *Brustkrebs* und *die Muttermundgeschwulst* werden genauso behandelt wie die Brustknoten *(siehe besagtes Kapitel).* Sie begegnen uns häufig, und durch unsere Arzneien können wir eine echte *krebsvorbeugende* Behandlung einleiten. Wenden wir uns deshalb den *Komplikationen nach der Brustamputation* zu: „Kater“, *Verbrennungen* leichten bis schweren Grades, trockene, narbige, fleckige Haut und später *wäßrige Anschwellung* sind die Folgen der *Röntgentherapie.* Jeder mit Strahlen behandelte Patient bekommt von mir

Radium bromatum D12

1 Gabe täglich, solange er bestrahlt wird oder Folgeschmerzen äußert. Leider ist diese wertvolle Arznei in Deutschland wegen des „Strahlenschutzgesetzes" verboten. Welch ignorante Ironie zeichnet dieses Verbot der Arzneimittelkommission aus! Unser benachbartes Ausland, wo ich sie für meine Patienten besorge, ist weniger unwissend. Kompliment! – Durch die narbige Verziehung einerseits und durch die Schrumpfung der Haut andererseits *staut sich* das Blutplasma, die *Lymphe,* in dem seitengleichen Arm. Das *Aalserum* als

Serum anguillae D12

1 Gabe täglich, am besten in die Armvene gespritzt, wirkt ihr entgegen.

f) Wenn der *Magenkrebs* die Verdauungspassage zu verschließen droht, können wir der Operation nichts mehr entgegenstellen. Doch so häufig geschieht das nicht, daß wir keine Chance hätten, homöopathisch einzugreifen. Wählen wir die betreffende Arznei nach der Übelkeit und dem Erbrechen aus, so haben wir

Conium D4

3 × 1 Gabe täglich, für *Erbrechen von schwarzen Massen,* obwohl *Essen* die Magenschmerzen allgemein *bessert.* – Dies ist auch der Fall bei

Kreosotum D4

3 × 1 Gabe täglich, doch werden hierbei *unverdaute Speisen* noch *nach vielen Stunden* erbrochen. – Am Ende seiner Kraft wird unser Patient wieder

Arsenicum album D6

3 × 1 Gabe täglich, benötigen, wenn allein schon der *Speisegeruch* zu *unstillbarem Erbrechen* und zu stiller Erschöpfung zwingt. – Ständig *brennende* Magenschmerzen mit Völlegefühl verlangen nach

Condurango D6

3 × 1 Gabe täglich. Häufig sind die *Mundwinkel* schmerzhaft *eingerissen,* wonach wir unter diesen Umständen unsere Wahl orientieren. – Wenn der Krebstumor *geschwürig* zu *zerfallen* droht, haben wir in

Cadmium D6

3 × 1 Gabe täglich, eine bewährte Arznei. Den Leidenden finden wir heißhungrig oder schon appetitlos. Die Übelkeit bekämpft er mit Essen und, sich *vorwärtsbeugend,* mit dem *Gegendruck* seiner Hände.

g) Die häufige *Dickdarmgeschwulst* beeinflussen wir *nach* den Säuren *Acidum nitricum* für den *blassen,* schwachen und *Acidum fluoricum* für den *roten,* kräftigen Menschen mit

Mercurius corrosivus D4

3 × 1 Gabe täglich, wenn ruhrartige, *blutig-schleimige* Durchfälle das Leid begleiten *(siehe auch bei Darmentzündung).* – Dazwischen setzen wir unsere *Erbnosoden,* zunächst

Medorrhinum D200

1 Gabe einmalig in 2 aufeinanderfolgenden Monaten und danach

Luesinum D200

1 Gabe einmalig im dritten Monat. Jeder Krebsleidende bedarf ihrer besonders, denn die *Anlagen* begleiten uns *unabänderlich* wie der Kontrabaß das Orchester des Lebens.

h) Die *Prostata* ist eine Drüse und verlangt deshalb wie alle Drüsen *(Schilddrüse, Brustdrüse, Eierstock, Hoden)* in den Anfangsstadien ihrer Entartung nach pflanzlichen Arzneien.

Conium D6

3 × 1 Gabe täglich, entspricht dem *roten, kräftigen* Menschen, während

Phytolacca D4

3 × 1 Gabe täglich, eher dem *blassen, gezeichneten* Menschen zugehört. – Hiernach denken wir an die *Metalle,* die wir wiederum mit unseren *Erbnosoden* unterstützen. Ich darf Ihnen nur das am häufigsten angezeigte erwähnen, das bei *kräftigen, untersetzten* Menschen die besten Überlebenschancen bietet.

Aurum D4

3 × 1 Gabe täglich, das *Gold,* das mit Geld, Macht, Erwartung und Enttäuschung sich paart und im Krebsgeschehen seine lebensironische Erfüllung findet. Es ist deshalb nicht erstaunlich, daß alle meine Prostatakrebs-Erkrankten mit dieser Statur ausnehmend Unternehmer sind. – Bei den *hitzigen, schlanken, hektischen, derben* Menschen fällt uns

Calcium fluoricum D12

2 × 1 Gabe täglich, zu, das der *derben Verhärtung* des Drüsengewebes entgegenwirkt. – Für die *blassen, frostigen, dürren* Menschen reservieren wir

Silicea D12

2 × 1 Gabe täglich, mit dem Ziel, das Drüsengewebe zu erweichen und das Stützgewebe zu erhärten. Das entspricht dem Gesetz der Gegensätzlichkeit, das wir in uns zu vereinen suchen, *bevor* wir zu entgleisen drohen.

i) Auch das derbe Gewebe des *Schilddrüsentumors* erweichen wir zunächst mit *Calcium fluoricum* und mit *Silicea.* Bei *beginnender Erweichung* lassen wir dann gleich

Lapis albus D6

3 × 1 Gabe täglich, folgen, das aus den Elementen der zwei vorrangig erwähnten Arzneien zusammengesetzt ist.

j) Nach den bisher bekannten statistischen Erhebungen und Untersuchungen stehen Zigarettenkonsum und Lungenkrebs in direktem Zusammenhang. Vor diesen Tatsachen kann kein Einsichtiger die Augen verschließen. Die weniger Einsichtigen trösten sich mit der ebenso großen Gewißheit, daß zum Faktor Rauchen die Anlage, Verfassung und die Umweltfaktoren einbezogen werden müssen, um das traurige Ergebnis des Bronchialkarzinoms zu „erzielen". Daß unter diesem Aspekt lungenkranke Menschen das Rauchen sofort quittieren sollten, versteht sich von selbst. Das gilt auch für den *selbstsüchtigen, genußsüchtigen* und *machtsüchtigen,* kräftigen, roten, hitzigen Menschen, der nie krank war und dem es unerwartet tödlich den Atem versetzt. Ihm kann

Aurum D4

3 × 1 Gabe täglich, eventuell noch die Einsicht in die Vergänglichkeit des *Goldes* vermitteln. – Tut es das nicht und erlischt das Lebensfeuer zusehends zur *glimmenden Glut,* so wird ihm

Carbo animalis D4

3 × 1 Gabe täglich, noch etwas *Luft zufächeln,* bevor die Glut erlischt. – Wird er von einem hartnäckigen, trockenen *Hustenreiz* geplagt, der sich anhört wie ein *Nickelblech,* bei *Bewegung sticht* und die Nächte verübelt, so werden wir ihm

Niccolum D12

2 × 1 Gabe täglich, frische Luft und kalte Waschungen zugestehen. – Wird sein lungenorientiertes, *rechtes Herz* belastet, reichen wir ihm zusätzlich

Laurocerasus D4

3 × 1 Gabe täglich. *Blaue Lippen* zeigen die Notwendigkeit dieser Arznei an.

k) Menschen, deren Anlage fähig ist, *polypöse Wucherungen* und Warzen hervorzubringen *(siehe Kapitel Warzen),* die ja kleinste Tumore darstellen, neigen in ihrem Sosein zur geschwulstigen Enteignung ihrer selbst. *Weich, wäßrig* und durchweg *frostig* ist derjenige, dessen Blasenpolypen sich in *Blasenkrebs* umwandeln können. Für ihn haben wir

Thuja D6

3 × 1 Gabe täglich. – *Zäh* und nervös *abgehärmt* ist der andere, warzenproduzierende Mensch, dessen Schmerzen *ätzend brennen,* weswegen wir ihm

Causticum D4

3 × 1 Gabe täglich, eher *nach der Polypenverätzung* empfehlen.

l) Viele „Krebspatienten" kommen als letzte Quelle ihrer Hoffnung bereits mit Metastasen zu uns. Die über das Blut gestreuten Babygeschwulste verankern sich in der Leber *(siehe Kapitel Leberzirrhose),* in den Knochen, im Bauchfell usw. In diesem fortgeschrittenen Stadium habe ich mit Hilfe der Arznei nie eine Heilung erleben dürfen, aber doch zum Teil jahrelange Prozeßpausen und vor allem eine erhebliche Erleichterung ihrer Beschwerden. – Die *Bauchfellmetastasen* sprechen in diesem Sinne gut auf

Abrotanum D4

3 × 1 Gabe täglich, an, der wir nach zwei bis drei Monaten

Helleborus D4

3 × 1 Gabe täglich, folgen lassen, wiederum über viele Monate.

m) Auch die *Knochenmetastasen* sind günstig zu beeinflussen, solange sie sich nicht in der Wirbelsäule festsetzen und dort zu *Deckplatteinbrüchen* oder sonstwo zum Knochenbruch führen.

Thallium aceticum D6

3 × 1 Gabe täglich, wirkt auch auf die teilweise erheblichen Nervenschmerzen. – Gleichzeitig spritzen wir *in die Nähe der Metastasen*

Thuja D30

1 Gabe täglich, unter die Haut im entsprechenden Hautsegment.

n) Bei allen krebserkrankten Menschen vergessen wir niemals, die Person in ihrer Ganzheit, in ihrer Einmaligkeit, in ihrer Besonderheit zu erfassen und die passendste Arznei für sie auszusuchen. Wenn es Ihnen gelingt, diesem, dem Tode Nahestehenden, die Schmerzen zu lindern, ihm den Überrest des Lebens würdig zu gestalten und ihm die *Einsicht* in ein *menschengerechtes Sterben* zu vermitteln, dann haben Sie alles in Ihren Kräften Mögliche geleistet. Selbst im Beistand des Sterbens, in der Begleitung zum Tod, bleibt Ihnen noch eine große Arznei, nämlich

Carbo vegetabilis D30

1 Gabe einmalig bedarfsweise, die das *erlöschende Lebensfeuer* noch einmal aufleuchten läßt, um nach der Erleuchtung zu erlöschen. *Die Homöopathie macht Leben, Leiden und Sterben menschenwürdig!*

NOTIZEN:

39. Leberzirrhose

(siehe bei Leberentzündung, siehe dann auch bei Nierenschrumpfung)
Die Leber ist der Wohnsitz der Temperamente. Aus den Schattierungen des Temperamentes erfassen wir die Struktur des Gemüts. So begegnen wir im Kapitel *Leberentzündung* dem roten, hitzigen, feurigen *Choleriker* im Bild des *Sulfur*-Menschen, dem zarten, blaß-errötenden, in sich verbrennenden Sanguiniker im Bild des *Phosphor*-Menschen; dem hageren, ernsten, zornschluckenden *Phlegmatiker* im Bild des *Lycopodium*-Menschen; dem schwermütigen, hingebungsunfähigen, umweltbedrängten *Melancholiker* im Bild des *Natrium muriaticum*-Menschen. Nur in der Entgleisung, Enteignung und Entfremdung erleben wir die wahren Züge der unverdeckten, nackten, offenbarten Charakter-Gleise mit Zügen aus fremdem Eigenen und aus zu eigenem Fremden. Nur in der Not ist der Mensch sich selbst am ähnlichsten!

a) Der *leberzirrhotisch* erkrankte Mensch hat bereits einen langen, verkörnerten, verknoteten, verhärteten Leidensweg hinter sich. Es scheint, daß die meisten ein alkoholvergiftetes Leben führten. Von ihnen habe ich wenig gesehen. Zu uns kommt jener, dessen schlecht ausgeheilte *akute Hepatitis* sich in eine *chronisch-aggressive* oder in eine *chronisch-persistierende* umwandelt und letztlich in der *Zirrhose* oder in der *fettigen Entartung* endet. Mit Hilfe der *Ausleitungsarzneien* für die Lebergifte beginnen wir die Restleber zu aktivieren, solange sich im Bauch noch kein Wasser staut (Aszites). Dabei beachten wir, daß wir gleichermaßen die *Anlage* vom *Lymphatischen* zum *Destruktiven* durchlaufen und beginnen deshalb mit

Carduus D3

3 × 1 Gabe täglich, um das *lymphatisch Liebenswerte* zu fördern. Sie ist die stille Kraft, die den Alltag lebenswert macht. – Danach regen wir mit

Chelidonium D3

3 × 1 Gabe täglich, das *lithämisch Mutige* und *Tapfere* an, ohne die die

Weltgeschichte anders verlaufen wäre und ohne die die Liebenswerten keine mutige Unterstützung bekämen. Mit

Taraxacum D3

3 × 1 Gabe täglich, als letzte, *destruktive* Arznei, unterstützen wir das *Willensstarke,* ohne das die Mutigen nicht tapfer genug und ohne das die Liebenswerten nicht kräftig genug wären. Diese drei Arzneien geben wir jede 4 Wochen lang, indem wir sie in der angegebenen Reihenfolge aufeinander folgen lassen.

b) Nach den ersten drei Monaten Behandlung *entgiften* wir die Leber *über den Magen* mittels unserer besonderen Magenarznei

Nux vomica D3

Wir mischen sie zu gleichen Anteilen mit der von *Rademacher* vor *Hahnemanns* Zeit eingeführten und lebererprobten

Quassia D3

3 × 10 Tropfen täglich verordnend, bzw. bis zu stündlich zehn Tropfen, je nach Ausmaß des *Bauchwassers.*

c) Wenn bei bestehender Leberzirrhose die *Milz vergrößert* und als Tumor tastbar ist, haben wir in

Ceanothus D4

3 × 1 Gabe täglich, eine geradezu spezifische Arznei. Die Milz ist ein blutbildendes Organ und ein Blutreservoir. Wenn sie gestaut ist, verstehen wir, daß überall leicht *Blutungen* auftreten. Auch das eventuell punktierte Bauchwasser kann voller Blut sein.

d) Bei zunehmender Abmagerung beginnen – nach der Behandlung mit *Lycopodium,* das wir bei der chronischen Leberentzündung kennengelernt haben – die *Zellvergiftungs*-Arzneien an therapeutischer Gewichtung zuzunehmen. Das heißt aber auch, daß sich die Leberzirrhose klinisch zu einer fettigen Entartung, zur *Leberatrophie* hin entwickelt. Dieser Prozeß und die Abmagerung sind keine günstigen Zeichen für ein heilendes Vermögen des Leidenden. Er sieht *schmutzig, gelblich,* fahl aus. Seine Bauchmitte wird von anfallsartigen *Koliken* überfallen, wobei er die Bauchdecke *kahnförmig* nach innen zieht und durch *Gegendruck* in Bauchlage entkrampft. Wir geben ihm

Plumbum D6

3 × 1 Gabe täglich, und hoffen, damit seinem Lebenskrampf ein Ende zu setzen. – Zur *Giftausleitung* erhält er zusätzlich

Berberis D3

3 × 1 Gabe täglich, um gleichzeitig die Gifte der *beteiligten Nieren* ausleitend mitzuerfassen.

e) Mit dieser Arznei haben wir begonnen, die akute Hepatitis zu behandeln und erfahren jetzt von ihrer bis in die Zelle tiefgreifenden Wirkung. Welche kreative Kraft muß dieser Mensch einst besessen haben, bis er vom Schwinden und Schwund besessen wird. Er sieht gelblich, elend aus, wenn er seine letzte Lebenskraft in Form von *kaffeesatzartigem Blut* erbricht, was wir mit lauwarmem Tee und

Phosphorus D12

2 × 1 Gabe täglich, zu lindern versuchen. *Chelidonium D3* oder *Carduus D3,* je nach äußerer Gestalt, je nach äußerem Verhalten begleiten diese Arzneiwahl.

f) Wenn keine Arznei bisher geholfen hat, oder wenn unser Patient schon dem *wandelnden Leichnam* ähnelt, dann sollte

Arsenicum album D6

3 × 1 Gabe täglich, ihm jetzt die Schmerzen nehmen und sein Leben und Sterben einsichtig und erträglich gestalten.

NOTIZEN:

40. Leberentzündung

(siehe auch bei Leberzirrhose)

An den Leberleiden können wir besonders gut den Weg schleichender Verfallsprozesse empfindsamen Gewebes verfolgen. Er führt uns von der *akuten Hepatitis* über die *chronisch-aggressive Hepatitis* zur *grob-* oder *feinkörnigen Leberzirrhose* oder zur degenerativen *fettigen Leberschrumpfung.* Die Leber ist das Reservoir von feinsten Katalysatoren und der Ort der Verbrennung unserer Nahrungsaufnahme. Eine in Entzündung entflammte Leber kann nur einem Menschen zugehören, der zu entflammen, zu brennen und zu verbrennen fähig ist, so lange bis er nur noch seine eigene Substanz aufbraucht, um zu überleben, bis er verbrannt ist.

a) Ein solch *feuriger* Mensch besitzt noch Phantasie, Impulsivität, *euphorische Begeisterung.* Allerdings verbindet er sich wenig mit seiner Umwelt. Er sucht Ablenkung, *Zerstreuung,* hüpft von einem zum andern. Er ist in seinem Leiblichen gefangen, und die *akut entzündete* oder *chronisch-aggressive* Leber wird zu seinem Gefängnis. Es war mir nur vergönnt, zwei solcher Patienten ambulant zu behandeln. Die Angst vor der Ansteckung durch den *Indikator Virus* treibt alle anderen in die sterile Infektionsabteilung der Klinik. Beide erhielten

Phosphorus D12

2× 1 Gabe täglich. – Da beide *blaß, schlank, feucht* und bedauernswert erschienen, ihre Leber druckschmerzhaft geschwollen war, Übelkeit und Erbrechen sie plagten, die sich auf *warme* Umschläge und Getränke beruhigten, gab ich ihnen zur unkomplizierten Giftausleitung

Chelidonium D3

3× 1 Gabe täglich zusätzlich. Nach 6 Wochen waren die anfangs hohen Labor*befunde* wieder im Normbereich, was dem Wohl*befinden* der beiden entsprach und fürderhin anhielt.

b) Die eher *rundlichen, warmen, feuchten,* liebenswerten Menschen erhalten als Leberdrainage

Carduus D3

3 × 1 Gabe täglich, zusätzlich zu ihrer personenbezogenen Arznei. Den *fahlen, abgeschlagenen* und müden geben wir lieber

Berberis D3

3 × 1 Gabe täglich, das wir gleichzeitig als Nierendrainage kennengelernt haben und woraus wir bei manchen Patienten ein Zusammenspiel von Leber und Niere ableiten. Bei den *blassen, kalten, trockenen,* beklagenswerten Menschen mit einer Zunge, die ausschaut wie eine *Landkarte,* ziehen wir

Taraxacum D3

3 × 1 Gabe täglich, vor und können auf diese Weise sicher gehen, daß sich die absterbenden und abgestorbenen Viren nicht im Immunsystem ansammeln und die Abwehr blockieren. Die Reinhaltung des Abwehrsystems erlaubt außerdem der personenbezogenen Arznei, ungehinderter und erfolgreicher zu wirken.

c) Die Leber ist der Sitz von *Ärger* und *trivialen* Gefühlen. Der dürre, *hagere, verschlossene* Mensch konserviert dort seine Emotionen wie auch seine Erkenntnisse und Erfahrungen, bis die Stoffwechselabfälle die Leber und sein Leben *chronisch-aggressiv* entzünden und vergiften. Ihm können wir mit

Lycopodium D4

3 × 1 Gabe täglich, über lange Zeit eingenommen, seine Abfälle verbrennen und ausleiten helfen.

d) Der Ärger des hitzigen, *feurigen* Zornigels stülpt sich durch sein *ausgeprägtes Ich-Gefühl* umweltbeherrschend nach außen. Doch wenn die Grenzen des edlen Zornes überschritten sind und das Herrschen zur

Sucht wird, kehren sich die Aggressionen nach innen als *chronisch-aggressive* Entzündung. Sie schwellen wie seine Hochmut, stauen das Blut, das Leben, alles wird zu eng. Es sei denn, er läßt sich zu

Sulfur D4

3 × 1 Gabe täglich, überzeugen, das er allerdings sehr lange einnehmen sollte.

e) Er ist ein *untersetzter,* heftiger *Choleriker,* dessen chronische Leberentzündung von *aggressiven Schüben* urig hervorbrechenden Zornes heimgesucht wird. Ihm reichen wir in sich entstauenden Ruhepausen *warme* Umschläge im Bett und

Bryonia D3

1 Gabe stündlich im Anfall und 3 × 1 Gabe täglich in der Beruhigungsphase. Sein Leberschmerz ist die gestaute Kapsel.

f) Wird unser Patient trotz guter Leberdrainage infolge seiner *chronischen* Entzündung zunehmend *matt, abgemagert,* phlegmatisch und pessimistisch, dann sollten wir *bedächtig* in die Tiefe seines Schicksals eindringen und dort schauen, ob wir nicht *lange zurückliegende Ressentiments,* still gehütete Geheimnisse oder *niemals erörterten Kummer* finden. Wenn Ihre Bedächtigkeit verläßlich ist, steht der Verordnung von

Natrium muriaticum D200

1 Gabe einmalig, nichts im Wege. Die *lange Erkrankung* macht es notwendig, daß wir die Hochpotenz mit

China D4

3 × 1 Gabe täglich, mindestens 4 Wochen lang, unterstützen. Danach entscheiden wir, ob wir noch einmal *Natrium muriaticum* wiederholen, was wahrscheinlich sein dürfte, und lösen *China* durch

Chininum arsenicosum D4

3 × 1 Gabe täglich, ab. Beide sind unsere besten Arzneien zur *Kräftigung,* wobei bei letzterer die *Arsen*-Komponente einen wirkungsvollen Bezug zur Entzündlichkeit beinhaltet.

NOTIZEN:

41. Malaria

Die Menschen reisen ferner aus Will oder Muß, die Welt rückt näher und mit ihr deren ferne Krankheiten. Verständlicherweise ist die Frage der Vorbeugung vordergründig. Meist sind Wollen oder Müssen gemischt, oder das eine zieht das andere nach sich. So ergeht es meinen Lufthansa-Flugbegleiter-Freunden *Johan* und *Thea,* und so erging es in der Tat meinem Förster-Freund *Matthias* mit Familie in Kenya. Malaria kommt noch relativ häufig vor, sicherlich solange Hygiene in fernen Ländern ein Fremdwort bleibt, und das wird es auch noch lange bleiben. Schließlich ist den Kongs, Slums, Favelas ein gewisser touristischer Charme nicht abzusprechen, solange wir nicht darin leben müssen. In den Abfällen und stehenden Gewässern gedeiht – unter vielem anderen – die infizierende Stechmücke *Anopheles* als Träger und Überträger der Malaria.

a) Durch die Erkrankung meiner Förster-Kinder-Freunde *Andreas* und *Daniel* in Kenya trotz Stechmücken-Prophylaxe *Staphisagria (siehe Hausapotheke, 2. Auflage, Insektenstiche)* überlegte ich, daß es wiederum eine Frage des Abwehrsystems sein muß, eine Frage der schlummernden Kränklichkeit, inwieweit dem Krankheits-*Indikator* die Möglichkeit gegeben wird, krankmachend zu agieren. Nach durchgestandener Erkrankung mit *Crotalus* und dann *China* sah ich die beiden in der Praxis. Sie waren tatsächlich blaß, dürr, schwach und matt. Beide erhielten

Natrium muriaticum D200

1 Gabe einmalig, da sie dem Bild der Arznei entsprachen, und einige Gaben steckten sie in ihre Reisetasche. Im nachhinein sah ich viele dieser Bilder aus meiner klinischen Zeit in Asien vorüberziehen und entschloß, diese Arznei als *das* Prophylaktikum mit auf die Wege zu geben. *Johan* erhält es ohnedies für seinen *Herpes labialis* und *Thea* hält es in Reserve, falls ihr *phosphorisches* Dasein in gegenteiliges, kummervolles Sosein umschlagen sollte.

b) Die Infektion beginnt mit *rheumatischen Fieberschüben,* die ein *Zerschlagenheitsgefühl* in Knochen und Muskeln bedingen. Hier behebt

Eupatorium D200

1 Gabe einmalig, über Nacht die Schmerzen.

c) Das Fieber kommt jedoch wieder in Schüben, vor allem *nachts* und in den *Morgenstunden.* Dieser *septisch*-fieberhafte Prozeß gedeiht besonders in feuchtwarmen, *tropisch-subtropischen* Meeresgegenden. Der Leidende fühlt sich matt, schläfrig, ist äußerst berührungsempfindlich, verlangt nach *kühler* Luft und möchte in Ruhe gelassen werden. Geben Sie

Crotalus D12

2 × 1 Gabe täglich, auch dann, wenn obendrein die *Apathie* von dahin-murmelnden *Fieberdelirien* über *abscheuliche Tiere* unterbrochen wird.

d) Bleibt nach den Fieberschüben sowohl die *Leber* als auch die *Milz* angeschwollen, so geben Sie

Ceanothus D4

3 × 1 Gabe täglich, bis vor allem die Milzschwellung rückgängig ist. Sie ist unsere beste Milzarznei hier und auch bei *Leberzirrhose* mit Milztumor *(siehe auch dortiges Kapitel).*

e) Kein Wunder, daß nach solch ausgeprägter körperlicher und geistiger Belastung die Erholung nur schleppend voranschreitet. Mit der Erschöpfbarkeit gehen *Mangel* an *Appetit* und *Interesse* einher. Füttern Sie zumindest

China D4

3 × 1 Gabe täglich, bis das Interesse an Nahrung und Umwelt, an Empfindung und Betätigung wiederkehrt. *China* ist unsere *Erholungs-*

arznei nach schwerwiegender Erkrankung und durch sie offenbarte sich *Hahnemann* im Selbstversuch das Geheimnis der homöopathischen Arzneikraft.

Auch die Behandlung dieser Infektion ist wieder eine Frage der Erfahrung, der persönlichen Verantwortlichkeit, des Verantwortungsbewußtseins des Arztes und der Eltern. Glücklich der Arzt, der keine Antibiotika, keine Kortisone, keine Rheumatika zu verordnen braucht, und glücklich die Eltern, die sie ihren Kindern nicht verabreichen müssen. Ich kann die vorbeugende Medikation mit *Chloroquinen* nicht verübeln. Es existieren davon viele verschiedenartige Präparate auf dem deutschen Markt. Die Nachfrage füllt ihn an. Im Eigentlichen beruhigen wir damit nur unsere *Angst vor* der Infektion und übersehen all zu häufig den Folgeschaden.

NOTIZEN:

42. Mukoviszidose

(siehe auch bei Bronchitis)

Sie ist eine seltene Erkrankung, in unserer Praxis jedoch eine weniger seltene Erscheinung. Sie ist durch Vererbung angelegt und von *destruktivem* Charakter in bezug auf die Schleimhäute der *Luftwege* und der *Verdauungsorgane.* Aus der Familiengeschichte des Betroffenen hören wir oft von *chronischen Durchfällen* und von *perniziöser Anämie.* Der Patient selbst erscheint meist blaß, rachitisch dürr mit glockenförmigem Brustkorb und stark aufgetriebenem Bauch. Seine Lippen und seine uhrglasförmigen Fingernägel, auch Trommelschlegelfinger genannt, sind bläulich verfärbt infolge des erheblichen Sauerstoffmangels.

a) Als derart schicksalhaft Gezeichneter begegnete mir mein musikalischer Schüler-Freund *Johannes* vor sieben Jahren; heute ist er ein fleißiger Medizinstudent. Damals war sein Leben und sein Tod in stiller Ernsthaftigkeit bewundernswert geregelt. Sie gab ihm den *mangelnden Halt,* die seine abgemagerte, intellektuelle Blässe, seine Hinfälligkeit, aber auch seine verteidigende *Zähigkeit* verrieten. Er begegnete nun

Silicea D12

2 × 1 Gabe täglich, die eine Renaissance seiner Atemwege und seiner Lebenskraft einleitete. Sie und der neue lebensbejahende Mut stärkten seine Abwehrkräfte so sehr, daß er für viele Monate keine akute Bronchitis und keine akuten, *fettaufgelagerten* Durchfälle erleiden mußte.

b) Als die *Lungenentzündungen* und *eitrig-stinkenden Bronchitiden* gehäuft wiederkehrten und unsere hierfür bewährten Arzneien wenig durchgriffen, so daß Antibiotika genommen werden mußten, entschied ich mich für

Thallium D6

3 × 1 Gabe täglich, um letztlich auch der fortschreitenden *Abmagerung* Einhalt zu gebieten. So geschah es auch.

c) Vielleicht hätte ich schon damals die *Erbnosoden* einsetzen sollen, denn jeder ererbte, chronische Prozeß macht ihren Einsatz unumgänglich. Ich gab sie ihm erst ein Jahr später in der Reihenfolge

Tuberculinum D200
Medorrhinum D200
Luesinum D200

1 Gabe je einmalig, in monatlichen Abständen. Danach erhielt er die *Nosoden* für die durchgemachten Kinderkrankheiten und für die häufigen, eitrigen Mandelentzündungen, die sicherlich ihre unliebsamen Spuren (Toxine) im Abwehrsystem hinterlassen hatten.

Morbillinum D200
Scarlatinum D200
Diphtherinum D200

1 Gabe ebenfalls je einmalig im Monat, in der vorgegebenen Abfolge gegeben, bewirkten endlich den Durchbruch in eine neue Lebensära.

d) Die Zeit der Erbnosoden war begleitet von einer Arznei, die mir eine logische Folge erschien. Die Härte der *Kieselsäure* war nicht mehr zu spüren, und wo *Silicea* angezeigt ist, lauert in der Nähe

Calcium fluoricum D12

2 × 1 Gabe täglich. Auch in umgekehrter Folge ergänzen sich die beiden Arzneien für ein gemeinsames Ziel.

e) Seine Gesichtsblässe war längst einem zarten Rosa gewichen. Es war offenbar, daß feurige Lebensgeister seine Adern durchflossen. Den Sommer über verbrachte er in gar stets verliebter, heiterer Euphorie und genoß alles Sinnige und Sinnliche. Die Feuerprobe erreichte ihren Höhepunkt in sich allmählich entwickelnden *Ängsten* und nächtlichen *Halluzinationen,* in denen er *Gestalten* und Fratzen, aus der Wand kommend, wahrnahm und *Teile* seines eigenen *Körpers vermißte.* Plötzlich fürchtete er wieder, unheilbar krank zu sein. Bei alledem war er sich der Unwirklichkeit seiner Wahrnehmungen bewußt. Wir ordneten sie diesmal gemeinsam zu und entschlossen uns für

Phosphorus D200

1 Gabe einmalig im Monat, je 2 Gaben insgesamt, danach K1000 (M) alle 6 Wochen. Die Halluzinationen verschwanden umgehend, die stets *verliebte, euphorische Heiterkeit* blieb uns erhalten.

f) Lungenentzündungen waren nicht mehr aufgetreten, aber der Winter bescherte ihm *Fieberschübe* und *eitrig-stinkende Bronchitiden.* Schon im Anstieg des Fiebers half

Pyrogenium D30

1 Gabe meist einmalig, manchmal nach 4 bis 6 Stunden wiedererholend. Er war überreizt und ungeduldig, das Blut schoß *dunkelrot* und heftig zum Kopf und *pochte* in den Schläfen, in der Brust, im Bauch. Sein herzbeklommener *Atem roch* und seine *Schweiße stanken* nach Verfall, bis der erleichternde Schweißausbruch die Überwindung der Krise anzeigte.

g) Die Bronchitiden blieben hartnäckig bei wiedergewonnener Gemütsverfassung. Der Auswurf war weiterhin eitrig und stinkend. Die Sekrete wurden gelöst und aufgelöst durch

Kreosotum D4

3 × 1 Gabe täglich. Schauen Sie sich bei dieser Arznei die Phänomene des Geistes an. Die Identität mit *Phosphor* wird Sie überraschen!

h) Fieberschübe, Bronchitiden und beengte Atmung belasteten das Herz, so daß sich die Lippen und die Augenringe oft *bläulich* verfärben, besonders im Fieber. Mangelnde Sauerstoffversorgung und *Überbelastung der rechten Herzkammer* verursachen die „Blausucht", für die die Homöopathie

Laurocerasus D4

1 Gabe 1- bis 2stündlich, je nach Bedarf und Intensität der Erscheinung, bereithält.

Jetzt haben Sie mit Ihrer ganzen Innerlichkeit an einem ungewöhnlichen Lebensweg teilgenommen. Ein Erleben, das uns weder die Studien der Alma Mater noch die Klinik vermitteln können. Erst die Praxis und die faustische Auseinandersetzung mit Gesundheit, Krankheit und Heilung erlauben uns, in jedem Menschen, in jedem Patienten das Ungewöhnliche zu ahnen, zu erspüren, zu erleben, was ihn zum *Ganzen* (Totalität), zum *Einmaligen* (Hierarchisierung) und zum *Besonderen* (Individualisierung) macht. In dieser Betrachtungsweise ist nicht die nachvollziehbare Wissenschaftlichkeit, sondern *er* allein Beginn, Mitte und Ziel unseres Heilungsstrebens. – *Johannes* bekommt seit diesem Jahr *Lachesis,* und er wird noch viele Leben durchschreiten müssen, bis er sein eigenes gefunden haben wird.

NOTIZEN:

43. Multiple Sklerose

Die klinische Ursache der Multiplen Sklerose, auch MS genannt, ist nicht bekannt. Damit hat sie ein *legitimes Recht* auf homöopathische Behandlung. Immer da, wo die Klinik an die Grenze ihrer Fähigkeiten stößt, sollte und muß sie eine andere Möglichkeit als Erweiterung ihrer Heilweisen in ihr therapeutisches Konzept einbeziehen oder zumindest gelten lassen. Das betrifft alle chronischen Erkrankungen, für die der Klinik nichts anderes als eine rechte oder schlechte Symptomentherapie zur Verfügung steht. So sucht sich der chronisch Leidende seinen notwendigen Trost nicht bei seinem Arzt, sondern bei einem Wirrwarr von Pillen, die er durch ihre buntgestaltete Farblichkeit voneinander unterscheidet. Selten ist mir in der Klinik ein Patient begegnet, der den Namen seiner Pillen kannte; selten ist mir ein homöopathischer Patient begegnet, ohne den Namen seiner Arznei zu kennen. Ich betrachte es als ärztlichen Kunstfehler, wenn „heilberufene" Ärzte sich lauthals kritisierend weigern, ihren Patienten eine erweiternde Möglichkeit zu eröffnen und verstehe deren starres Verhalten nur aus ihrer existentiellen Angst vor künftiger Ungewißheit im Gesundheitswesen, denn der chronische Patient scheint die Grundfeste ihrer politisch-sozialen, pharmakoindustriell gesteuerten Überlebenspraxis zu sein. Diese Ängste übertragen sie skrupellos auf den schwer leidenden chronisch Erkrankten mit Hilfe der üblichen ärztekammer- und justizgerechten Schwarzmalerei.

Sicherlich können auch wir die MS nicht ausheilen. Zu viel Nervensubstanz ist bereits zerstört, bevor der Patient die Endgültigkeit seines Leides erfährt. Aber wir können dem unabdingbar fortschreitenden Schicksalsverlauf Einhalt gebieten und können dort begleiten, wo Störungen sein tägliches Wohlbefinden behindern, um ihm damit eine würdige Lebensqualität zu ermöglichen.

a) Diese Lebenswürde hat meine Ehefrau-Freundin *Renate* nach langen Jahren der Hoffnungslosigkeit und Verzweiflung wiedergefunden und teilt sie mit ihrem bewundernswerten Ehemann *Fred.* Er ist ihr einziger, innerer Halt und ich bin zum einzigen Halt ihrer äußeren

Umwelt geworden. Deshalb ist es bei solch schwer chronisch Erkrankten mit vorgefertigter klinischer Diagnose zwingend, nicht nur in die Tiefe der Person, sondern gleichermaßen in die Tiefe des schicksalsbehafteten Lebensweges einzudringen. Die Wesenheit des chronischen Prozesses ist die *Austrocknung* und die *Nervenreizung.* Entsprechend finden wir die Färbungen des Temperaments, des Gemütes und des geistigen Zustandes und suchen auf diesem Wege die passende Arznei. Die Begleitarzneien, die selbstverständlich auch personenbezogenen Stellenwert beinhalten, darf ich hier mit Ihnen teilen. Die auffälligsten Beschwerden sind die eher nächtlichen *Wadenkrämpfe,* für die wir

Cuprum D6

3 × 1 Gabe täglich, und bedarfsweise in der Nacht, bereithalten. Sonst springt unser Patient aus dem Bett, wenn er dazu imstande ist, und muß auf dem kalten Boden *fest auftreten,* um seinen Krampf zu lindern.

b) Für *Sprachstörungen* und *Halskrämpfe* oder *Schluckkrämpfe* geben wir ihm zwei Arzneien mit. Zunächst denken wir bei Zuständen, die wie im Rausche einhergehen *(siehe auch Epilepsie),* an

Agaricus D3

3 × 1 Gabe täglich, bis die Behinderung sich löst. – Zum anderen entspricht dem eher *milden* Geplagten, dessen Zustand sich im warmen, *feuchten* Wetter bessert,

Causticum D6

3 × 1 Gabe täglich. Beide neigen zum *Stottern.* Beide Arzneien sind ebenso bewährt bei unseren nervösen, sprachgestörten Kindern.

c) *Kopfschmerzen, Schwindel* und *Linsenschlottern* (Nystagmus) sind die weiteren Übel, für die wir eine Hilfe in die Hand geben müssen. Drei Arzneien stehen uns zur Seite, von denen die erste auch die *Wadenkrämpfe* behebt. Sie ist die Arznei, die *Renate* aus dem Bett und aus dem Rollstuhl bewegte.

Conium D6

3 × 1 Gabe täglich, über viele Jahre gegeben, erinnert uns an die kurzen Leiden des *Sokrates,* der durch den *Schierling* sterben mußte. – Die zweite Arznei kennen wir bei Übelkeit durch Fahren. Ähnlich dieser Beschwerden werden *Schwindel* und *Unwohlsein* empfunden, die mit

Cocculus D4

3 × 1 Gabe täglich, günstig beeinflußt werden. – Die letzte Arznei ist für jene, die bei jedem *Wetterwechsel,* vor allem beim Übergang zum *Schwülen,* über heftigste, drückende Hinterkopfschmerzen klagen mit Augenflimmern, Müdigkeit, Schlappheit, *Zittern* und Gereiztheit. Alles ist *lähmig:* Die Glieder, die Seele, der Geist.

Gelsemium D30

1 Gabe einmalig, bei drohendem Wetterwechsel, wird zur begleitenden Labsal.

NOTIZEN:

44. Nagelpilz

Wie beim Fußpilz *(siehe Hausapotheke)* handelt es sich weniger um einen Pilz, als um Ernährungsstörungen des Nagels und läßt auf innere Stoffwechselerkrankungen Rückschlüsse zu. Es sind die ausgehöhlten, luftdurchdrungenen, verhärteten Nägel, die als pilzbefallen bezeichnet werden. Auch die psychische Verfassung drückt sich an den Nägeln aus, ebenso wie der Zustand der Haare. Beide werden als Hautanhangsgebilde bezeichnet. So ist es verständlich, daß sich die Gegensätzlichkeit des Menschen in der Gegensätzlichkeit der Arznei und in der Gegensätzlichkeit der Nagelerscheinung ausdrückt. Zwei wichtige Arzneien seien hierunter genannt.

a) Ein blasser, schwacher, ewig *frierender* Mensch kann keine starken Nägel vorweisen. Oder er ist in seiner Schwäche, in seiner Ordnungsliebe, in seinem Trost so verhärtet, daß auch seine Nägel dick *verhärten* und an den Seiten *einwachsen.* Solche Nietnägel werden mit

Silicea D12

2 × 1 Gabe täglich, wieder ernährt. Die *Kieselerde* gibt nicht nur dem Nagel, sondern auch der Person Halt und Stütze.

b) Dieser gegenteilig *kräftige,* stämmige Mensch zeigt in der Regel kräftige Nägel. Es sei denn sein eher *derbes,* kräftiges Inneres ist bereits so sehr verletzt, daß es durchhöhlt, verbogen und *verkrüppelt* ist. Genauso erscheinen seine Nägel als äußerer Ausdruck seiner inneren Entgleisung im Seelischen, im Stoffwechsel. Ihm wird

Sepia D6

3 × 1 Gabe täglich, helfen, das Innere und Äußere aufzurichten. Wie tiefgreifend diese Arznei ist, zeigt auch ihre Wirkung auf die nicht seltene Nagelschuppenflechte (Psoriasis), eine sonst eher tief in der Unterhaut des Menschen verankerte und verkrustete Stoffwechselerkrankung.

NOTIZEN:

45. Nasenpolypen

(siehe auch bei Bronchitis)

Die Nase ist das Instrument, das uns riechen läßt: Die sinnenerregenden Genüßlichkeiten des Lebens und den Mitmenschen bis zur Betäubung oder bis zum Verlust. Verlust des Riechens bedeutet nichts anderes, als daß ich „die Nase voll habe" mit Schnupfen, Polypen usw. und daß ich ihn „nicht mehr riechen kann". Oder ist es so, daß ich für mich selbst den „Sinn" verloren habe und dem Ballast erlaube, meine Sinnbestimmung zu überwuchern?

a) Polypenwucherungen sind Ausdruck *lymphatisch* ererbter Abwehrschwäche. Diese beinhaltet bereits die geistige Schwäche. Folglich sind Erkältlichkeit mit Fieber, Schnupfen, Husten und Erschöpfung geläufige Grunderscheinungen. Unsere *unbeholfenen, pastösen* Kinder, die immer *brav* sein müssen, unterstützen wir mit

Calcium carbonicum D6

3 × 1 Gabe täglich. Alle Lymphdrüsen und die Mandeln sind ebenso angeschwollen, bedürfen jedoch keiner Operation, wenn die Arznei regelmäßig und lange genug gegeben wird.

b) Unsere unruhig *hampelnden, asthenischen* Kinder, die mit *Kopfschmerzen* von der Schule kommen, wonach sie erwachsenerseits zum Essen ermahnt werden müssen, erhalten

Calcium phosphoricum D12

2 × 1 Gabe täglich, damit das Fett sich unter den Rippen mehrt und die Polypen sich vermindern.

c) Unseren hektisch *hampelnden, robusten* Kindern, die schon am *frühen Morgen* die ganze Sippe in Schwung halten bis die Uhr aufatmend zum Schulgang mahnt, geben wir

Calcium fluoricum D12

2 × 1 Gabe täglich, bis morgendliche Gemächlichkeit wieder Einzug finden darf. Vergessen Sie nicht, die *Anlagen* zwischendurch mit den *Erbnosoden* zu harmonisieren!

d) Alles an diesen Menschen ist kräftig *rot, hitzig:* Das Gesicht, der Rachen, die Polypen, die Nächte, in denen sie die Füße über der Bettdecke kühlen. Die Nase läuft wäßrig, der *Reizhusten* kratzt trocken in der Kehle. *Frische Luft,* aber keine Zugluft und

Sanguinaria D6

3 × 1 Gabe täglich, wird Röte, Hitze und Wucherungen besänftigen.

e) Nach roten Gemälden zurück zu *blassen* Lithographien. Bei ihnen sind die Polypen mit *Krusten* und *ausgestanzten* Geschwüren besetzt, der zähe Schleim staut sich an der Nasenwurzel und läuft gelegentlich den Rachen hinten runter. Das *derbe* Sekret wird umgebungschaudernd in die Mundhöhle gezogen, wo es auf dem Taschentuch *strähnige* Fäden zieht. I gitt, I gitt! Sie geben ihm rasch

Kalium bichromicum D12

2 × 1 Gabe täglich, falls Sie das Schaudern verlernen möchten.

f) Die Polypen dieses Menschen sind von chronischer, *eitriger,* schleimiger, leicht *blutender* Entzündung überlagert. Alles ist *unappetitlich* an ihm: Die Haut, die Schleimhäute, die Sekrete, der Hunger und die Abmagerung. Bevor er auch geistig verfällt, haben wir

Hydrastis D4

3 × 1 Gabe täglich, für ihn reserviert, damit er manierlicher zunimmt und die Polypen abnehmen.

g) Wenn die *nasse Kälte* des Herbstes naht, *vermehren* sich Husten und Auswurf des *chronischen* Bronchitikers. Dann hat sich

Teucrium D4

3 × 1 Gabe täglich, sehr bewährt. Das Riechvermögen ist überwuchert.

h) Auch ihn plagt der *Herbst* in seiner unschönsten Form. Sein schwaches, *wäßriges* Stützgewebe mit allerlei Wucherungen verträgt weder Feuchtigkeit noch Kälte. Sie verstopfen seine Absonderungen, deren Fluß so sehr erleichtert. Seine Haut ist mit *blumenkohlartigen* Warzen und braunen, flachen Flecken übersät, als hätte er die Folgen eines schlecht geheilten *Trippers* zu ertragen. Geben Sie ihm Wärme, draußen und drinnen, und

Thuja D6

3 × 1 Gabe täglich. Seine *Erbnosode* ist eindeutig *Medorrhinum*, das er nicht nur einmal in seinem Leben brauchen wird.

NOTIZEN:

46. Nierenbluten

(siehe auch bei Nierenschrumpfung)

Ideen entstehen im Geistigen, und unser Blut transportiert sie in die Organe, in die Instrumente des Lebens, um sie mit Freude, mit Hoffnung, mit Wohlbefinden zu beseelen. Wenn die Nieren bluten, unterbricht der Kreislauf der Beseelung. Oder ist es mein Unvermögen, Ideen in mir zirkulieren zu lassen, so daß die Niere blutet? Oder weiß ich nicht mehr, was ich mir an Gefühlen und Empfindungen erlauben darf... nach alledem, was mir „an die Nieren ging"? Verfassung, Anlage und Auslösung sind unabdingbar miteinander verschmolzen. „Hätte ich nicht eine schwache Anlage geerbt, hätte die Auslösung keine Auswirkung auf meine jetzige Verfassung, das heißt sie wäre eine andere." Aber was soll es! Wir sind kein jenseitiges Konditional, sondern diesseitige Wirklichkeit.

a) Die Blutung ist in diesem Verständnis sehr ernst zu nehmen. Insbesondere wenn das Blut lange zurückgehalten wurde und uns *geronnen* zu Gesichte kommt. Der Mensch, der aus schicksalshafter Unsicherheit so lange zurückhalten kann, bis er selbst über seine Nieren *stolpert*, muß ein *destruktives* Element in sich bergen. Wir vermuten ein Krebsgeschehen und entlassen ihn mit

Argentum nitricum D12

2 × 1 Gabe täglich, zur klinischen Untersuchung des *Befundes.* Wieder zurück in unserer Praxis, kümmern wir uns dann um sein *Befinden.*

b) Aber wir brauchen auch eine Hilfe für den *Notfall!* Die akute Entzündung als unmittelbare Auslösung sticht, brennt und/oder drückt. Nachdem wir, wie in der *Hausapotheke* vorgegeben, an *Aconit, Belladonna* und *Apis* gedacht haben, fällt uns bei der Blutung eher

Cantharis D6

1 Gabe 1- bis 2stündlich, ein. Über die chronische Entzündung erfahren Sie mehr im Kapitel *Nierenschrumpfung.*

c) Steine können eine weitere, unmittelbare Auslösung sein, auch ohne Koliken. Wenn Sie ein roter, hitziger, *gichtiger* Mensch sind, nur im *Stehen* harnen können und die Blase nach dem Harnen brennt, dann ist

Sarsaparilla D6

3 × 1 Gabe täglich, die Arznei Ihrer Wahl. Sie heilt Ihre Blutung sofort, Ihre Steine später und Ihre Gischt im Blut zuletzt. Danach sind Sie wieder ein verträglicher und beweglicher Mensch *(siehe im Kapitel Rheuma).*

d) Ein Geheimtip zum Schnellreagieren! Wenn Sie sich keiner Schmerzen und keiner Auslösung bewußt sind und sich *helles,* sattes Blut ergießt, nehmen Sie

Ipecacuanha D3

1 Gabe alle 10 Minuten, auch wenn die Zunge nicht unbedingt glatt und *sauber* ist. Zumindest wird die Arznei bereits da helfen, wo wir geduldig auf die urologischen Ergebnisse warten.

NOTIZEN:

47. Nierenschrumpfung

(siehe auch bei Nierenbluten, Diabetes, Leberzirrhose und Durchblutungsstörungen)

Die Niere ist ein Ausscheidungsorgan. Sie filtriert und selektiert Ballaststoffe, die der Reinheit des Blutes – der Reinheit der Lebensfreude – nicht oder nicht mehr dienlich sind. Die Erfahrung und der Volksmund haben uns gelehrt, den Charakter der Ballaststoffe mit dem Charakter des Menschen gleichzusetzen. So verstehen wir den Harnsäure-Beladenen, als den gichtigen, ärgerlichen, mürrischen, gereizten Menschen; den Rheuma-Geplagten als den verkrampften, verkrüppelten, unbeweglichen, steifen, geizigen Menschen; den Fettstoff-Belasteten als den Reserve schaffenden, zurückhaltenden, schutzbedürftigen Menschen. Die Einschränkung oder der Verlust des Ausfilterns, des Auslesens bedeutet, auf die Reinheit der Lebenssäfte verzichten zu müssen oder die Reinheit nie genossen zu haben. Als „Vergiftung" belasten sie nicht nur unser Blut, sondern auch unser Gemüt und unseren Verstand. Wir fühlen uns belastet und werden giftig! Angst, Ärger, Aufregung, Sorgen, Kummer, Kränkung und Demütigung „gehen mir an die Nieren", bis sie sich verhärten und schrumpfen. *Pulsatilla, Silicea, Lycopodium* und *Natrium muriaticum* sind die großen Arzneien, die den Auslösungen im Seelisch-Geistigen solcher Menschen entsprechen.

a) Neben der Behandlung der Person in ihrem Schicksal vergessen wir nicht, den *toxikologischen* Prozeß (der Vergiftung) zu beeinflussen und begleiten ihn als erstes mit

Cuprum D6

3 × 1 Gabe täglich vor dem Essen. Sie ist uns als Krampfarznei bekannt, das heißt, daß sich beim *degenerativen* Prozeß die Gefäße in dem entsprechenden Organ (auch Leber, Bauchspeicheldrüse) verkrampfen, bevor der Gewebsschaden als klinischer Befund sichtbar und als subjektive Mißempfindung fühlbar wird. Wenn das Äußere und Innere

des Menschen diesem Prozeß entsprechen, dann ist er ein blasser, *kaltschweißiger* und verständlicherweise erschöpfter Mensch, der in der Erschöpfung seines Lebens ängstlich, *schreckhaft* und ablehnend geworden ist, bis er völlig *verkrampft,* bis er rastlos und stumpfsinnig eine Welt der Einbildungen erschafft. – Gleichzeitig denken wir daran, die Niere mit

Berberis D3

3× 1 Gabe täglich nach dem Essen, zu spülen. Sie ist unsere beste Nieren-Drainage-Arznei, die auch mit *Solidago D3,* zu gleichen Teilen gemischt, verordnet werden kann *(siehe Hausapotheke, Kapitel Niere),* insbesondere wenn unser Patient bereits an die Dialyse angeschlossen wird.

b) Die zweite Arznei für das Bindegewebe ist dann angezeigt, wenn häufig reichlicher Harn, auch unwillkürlich, entleert wird, besonders zur Nacht. Der Harn ist trüb von *Eiweiß* oder/und *blutig.*

Phosphorus D12

2× 1 Gabe täglich, wirkt auf die Zellatmung der Organe, indem es deren Verbrennung reguliert und restauriert.

c) Zunehmend wird der Prozeß verhärteter und destruktiver. Der ganze Mensch wird *bleiern* müde, bleiern schwer und lähmig wie Blei. Alles ist verkrampft und gedrückt. Einige Male noch *streckt* und *dehnt* er sich, als wolle er sich gegen die Aussichtslosigkeit wehren. Bevor ihn die Verzweiflung übermannt, geben Sie ihm

Plumbum D6

3× 1 Gabe täglich, eventuell begleitet von *Berberis D3,* und entlassen ihn mit der Hoffnung auf Erträglichkeit seines Leidens.

d) Unser letztes Register – wie immer *zuletzt* – ziehen wir für den, der dem Tod schon nahe steht und dessen Gesichtsausdruck entsprechend gezeichnet ist mit *Totenblässe* und kaltem Schweiß. Ihm wird

Arsenicum album D6

3 × 1 Gabe täglich, da noch Erleichterung verschaffen, wo seine Umwelt ihn dem Tod bereits übergeben hat.

e) An eine wertvolle Arznei darf ich noch erinnern, die für alle Nierenprozesse angezeigt ist, wenn *schwarz* gefärbter, nach *Veilchen* riechender Urin nur *tröpfchenweise* abgeht.

Terebinthina D6

3 × 1 Gabe täglich, wird die Schleimhäute der Niere günstig beeinflussen. Einen solchen Urin beobachten wir auch bei *Scharlach*-Komplikationen und bei *Nierentuberkulose.*

f) Denken wir daran, daß chronischen Nierenprozessen ein oft schlecht ausgeheilter *Scharlach* zugrunde liegt, besonders wenn Sie sich erinnern können, seitdem *leistungsschwächer* und *erkältungsempfindlicher* geworden zu sein. Wir geben nach dem Gesetz der Entsprechung

Scarlatinum D200

1 Gabe einmalig, um damit Ihr vergiftetes Abwehrsystem zu reinigen. *Tuberculinum D200* als Zwischengabe bedürfen eher die schwächlichen, schlanken, blassen und nierenschwachen Menschen.

NOTIZEN:

48. Ohrgeräusche

(siehe auch bei Schwerhörigkeit)

Das Ohr gibt uns die Fähigkeit des Hörens und des Zuhörens. Geräusche sind Abarten harmonischer Zusammenfügung von Lauten und Tönen, das heißt wohl, sie überlagern unser Hören und Zuhören oder beherrschen unser Hör- und Zuhören-können. Es wäre auch denkbar, daß der Leidende sein Wollen aufgegeben hat, weil er zeitlebens hören, gehorchen und zuhören mußte, ohne die Möglichkeit, seiner eigenen inneren Stimme zu lauschen, die uns, tief im uns allen gemeinsamen Unbewußten, Menschliches und zu Vermenschlichendes flüstert. Verkalkung, Vergiftung, Hörsturz und der Ausbruch ererbter Anlagen sind die Auslöser dieses lästigen und teilweise lebensgefährdenden Leides, wenn die Grenze des Erträglichen überschritten wird. Was mag mein bewundernswert geduldiger, tief und still leidender Patient und Ingenieurs-Freund *Dieter* jetzt von sich und meiner Ansicht denken?

a) Ungeachtet der Person, betrachten wir zunächst den Prozeß. Erschöpfung infolge *Verlust von Körperflüssigkeiten* und *Lebenssäften,* infolge schwerer Krankheit und Hinfälligkeit, infolge Überempfindlichkeit gegen Licht, Lärm und Geräusche sind dem Leiden vorausgegangen.

China D6

3 × 1 Gabe täglich, wird zum Beginn unserer Behandlung. Sie ist unsere beste Erholungsarznei für die eben erwähnten Auslösungen. Falls sich obendrein Schwindel, ähnlich des *Menière,* hinzugesellen, dann ziehen wir eine Verbindung mit Schwefel als *Chininum sulfuricum D4* in gleicher Einnahmeweise vor.

b) Vergiftende, verfettende, verkalkende Prozesse im Blut sind weitere mittelbare Ursachen, die von einem unmittelbaren Prozeß der Person ausgelöst werden *(siehe Kapitel Arteriosklerose und Durchblutungsstö-*

rungen). Durch den Verlust unserer paradiesischen Unversehrtheit sind wir in allen Bereichen unseres Daseins verletzlich geworden. Das Blut als Träger der Lebensfreude ist vergiftet mit Mißtrauen, *Eifersucht,* Neid, Haß und überschüttet die ohrbetäubten Umstehenden mit *geschwätzigem* Redeschwall. Jetzt muß das Gehör sich vor den eigenen Geräuschen schützen, was wir mit

Lachesis D12

2 × 1 Gabe täglich, unterstützen. Klinisch vermuten wir einen Gefäßprozeß mit *Blutdurchlässigkeit* der Adern.

c) Die Wertung eines Krankheitsprozesses ermessen wir aus dem Verhalten des Patienten zu seiner Erkrankung. Dieser Mensch ist die Inkarnation der Blutsymbolik, der *sanguinischste* unter allen. Seinem noch *heiteren* Gemüt und seinem Blutgefäßprozeß begegnen wir mit

Phosphorus D12

2 × 1 Gabe täglich. Diese Arznei ist auch bei begleitender Schwerhörigkeit infolge verfettender Gefäßdegeneration und entsprechendem Gemüt unsere bewährteste. Sie schließt die Behandlungsfolge des Übels in seinem Fortschreiten. Je ähnlicher jedoch diese Arzneien dem Verhalten und der Erscheinung des Patienten sind, desto größere Wirkung werden sie ausüben. Mit *Silicea, Pulsatilla* und *Lycopodium* aber betreten wir hernach die Bühne der personenbezogenen Behandlung.

NOTIZEN:

49. Parkinsonismus

(siehe auch bei Epilepsie, Geburtsschaden, Hirnhautentzündung, Multiple Sklerose und Veitstanz)

Der kleinschrittige Gang, das sabbernde, wächserne Salbengesicht, das grobschlägige Händezittern und der nach vorne gebeugte Rücken sind die äußeren Eigenarten, die uns zur Diagnose führen. Ich erinnere mich im nachhinein, daß alle meine Parkinson-Patienten ihr ganzes Leben lang kleine Schritte gemacht haben, obwohl sie beruflich führende Positionen innehatten, wo sie sich wünschten und versuchten, alles und alle zu kontrollieren. Damals haben sie mit Worten gesabbert und innerlich um ihre Existenz gezittert. Die Wesenheit ihres Lebenskampfes entspricht der Wesenheit des chronischen Prozesses ihrer Erkrankung. Die Verteidigung ihrer Position hat ihre Aufrichtigkeit gebeugt, hat ihrer Wirbelsäule den Halt genommen. Jetzt hängt ihre Existenz von der wohlfährtigen Hilfe jener ab, die sie ein Leben lang zu gängeln versuchten. Zu viel Nervensubstanz ist jedoch aufgebraucht und zerbrochen, als daß wir die Lebenssäfte wieder zum Fließen brächten. So begleiten wir sie und ihre nächste, fürsorgende Umgebung.

a) Drei *rote, kräftige* und *heftige* Arzneien und Menschen möchte ich Ihnen zuerst vorstellen. Diese Qualitäten müssen sich in allen geklagten Störungen widerspiegeln: Im tollkirschfarbenen *Blutandrang* zum Kopf, in den *heißen* Schweißausbrüchen, in den unerträglichen *Muskelkrämpfen,* in der *Angriffslust* und letztlich in den nächtlichen *Halluzinationen.* Sie skizzieren das Gegensätzliche zur täglichen *verharrenden Starre,* wo er das Licht und die Sonne als Ausdruck von Freude und Wahrheit nicht mehr verträgt. Die *Nächte* aber sind mit *Geistern* und *Ungeheuern* erfüllt, die ihn *aufschreien, um sich schlagen* und *fliehen* lassen. Versuchen Sie, ihn nicht zu hindern, er kommt nicht weit. Trotzdem unterschätzen Sie nicht die ungeheure Kraft der Muskeln wie des Wahnes. Knipsen Sie anstatt dessen das Nachtlicht an, reichen Sie ihm beruhigendes Essen und

Belladonna D12

2 × 1 Gabe täglich. Das gegensätzliche Verhalten am Tag und bei Nacht verwundert uns nicht, wenn wir wissen, daß auch die *Tollkirsche* als Nachtschattengewächs nur des *Nachts* ihre Lebensgeister auferstehen läßt. Dieser Mensch ist wie von ihr *besessen.*

b) Eine Steigerung des Vorhergehenden erfährt dieser Mensch, dessen geistige Kontrolle über seinen Körper völlig verloren gegangen ist. Alles ist noch viel *heftiger:* Die Röte, die Schweiße, die *Wutanfälle,* die nächtlichen Halluzinationen. Er *zerstört ohne Reue,* eher mit Gehässigkeit, was ihm nicht paßt. Seine Einbildungen sind von lauten *Aufschreien* begleitet, er erkennt Sie nicht, klammert sich jedoch an Sie, bis er sich beruhigt. Ihm geben Sie

Stramonium D12

2 × 1 Gabe täglich. Auch diese Arznei ist aus einem *Nachtschattengewächs* gewonnen.

c) Die Heftigkeit dieses Menschen spielt sich nur in seinen *Adern* ab. Blut schießt plötzlich zu seinem Herzen und zum Hirn, was beide beklemmt und verwirrt. So sehr, daß er weglaufen möchte, weil er sein Zuhause *nicht mehr erkennt* oder, falls er wie üblich *wandernd* sich ergeht, weder Straße noch Zuhause wiederfindet. Ängstlich und weinend fürchtet er, bestraft zu werden, *vergiftet* zu sein und glaubt, der Tod stünde jetzt nahe.

Glonoinum D12

2 × 1 Gabe täglich, wird ihn rasch die Wirklichkeit wieder erleben lassen und seine körperlichen Schmerzen lindern.

d) Drei *blasse,* ja *erdfahlene, trockene,* schwache Bilder darf ich folgen lassen. Da sie weniger Reaktionsvermögen haben als die vorigen, sind auch ihre Heilchancen geringer. Der Beruf dieses Menschen und seine Aufgabe sind ihm derart zu Kopf gestiegen, daß es ihm jetzt da oben *schwindelt*, vor allem *im Dunkeln*. So *stolpert* er über seine krampfenden Waden, über seine Sprache, über sich, über die Mitmenschen.

Argentum nitricum D12

2 × 1 Gabe täglich, um wenigstens auf das *destruktive* Element ausgleichend zu wirken.

e) Die Leiden des *Stramonium*-Bedürftigen erinnern uns an das Bild dieses Menschen, nur daß er und seine Störungen *erblassen* im Vergleich zur roten Heftigkeit des ersteren. Seine Ängste sind das *Wasser*, das schmutzige, das glänzende, das tropfende. Es löst Krämpfe und Halluzinationen aus, in denen er fremde Personen sieht und fratzenhafte Geister, so daß er zu *fliehen* versucht. Sein eigentliches Schicksal sind die Mißgunst, das Mißtrauen als Ausdruck missenden Vertrauens und die unbegründete *Eifersucht* als Ausdruck mangelnder Liebesfähigkeit, die ihn zur Heftigkeit und zu *nymphomanen* Auswüchsen Zuflucht suchen lassen, bis sein Geist die Beherrschung des Körpers verweigert. So erleben wir ihn, wie er tagsüber, von uns abgewandt, gegen die Wand starrt und mit Gott, Tod und Teufel murmelnd hadert. Zwischendurch geben Sie ihm

Hyoscyamus D12

2 × 1 Gabe täglich. Auch diese Pflanze ist ein Nachtschattengewächs, das *Hexenkraut* oder *Teufelskraut.*

f) So gewalttätig die vorgenannten, so *kindisch* ist dieser Mensch in seiner Jämmerlichkeit. Er schwätzt und gestikuliert mit heiterem, fast *euphorischem* Gemüt, was *im Gegensatz* zu seinem schweren *Grundleiden* steht. Depressiv oder manisch, seine Halluzinationen sind voller *Hochzeitsglocken*, bis das Erscheinen von *Küchenschaben* sein Entsetzen erregt. Wenn Sie das hören, sind Sie mit

Kresolum D12

2 × 1 Gabe täglich sicher, ihm große Erleichterung zu verschaffen, auch wenn die Arznei eventuell ein Leben lang eingenommen werden müßte.

NOTIZEN:

50. Raucherentwöhnung

Für viele Menschen zählt das Rauchen trotz weltweiter gegenläufiger Kampagnen zum festen Bestandteil ihrer Lebensfreude! Ja, sie fühlen sich durch eben diese Medienfeldzüge ebenso in ihrer freien Persönlichkeitsentfaltung gestört wie durch den manchmal als heuchlerisch zu qualifizierenden Druck unserer Gesellschaft (siehe verrauchte Toiletten auf Internisten-Kongressen!). Jenen möchte ich eine Hilfe geben, ihre *Willensentscheidung* zu begleiten.

a) Jeden Morgen nach dem Aufstehen greifen Sie anstatt zur Zigarette zu einem Fläschchen nützlicher Arznei und träufeln sich

Tabacum D30

1 Gabe auf die Zunge. Sie nimmt Ihnen den lüsternen Geschmack nach *Freud'*schen Verlangen, richtet Ihren morgendlichen muffigen Kopf und Ihren Willen auf, vermeidet unangenehme *Entwöhnungssymptome* wie Kopfdruck, leichte Übelkeit und Kreislaufstörungen.

b) Den der heroischen Willensentscheidung notwendigerweise folgende Griff zum Bonbon oder zur Praline unterbinden Sie mit

Plantago major D3

3 × 1 Gabe mindestens täglich, und je 1 Gabe bei faunischem Gelüst. Sie besänftigt Ihre *geistige Erregung,* Ihre Reizbarkeit, Ihre Verstimmung und eventuelle *Neuralgien,* besonders des Trigeminus. Jetzt können Sie als legitimes Mitglied unserer Gesellschaft mit Recht auf sich stolz sein. Meine Arzneien begleiten Sie, ebenso wie meine Hochachtung.

NOTIZEN:

51. Rheuma

(siehe auch bei Hüftarthrose und Kniearthrose)

Die Ursachen des *rheumatischen Formenkreises,* wie er klinisch genannt wird, sind uns wenig bekannt. Pathophysiologisch vermuten wir allergische, entzündliche Prozesse, die durch *Herdstreuung,* durch bestimmte Wettereinflüsse wie *Sommer* und *Hitze, Herbst* und *Nässe, Föhn* und *Vorgewitter* aktiviert werden können, was unsere kosmische Abhängigkeit immer wieder unter den Beweis der Erfahrung stellt. Psychopathologisch (Seele), anthropologisch (Haltung, Verhalten) und phänomenologisch (Aussehen, Erscheinung) handelt es sich um Menschen, deren Beweglichkeit und Flexibilität, Wendigkeit und Elastizität, Standpunkt und Toleranz chronisch verbittert und verknöchert sind.

a) *Halsentzündungen* mit *dunkelrotem Rachenring* provozieren Rheumaschübe mit *heißen Gelenkschwellungen,* besonders wenn versehentlich die Mandeln entfernt wurden und eine immer wiederkehrende *Seitenstrangangina* nach *Unterkühlung* das Immunsystem erschüttert. Die Schmerzen schießen wie *elektrische Schläge* ein, so daß er sich wie *zerschlagen* fühlt. Er ist unruhig, möchte sich bewegen und kann nicht mehr. Mit

Phytolacca D4

3 × 1 Gabe täglich, ersetzen wir jahrelange Penicillintherapie und häufige schubweise Kortisongaben.

b) *Naßkaltes Wetter* bei entsprechend verminderter Abwehrlage ist die häufigste mittelbare Auslösung rheumatischer Schmerzen. Auch dieser traurige, besorgte Wettergeplagte ist unruhig, wie zerschlagen. Seine Unruhe zwingt ihn zu fortwährender Bewegung, die sich jedoch nur in *ständigem Lagewechsel* ausdrücken kann. Ein *warmes* Rheumabad und

Rhus toxicodendron D6

3 × 1 Gabe täglich, werden allmählich Beweglichkeit mit innerer Ruhe über ihn bringen.

c) Es sind durchweg *fröstelige* Menschen, die unter der unfreundlichen, *nassen Kälte* des Herbstes leiden. Meist lagern sie die Feuchtigkeit in ihr Gewebe ein, was sie noch schwergängiger macht. Aber die Gelenke sind ausgetrocknet, scharren, krachen, knacken bei Bewegung. Dieser *knickt* beim Gehen *ein,* während er selbst das Gefühl hat, seine Beine seien zerbrechlich wie *Glas* oder schwer wie *Holz.* Er braucht

Thuja D6

3 × 1 Gabe täglich, als Haltgeber seiner schwächlichen Verfassung und als Ausgleicher seiner lithämischen Anlage, was wir zusätzlich mit einer Gabe *Medorrhinum D200* unterstützen.

d) Bei ihm ist es eher der *kalte Nebel* des Herbstes, die Feuchtigkeit von *Binnenseen,* die sein Rheuma, sein Asthma, sein Ekzem und seine Leber und Darmbeschwerden ungünstig beeinflussen. Da ihn selbst das Bett nicht aufwärmt, sollte er auswandern oder

Natrium sulfuricum D6

3 × 1 Gabe täglich, einnehmen, um sich und seine *lithämische* Anlage zu besänftigen.

e) Nicht nur der *feuchte* Herbst, sondern alles, was *kalt* ist oder kälter wird als es eben noch war, wie *kühle Nächte* auf heiße Sommertage, selbst ein kalter Stuhl verursachen *Unterkühlung,* die ihrerseits zur verschlimmernden Auslösung seines Rheumas, seines Asthmas, seines Ekzems, seiner Durchfälle, seiner Blasenentzündung wird. Wie bei den vorgenannten gibt allein die *warme, trockene* Umgebung exotischer Länder und

Dulcamara D6

3 × 1 Gabe täglich, das nötige Gefühl wohliger Geborgenheit.

f) Kaum daß der *Herbst* ins Land einzieht, ziehen schießende Schmerzen in die Knochen, Gelenke, Muskeln dieses kalt-feuchten Menschen, die ihn abschlagen, zerschlagen und lähmen. Die großen und kleinen Gelenke sind *heiß geschwollen* und besänftigen sich trotzdem durch ein *warmes* Bad und durch

Colchicum D6

3 × 1 Gabe täglich, das auch seine Leberunstimmigkeiten und seine *Herbstruhr* mildert.

g) Es sind eher Frauen mit Schwangerschafts- und wechselhaften, krampfenden *Unterleibsleiden*, deren *kleine Gelenke* im *Herbst*, während der Periode und in den *Wechseljahren* besonders schmerzen und sich allmählich verkrümmen. Sie erhalten

Caulophyllum D6

3 × 1 Gabe täglich, zusammen mit zunehmender Ruhe und Wärme.

h) Hier begegnen wir dem *destruktiven* Knochenabbau und den deformierten, *heiß geschwollenen, kleinen Gelenken,* besonders alter, sturer und starrer Menschen, die sich dehnen, strecken und gähnen, als bäumten sie sich noch einmal gegen die Vergänglichkeit auf. Ihre Muskeln und *Sehnen* empfinden sie *wie zu kurz* und ihre *Schienbeine* schmerzen. Wärme, Berührung und Bewegung vertragen sie in keiner Weise, aber

Guajacum D6

3 × 1 Gabe täglich, wird zu jeder Jahreszeit auf ihre beharrende Unbeweglichkeit heilend Einfluß nehmen.

i) Dieser Mensch ist das wandelnde *Barometer.* Er sagt Ihnen jeden

Abfall ein bis zwei Tage voraus. *Vor* Regen, Wind, Sturm, Gewitter und *bei* Föhn *(siehe auch Föhnbeschwerden)* leidet er unter existenzraubenden *Kopfschmerzen,* unter steifen, *rot geschwollenen* Gelenken, mit reißenden, durchschießenden Schmerzen in den *Knochenhäuten* und in den *Gichtknötchen.* Sobald sich die *elektrischen* Wetterspannungen durch Eintreffen der Wetterfront, durch *beginnenden Regen* verzogen haben, atmet er erleichtert auf. Wir empfehlen ihm, stets

Rhododendron D6

3 × 1 Gabe täglich, mit sich zu führen, leichte *Kühle* aufzulegen und *leichte Bewegungen* auszuführen.

j) Auch er sagt Ihnen den Wetterumschlag zum *Tief* voraus, leidet unter *Föhn,* unter *Zugluft,* so daß man ihn stets *kopf-* und *halsbedeckt* antrifft, sei es auf der Straße oder im Bett. Entscheidend jedoch ist seine Furcht vor *trocken-schönem, kühlem Wetter.* Am wohlsten fühlt er sich bei *beginnendem Regen,* in *warmen, feuchten* Gegenden und mit

Hepar sulfuris D12

2 × 1 Gabe täglich. Sie ist eine von *fünf* bewährten Arzneien für unsere *Sommerrheumatiker,* die ich im folgenden mit Ihnen erleben möchte. Zu ihnen gesellt sich noch *Causticum,* dem wir im Kapitel *Kniearthrose* bereits begegnet sind.

k) Dieser nierengries-behaftete Rheumatiker haßt die *feuchte Wärme des Sommers,* weil sie sein *wanderndes* Rheumareißen provoziert und seine Gelenke lähmt und versteift. Trotz roter, hitziger, *lithämischer* Kräfte erscheint er uns *abgemagert.* Wenn Ihnen Damen berichten, daß sie *nur im Stehen harnen* können, weil der harnsaure Nierengries zum *Ende des Harnens* laut schreiende Schmerzen verursacht, dann zögern Sie nicht,

Sarsaparilla D6

3 × 1 Gabe täglich, zusammen mit *trockener Wärme* zu verordnen.

l) *Ärger* und Aufregung schlagen diesem heftigen, feuchten, gedunsenen, *unberechenbar zornigen* Menschen auf die Leber und produzieren dort die Vorbedingungen für sein *akutes Rheuma* oder für sein *rheumatisches Fieber.* Seine Gelenke sind *blaßrot, heiß geschwollen,* antworten mit *stechenden* Schmerzen auf die *geringste Berührung* und *Bewegung.* Trotzdem *drückt* er seine Hand auf die Gelenke und legt sich nachts auf die schmerzenden Partien. Die *Wärme des Sommers,* die *Wärme geschlossener Räume,* die Wärme menschlicher Nähe verachtet er, weil sie sein leibliches Leid, seine seelische Hitzigkeit verschlimmern. Geben wir ihm

Bryonia D6

3 × 1 Gabe täglich, bei akutem Rheuma bis zu stündlich einer Gabe, lassen ihn in Ruhe, öffnen die Fenster, damit die *frische Luft* sein Gemüt erfrischend *abkühlen* kann.

m) Er ist der blasse, kalte, trockene, ärgerliche, reizbare Familienschreck, der durch *chronisches Nörgeln* seine eigenen Fehler rechtfertigt. Er ist der *subalterne Manager,* der von seinem Etagensessel aus mit den Bürodamen *unflätig* über den schlechten Kaffee *streitet.* Er ist der *Nachtschwärmer,* der die gesellschaftlich anerkannten, zeitgenössischen Konsumgüter *genußsüchtig* und wahllos *durcheinander* in sich verschlingt. Nach Mitternacht *protzt* er mit Sexgeschichten, um seine schleichende *Impotenz* zu vertuschen. Wen verwundert es, daß er des Morgens mit *Kater-Rheuma* wie verprügelt erwacht, mit reißenden, lähmigen, krampfenden Gliedern und mit verkrampfter Unsicherheit. Wir reichen ihm ein *frisches, kühles* Tuch mit frischer, kühler Luft und

Nux vomica D6

3 × 1 Gabe täglich, bevor ihn die *Lebensangst* und die *Todesfurcht* aufzehren. Beim Rheuma, wie bei allen chronischen Erkrankungen bedenken wir, die *Erbnosoden* wohlweislich dazwischen zu geben, um die Anlagen zu besänftigen und um die Gifte des verschlackten Abwehrsystems in Bewegung zu setzen.

NOTIZEN:

52. Scheidenentzündung

(siehe auch bei Eierstock und Gebärmutter)

Die Scheide ist der Ort des Empfangens. Um empfangen zu können, muß ich mich öffnen und offen hingeben. Das sind die Wesenheiten des weiblichen Prinzips. Der Mangel an offenherziger Hingebung und dankbarem Empfangen gestaltet den Hintergrund zur vordergründigen Entzündung. Dahinter versteckt sich ein karmischer Lebensweg, der eine Frau zu der Fassade gemacht hat, die sie uns zeigt. Nur wer bereits verwundet ist, empfindet Wundheit!

a) Das Sich-Verschließen der Frau hat vielerlei körperliche Ausdrucksformen. Hier ist die Form der Abwehrhaltung durch juckende, brennende, *wundmachende* Entzündung versinnbildlicht. Ein *dünner,* scharfer, *braun-blutiger,* stinkender Ausfluß entleert sich aus der Scheide, deren Schleimhaut wir versuchen, mit

Acidum nitricum D6

3 × 1 Gabe täglich, zu regenerieren. Blättern wir gedanklich oder tatsächlich noch einmal zurück zum Kapitel *Krebsgeschehen,* wo wir die Arzneien erfahren haben, die uns für die tiefgreifenden, *destruktiven* Schleimhautprozesse zur Verfügung geschenkt sind.

b) *Kontaktblutungen* bei ehelicher Verpflichtungsübung sind das Signal für die Verwendung einer *ebenso stark* wirkenden Arznei, deren entsprechende Frau weniger körperlich schwach ist, aber trotzdem abgehärmt ausschaut.

Hydrastis D4

3 × 1 Gabe täglich, heilt ihren empfindlich entzündeten *Muttermund* und ihre eventuellen dortigen *Polypen.*

c) Hinter einem *gichtig-rheumatischen* Geschehen, das ja immer einen Verlust der Beweglichkeit, der Flexibilität darstellt, verbirgt sich die *chronische* Scheidenentzündung. *Eitrig-grünliches* Sekret ergießt sich aus der Scheide und stinkt wie *alter, ranziger Käse.* Der Geruch erinnert uns an eitrige Wunden, denen wir hier wie da mit

Hepar sulfuris D12

2 × 1 Gabe täglich, heilend entgegenkommen, falls Sie zu differenziertem Riechen fähig sind. Grünliches läßt immer einen verdeckten, geerbten oder medikamentös *unterdrückten Tripper* vermuten, weswegen wir ihr

Medorrhinum D200

1 Gabe einmalig, dazwischen empfehlen. Auch das rheumatische Geschehen bestätigt durch die *lithämische* Anlage unsere Gabe.

d) Allzu gerne werden unsere Frauen mit der Diagnose „Scheidenpilz" verunsichert. Pilze gehören zum natürlichen Milieu der Schleimhäute gleichwie Bakterien. Es ist nur eine Frage der *seelisch-leiblichen Abwehr,* inwieweit das Milieugleichgewicht uns dienlich oder hinderlich ist. So ist der *milde, kleisterartige* oder *hühnereiweißartige* Ausfluß der Ausdruck einer solchen Milieuentgleisung. Er ist *geruchlos,* denn Mildes und Sanftes stinkt nie! Versuchen wir mit

Borax D3

3 × 1 Gabe täglich, das Naturmilieu wieder zu erreichen. Wenn Sie sich Tabletten besorgen, führen Sie sie unmittelbar in die Scheide ein, gleichermaßen 3 × 1 täglich. Auch bei der klinisch schwer zu behandelnden *Endometriose* ist sie die einzige chancenreiche Arznei.

e) Die *Trichomonaden*-Entzündung, die ja zur Erlangung eine gewisse leidenschaftliche Lüsternheit voraussetzt, läßt sich gut und geduldig mit

Lilium tigrinum D6

3 × 1 Gabe täglich, beeinflussen, besonders wenn der Ausfluß *dünn, bräunlich* ist, die Schamlippen *wund macht* und unsere Dame ein *Unter-*

leibsdrängen verspürt, als fiele ihre Gebärmutter aus der Scheide. Deswegen begegnen Sie ihr immer mit krampfhaft *übereinandergeschlagenen* Beinen.

NOTIZEN:

53. Schlafwandel

Der Schlaf- oder *Nachtwandel* ist eine neurotische Erscheinung. Es müssen daher nervlich wenig belastbare, empfindsame Menschen sein, die dem Mond in seinen Phasen huldigen, ohne dessen romantischen Genuß verfallen zu können. Zwei gegensätzliche derartige Menschen und ihre Arznei habe ich mir erlaubt, Ihnen zur Nachahmung auszulesen.

a) Der erste ist der stets auf Licht und Glanz schöner Dinge und auf den *Lichterglanz* großstädtischer Nächte seelisch Eindrucksfähige, Erregte oder Erschöpfte. Seine euphorische *Leichtfüßigkeit,* seine geistige Beweglichkeit können sich bis zur manischen Clairevoyance, zum *Gedankenaufleuchten,* zum Hellsehen steigern. Werden ihm seine leuchtenden Lebenselemente verwehrt, so erfüllt die *Furchtsamkeit* das Dunkel, das sein Phantasiereichtum durch den Lichtschatten des Lampenschirms oder durch das flackernde Kerzenlicht mit wilden Fratzen ausmalt. Dergestalt sind seine Träume aufregend lüstern oder von quälender Natur. Geben wir ihm

Phosphorus D200

1 Gabe einmalig im Monat, bevor er mit Hitze und Herzklopfen benommen erwacht, aufsteht, ißt und trinkt.

b) Der andere ist der stets *lebensüberdrüssig* Traurige, der Heiterkeit liebt, der aus Unsicherheit *Sanftmütige,* Weichherzige, der keinen *Widerspruch* duldet. *Schreckhaft* und ängstlich wie sein Wesen gestalten sich seine Träume über unzulängliches, *minderwertiges* und *widerwärtiges* Sein. Ihm erlauben wir

Silicea D200

1 Gabe einmalig im Monat, bevor er bei *Neumond* wieder zu wandeln beginnt und darüber zerstreut und dusselig erwacht.

NOTIZEN:

54. Schuppenflechte

Für diese Erkrankung – auch als *Psoriasis* bekannt – hat die klinische Medizin wegen ihrer mangelnden Entartung wenig übrig; sie ist eine tief in der Unterhaut des Menschen verankerte und verkrustete Stoffwechselstörung. Ihre Anlage ist vererbt und beweist schon damit, daß es sich nicht nur um ein Hautproblem handelt, sondern um eine vorgegebene Minderwertigkeit und Krankheitsneigung der ganzen Person. Es wäre anmaßend, in diesem Rahmen ihre Erscheinungen und möglichen therapeutischen Behandlungen voll abzuhandeln. Sie sind so buntgestaltig wie die Menschen und so vielgestaltig wie deren zugehörige Arzneien. Da sie ein festgefahrenes, ja eingerostetes, starres, meist nur ästhetisches Leid darstellt, ist die Regulationsmöglichkeit mit unseren Arzneien ebenso starr. Deshalb möchte ich mich beschränken auf die wenigen Erscheinungen, wo äußere Einflüsse, wie hier die *Jahreszeiten,* als verbesserndes oder verschlimmerndes, rhythmisches Agens als Ausdruck der Beweglichkeit und Verformbarkeit des Menschen noch einwirken können.

a) Beginnen wir mit dem *Frühjahr,* der Jahreszeit der Freude und der des beginnenden Lichtes, wo alles wieder aufblüht. Auch die Hauterscheinungen dieses schlanken, hageren, fahlen Menschen vermehren sich. Freude kann er ohnehin nie aufkommen lassen. Im Gegenteil, alles ist ihm zu *eng:* Seine gestaute Leber, sein geblähter Unterbauch, sein krampfiger After; seine Kleider, sein Haus, sein Beruf. Alles ist ihm *zuwider:* Das Aufstehen, das Essen, die Arbeit, die Familie, der Beischlaf, der Trost; die Menschen, sein eigenes altes, welkes und zorniges Leben. Wenn Sie diesem *beklagenswerten* Menschen begegnen, geben Sie ihm

Lycopodium D12

2 × 1 Gabe täglich, sehr lange. Ich selbst begegne solchen Menschen zu Hauf auf Zusammenkünften homöopathischer Ärzte neben solchen, die *Arsen* brauchen. Und ich bedauere zutiefst, daß ich Ihnen nichts

geben kann und nichts geben darf, denn Widerspruch zu dem, was sie tun und sind, vertragen solch enge Menschen, die immer zum *Größenwahn* neigen, überhaupt nicht. Nur 1 Gabe in Korsakow 10 000 (CM) und davon nur 1 Kügelchen, wäre ein (abgelehnter) Trost für die Homöopathie und für die Menschheit.

b) Der nächste Patient kommt im *Herbst,* wie die meisten Gichtiger und Rheumatiker. Die Arzneien, die für die Verschlimmerung in dieser Jahreszeit zutreffen, sind solche mit ererbter *gichtig-rheumatischer* Anlage. Wenn sie bei den Patienten nicht sichtbar ist, so strotzt doch ihre Art *blaß, kalt* und *feucht* vom inneren Übel. Es sind drei Arzneien, die wir gerne zusammenmischen und als *Gichttropfen* entsprechend einsetzen, wobei sie hier ihre Wirkung auf die Haut zur Entfaltung bringen. Es sind dies zu gleichen Teilen

Acidum benzoicum D3
Lithium carbonicum D3
Berberis D3

3 × 10 Tropfen täglich. Ich selbst bevorzuge die Einzelarznei und gebe sie nacheinander in dieser Reihenfolge bereits ab September je einen Monat lang. Natürlich nur, wenn ich die Chance habe, dem Patienten frühzeitig zu begegnen. Ab Mitte Oktober bevorzuge ich bereits die Mischung. Wenn Sie das Rezept ausgeschrieben haben und der Patient berichtet Ihnen dann noch eben, daß er auch ab und zu *Nierenschmerzen* habe mit *brennendem Harnlassen* und daß auch schon *Grieß* im Harn gefunden wurde, dann liegen Sie mit Ihrer Arzneiwahl zunächst richtig. Ob eine andere personenbezogene Arznei nötig sein wird, das wird spätestens der nächste Herbst zeigen.

c) Die Menschen mit Verschlimmerung der Haut im *Winter* schauen so *schmutzig* aus und *stinken* so übel wie ihre Arzneien. Obendrein ist ihre Haut *rissig, schrundig* und *verdickt,* besonders an den Händen und Füßen. Das Übelsein verfolgt sie gerne bis zum Erbrechen beim Fahren und Fliegen. Der Sommer und

Petroleum D12

2 × 1 Gabe täglich, sind für sie eine wahre Erlösung.

d) Noch übler, noch beklagenswerter, noch *destruktiver* ist der Zustand dessen, der

Kresolum D12

2 × 1 Gabe täglich, braucht. Er verschlimmert sich ebenso im *Winter* und heftige, reißende *Gelenkschmerzen* begleiten die Hauterscheinungen.

NOTIZEN:

55. Schwerhörigkeit

(siehe auch bei Ohrgeräusche)

Allein die Bezeichnung der Krankheit beinhaltet Schwere. Schwere ist der Verlust der Leichtigkeit, der Beweglichkeit, der Wendigkeit im lokalen Organ, im Gemüt und im Geist. Ein solcher Mensch muß zwangsläufig in sich verharren, verlangsamen und erstarren. Der Gehörsinn geht verloren und damit der Sinn des Hörens, des Zuhörens und des Teilnehmens. Die Umwelt des Schwerhörigen muß schon recht laut werden, um sich Gehör zu verschaffen oder war sie nie leise gewesen? Vor Lärm und Geräuschen verschließen wir allzu gerne unsere Ohren, weil wir im Wohlbefinden unseres Menschseins im Grunde Unharmonisches und Disharmonisches verabscheuen. Dieser Wesenheit begegnen wir in der Wesenheit der zugehörigen Arzneien.

a) Taubheit ist der Beginn des Absterbens. Lärmbelastung hat diesen Menschen *erschüttert* und sein Gehör *verletzt,* hat sein sehnsüchtiges Ruheverlangen und seinen inneren Friedenswunsch gehörig gestört, mit deren Vorausgabe er, schweigend im Hintergrund, Großes vollbringen konnte. Nun hat das Schicksal ihn vom Lärm der Welt befreit, aber auch von den zarten, feinen Schwingungen, die unser Leben beflügeln. Ärgerlich, ängstlich und nörglerisch, als wolle man ihm zu nahe treten, als fühle er sich verulkt, *verfolgt* und *vergiftet,* gleitet er hoffnungslos und stumpfsinnig zurück in die Starre der Vereinsamung, aus der wir ihn mit

Arnica D4

3 × 1 Gabe täglich, wieder hervorholen können *(siehe auch Kapitel Arteriosklerose).* Beim *Hörsturz* geben wir die Arznei, auch ungeachtet der zugehörigen Person, weil hier meist nicht die Verletzlichkeit des Menschen, sondern der *Lärm* die Auslösung des Übels ist.

b) Der *Hörsturz* beruht meist auf einer plötzlichen, kleinen Blutung ins Innenohr. Mit *Arnica* sind wir ihr bereits entgegengetreten in der

Annahme, daß verkalkte Adern brüchig geworden sind. Jetzt nehmen wir an, daß zerstörende Gifte das Blut verändert haben und die Adernwände *durchlässig* werden. Es muß schon ein giftiger, intrigenreicher und *gehässiger* Mensch sein, *bissig* und mit beißendem Humor, dem

Lachesis D12

2 × 1 Gabe täglich, das Gehör für sein lautes, ununterbrochenes Gerede wiederschenkt. Es lohnt sich, die Arznei unmittelbar in die Vene zu spritzen, denn im festen Glauben an symbolische Zusammenhänge sollte das, was die Haut verletzend beißt (hier die Schlange) in gleicher Weise, nämlich die Haut verletzend, verabreicht werden.

c) Wenn der *Hörsturz* unseres Patienten *lange zurückliegt*, bevor er sich der Homöopathie zuwendet, so ist der Prozeß vertrocknet und verkrustet. Klingende und sausende Geräusche begleiten die Schwere des Hörens, die schweren Krusten seines Lebens. Nur noch seine eigene Sprache erreicht ihn und *hallt* in seinem Kopf *wider*. Wir reichen ihm

Causticum D6

3 × 1 Gabe täglich, für lange Zeit. Sie vermag seine Trockenheit, seine Einsamkeit und seine Krusten zu erweichen.

d) Die *Altersschwerhörigkeit* mag uns an Arzneien und an Menschen erinnern, die nicht nur im Gehör, sondern auch im Verhalten gealtert sind, obwohl ihr sonderlich *geiles Gehabe* an die Sehnsucht unerfüllter, lüsterner Wunschvorstellungen erinnert. Mit *schalkhafter Läppischkeit* versuchen sie die getrübten Sinne mit erotischen Phantasien aufzupolieren, um sie ihrem gegengeschlechtlichen Partner ins taube Ohr zu flüstern. Manchem gelingt es auch ohne Gehör, manchem gelingt es nach Einnahme von

Conium D12

2 × 1 Gabe täglich, allerdings über längere Zeit. Dann werden sie eventuell können, wenn sie wollen, falls ihr Wollen sie nicht weiterhin verblendet.

e) Dem obigen Bild entspricht eher ein älterer Mann. Dessen Schwester zeigt verblüffend ähnliche Merkmale, allerdings von *weibischem Gehabe* untermalt. Ungeschickt, aber zielstrebig anbiedernd mußte ich in meinen jungen, homöopathischen Jahren eine damals 91jährige Frau erleben, wie sie, *aufgeputzt* und aufgebracht wie ein Indianer, mich umarmen und *küssen* wollte, nachdem sie mir mit girlandener Schwatzhaftigkeit von ihren derb-erotischen Phantasien berichtete, die sie heute morgen in der Badewanne aufkommen fühlte. Hätte ich damals diesen armseligen, *unerfüllten* Menschen und

Crocus D12

2 × 1 Gabe täglich, gekannt, hätte ich verstehen und helfen können. So mußte ich sie zurückweisen. *Kichernd* verließ sie die Praxis und hinterließ in mir, neben einem höchst unzufriedenen Nachgeschmack, ein unvergeßliches Bild, das mir erst im Bild der Arznei wiederbegegnete und so den Nachgeschmack zum Wohle weiterer Vorkommnisse von mir nahm.

f) Chronische, immer wiederkehrende *Schleimhautentzündungen* des Rachens unter Einbeziehung des Mittelohrs und der beide verbindenden Röhre (Eustachische Tube) bilden die Auslösung einer verminderten Hörfähigkeit, der wir mit

Kalium chloratum D4

3 × 1 Gabe täglich, begegnen. Aus der *Hausapotheke* kennen wir sie bei Schnupfen, der den Kopf und die Ohren einnimmt, so daß „alles wie zu" ist.

g) Aus der persönlichen Vorgeschichte erfahren wir von häufigen Erkältungen, Schnupfen, Husten, Ohr- und Mandelentzündungen, dem sogenannten *chronischen Lymphatismus.* Heute ist die Erkältlichkeit geringer, aber die Lymphdrüsen im Halsbereich sind noch immer dick geschwollen und die Ohren fast taub. Der ältere Mensch hinter dieser Störung hat heute noch das Aussehen eines *unbeholfenen* Kindes, *rundlich, liebenswert,* entgegenkommend mit sich und seinem Ohr, um besser zu hören, um die Worte, die ihn trösten könnten, nicht zu verpassen. Wir machen unseren tröstlichen Zuspruch verständlich mit

Calcium carbonicum D12

2 × 1 Gabe täglich. Die Arznei, die er als Kind benötigt hätte, wird auch jetzt noch und gerade im Alter seine Sinnbestimmung unterstützen und trösten.

h) Für die ebenso *rundlichen*, schwer gezeichneten Lymphatiker, deren Prozeß sie zu *kindischen, läppischen, dümmlichen* Greisen zu verwandeln vermochte, ziehen wir

Barium carbonicum D6

3 × 1 Gabe täglich vor. Für die eher *schlanken*, unruhigeren, alten Menschen (und Kinder) mit gleichem Aussehen und Verhalten bevorzugen wir

Barium jodatum D6

3 × 1 Gabe täglich. Die beiden Geplagten weisen am Unterkiefer sehr *harte* Lymphknoten auf, härter als bei *Calcium* beschrieben steht.

i) Aus der Kindheit und Jugend berichten uns ältere, schwerhörige Menschen von häufig langem *Eiterlaufen* aus den Ohren. Die Antibiotika-Ära war noch nicht angebrochen und außer einem heißen Tropfen Öl in den Gehörgang hatte man wenig Möglichkeiten, dem Übel beizukommen. Die Ohrknöchelchen sind inzwischen karietisch angefressen. Das was noch übrig ist, wird auf

Calcium fluoricum D12

2 × 1 Gabe täglich, gut ansprechen und dem Ohr die schlummernde Maxime des Gehörs entlocken.

j) Zum *Ausheilen* des restlichen, chronischen Infektes lassen wir, wenn der Heilungsprozeß mit obiger Arznei stockt,

Silicea D6

3 × 1 Gabe täglich, folgen. Die *Aufeinanderfolge* der beiden letzteren Arzneien ist uns bei chronischen Haut- und Schleimhautprozessen bekannt geworden, und sie sind dafür stets treue, begleitende Helfer.

NOTIZEN:

56. Sodbrennen

(siehe auch Kapitel Magen in der Hausapotheke)

Zwischendurch ein Kapitel für die müden Momente in unserer Praxis, das Ihren Patienten bewährte Hilfen gewähren soll, während Sie selbst eigener Hilfe bedürfen. Bedenken Sie jedoch, daß Sie ein zweites Mal nicht müde sein dürfen, denn die Grenze des Verdaulichen wird unserem Klagenden mit flammender Säure ins Bewußtsein gerufen. Die Stufen des Grenzenbewußtseins bestimmen die Stufen der säuerlichen Antwort und die Stufen ihrer Behandlung: Bis zum Mageneingang, bis zur Speiseröhre, bis in den Rachen.

a) Das erste, saure Brennen ist begleitet von Völle, Übelkeit und Krampf *nach* dem Essen, der bis zum *Rücken,* bis zwischen die Schulterblätter hin ausstrahlt. Er bessert sich durch *Zurückbeugen* und durch *kaltes* Trinken, das vorübergehend lindert.

Bismutum subnitricum D4

3 × 1 Gabe täglich, ist die Ähnlichkeit mit *Mandragora,* das wir aus der *Hausapotheke* kennen, nicht abzusprechen. Beide haben mir immer große Dienste geleistet.

b) *Nach* dem Essen produziert dieser Magen so übermäßig Säure und Luft, daß er zu *bersten* droht, die saure Flüssigkeit *erbrochen* wird. Die *Zähne* fühlen sich dabei an, als seien sie *stumpf.*

Robinia D6

3 × 1 Gabe täglich, wird, wenn sie weitgehend paßt, sicherlich noch weitere Geheimnisse lösen, die uns nicht vermittelt wurden.

c) Bevor das Gesundheitswesen sich zur Perfektion berufen fühlte, hatten unsere Eltern *Natron* im Haushalt, um damit den „Magenbrand" zu löschen. Wir verwenden es homöopathisch potenziert für denselben Zweck als

Natrium carbonicum D12

2× 1 Gabe täglich, bei einem solchen Menschen, der sich *nach* dem Essen abgespannt und *ängstlich verstimmt* fühlt. Er muß seinen Magen *reiben*, während er in der Wohnung auf- und abgeht. Hat er *Milch* getrunken, muß er zur Toilette rennen, weil ihn Durchfall dazu drängelt. Hinter diesen Erscheinungen verstecken sich Bauspeicheldrüsen- und Leberleiden.

NOTIZEN:

57. Struma

(siehe auch Kapitel Schilddrüse in der Hausapotheke und über Schilddrüsenkrebs beim Krebsgeschehen)

Bei Überfunktion und Entartung der Schilddrüse begleiten uns die Arzneien aus den eben erwähnten, ausführlich beschriebenen Kapiteln. Am häufigsten klagen die halslastigen Betroffenen über die verunstaltete Schönheit ihres laborchemisch einwandfreien Kropfes. Hier meine Empfehlung:

a) Die meisten kropfleidenden Menschen sind *schlank, derb, hektisch,* nähren sich von der eigenen Substanz und brauchen sie leicht auf. Morgens schon voller Tatendrang, steigert sich ihre *Nervosität vor dem Mittagessen,* das sie, selten sitzend, hinunterschlingen. Nicht ohne Grund, denn es beruhigt ihre Nerven, ihren Magen und ihre rasche Stoffwechselverbrennung. Noch einmal erleben sie danach ein Leistungshoch, bis sie am Abend völlig erschöpft in den Schlaf sinken. Ihr Kropf ist von *hartem Gewebe* (Struma parenchymatosa) durchzogen und verlangt nach

Calcium fluoricum D12

2× 1 Gabe täglich, mindestens 2 Monate lang, wobei wir nach vier Wochen unsere *Erbnosode* für die lymphatische Anlage,

Tuberculinum D200

1 Gabe einmalig, dazwischensetzen, um das Liebenswürdigste in ihnen zu stimulieren. Danach geben wir, ungeachtet der Person,

Silicea D6

3× 1 Gabe täglich, die bei Gewebestörungen so oft auf *Calcium fluoricum* folgt. Wenn jedoch der Kropf-Mensch von vornherein *frostig* und *dürr* erscheint, dann wird er diese Arznei bereits zu Beginn der Behandlung erhalten.

b) Die weiche, von Gefäßen durchdrungene, *vaskulöse Struma* sucht ihre Gewebsstärke in

Calcium carbonicum D6

3 × 1 Gabe täglich vor den Mahlzeiten, der wir eine *venöse Blut-Arznei* zur Seite stellen.

Hamamelis D4

3 × 1 Gabe täglich nach dem Essen gleichzeitig, wahrscheinlich über längere Zeit, denn selten sehen wir eben sprießende Kröpfe, die entsprechend weniger Behandlungszeit benötigen. – Um dem zerstörerischen Element des Gefäßkropfes vorzubeugen, reichen wir

Luesinum D200

1 Gabe einmalig alle 14 Tage als Zwischengabe, 3 × insgesamt.

c) Auch die *Struma nodosa,* der *Schilddrüsenknoten* stellt eine Verhärtung des Gewebes dar, die wir, wie oben erlebt, mit

Calcium fluoricum D6

3 × 1 Gabe täglich, bewährt behandeln. Liegt gleichzeitig eine *leichte Überfunktion* vor, so steigern wir die Potenz nach 2 Monaten auf D12, 2 × 1 Gabe täglich. – Steigert sich jedoch der Heißhunger unseres *Calcium fluoricum*-Menschen bis zur Gewalttätigkeit, Übelkeit mit Sodbrennen und *Magenkrämpfen,* die geradewegs die Wirbelsäule zu durchbohren drohen *(hypoglykämischer Zustand),* dann sollten wir ihm lieber

Conium D6

3 × 1 Gabe täglich, verabreichen, damit er zur Schmerzberuhigung seinen Magen nicht über eine *Stuhllehne* zu *krümmen* braucht.

NOTIZEN:

58. Stuhlverstopfung

(siehe auch bei Bauchspeicheldrüse und Darmentzündung)

Eine angenehme Verdauung setzt voraus, daß ich meinen Mund öffne und mir und dem Leben offen gegenübertrete; daß ich ab und zu an meinen Problemen kaue, indem ich meine Instrumente bewege; daß ich gelegentlich schlucke, um neue Nahrung zu mir zu nehmen; daß ich meinen Magen, Darm und mich nicht überlaste und zwischendurch für „leichte Kost“ sorge; daß Leber und Bauchspeicheldrüse Aufgenommenes aufschließen und ich erschließen, entschließen kann und aufgeschlossen bin. Dann wird die Nahrung, die uns mit Freude, Wärme, Witz und Säften nährt, verdaut und ausgelaugt dem Abfall des Enddarms übergeben, der ihn über den After der Fallgrube überläßt, die wiederum unsere Nahrung düngt.

Wenn ich meinen Mund halte oder halten muß, wenn ich unzerkaut schlucke oder schlucken muß, kann nichts aufgeschlossen, verfeinert und abgegeben werden. Grobe Strukturen und Ballast stauen und verstopfen den Kreislauf fließender Lebensvorgänge, indem sie austrocknen, verkrampfen und zerbröckeln.

a) So ausgetrocknet vom Kampf mit dem Schicksal, vom unverdauten Kummerschlucken, das den Oberbauch und die Lebenslage beengt, kann dieser Mensch nichts mehr hingeben und sich nicht hingeben. Der Stuhl, der Mund, die Lippen, die Scheide sind trocken, *träge.* Nur noch ein *starkes Durstgefühl* verrät uns seine Sehnsucht nach leiblicher Erlösung. Mit *unauffälliger Beachtung* und

Natrium muriaticum D200

1 Gabe einmalig im Monat, werden wir seinem geheimen Wunsche entgegenkommen.

b) Noch *ausgetrockneter* und schon *durstlos* erscheint uns dieser beklagenswerte Mensch, dessen Mund mit seinen tausend Fältchen die Identifikation seines Afters nachahmt. Aus beiden kann Verdautes nicht entlastet werden und vergiftet das lebendig Überbliebene mit dem Abfall von Vergangenem. Mit

Alumina D12

2 × 1 Gabe täglich, über sehr lange Zeit eingenommen, haben wir eine Chance, seinen *geschwürigen Zerfall* zu vermeiden.

c) Der Glaube an seine *schicksalshafte Minderwertigkeit* hat ihn veranlaßt, das wenig Aufgenommene nicht mehr loszulassen. Der Rückstau verletzt seinen Schutz, seine Schleimhaut, seinen *rissigen, krampfenden After.* Wenn er sich zwischendurch drückend bemüht, *schlüpft* sein schleimiger, träger Stuhl immer wieder *zurück.* Nur noch

Silicea D12

2 × 1 Gabe täglich, gibt seinem Stützgewebe und seinem trostlosen Innenleben den sicheren Halt und die Gewißheit, daß die Minderwertigkeit unseres Daseins ein natürlicher Bestandteil unserer Existenz darstellt.

d) Die Erschöpfung durch *sexuelle Exzesse* hat ihn *impotent* und vertrocknet zurückgelassen. Nun hält er am Abfall fest, der ihm aus seiner Geilheit geblieben ist. Vielleicht kann

Selenium D12

2 × 1 Gabe täglich, mit Ruhe und *zärtlicher Zuneigung* gemischt, ihn vor der völligen Austrocknung erlösen.

e) Erlittener Schreck und *Schock* bei Kindern und Greisen, *Wochenbett* und nervenlähmende *Operation,* sind die Auslösungen für *Blähungsstau* und *fehlenden Stuhldrang* (z. B. Ileus). Schwarze, knollige Stuhlbrocken müssen per Einlauf mobilisiert werden, es sei denn, wir helfen ihm mit

Opium D12

2 × 1 Gabe täglich, die Beweglichkeit des Darmes und des Lebens wieder anzuregen.

f) *Umweltvergiftungen* bei *destruktiver,* krampfender Anlage haben seinen After verschlossen und ziehen ihn *wie mit einer Schnur* zusammen und nach innen bis hoch zum Bauchnabel. Was er von sich gibt, ist so dünn wie ein *Bleistift.*

Plumbum D6

3 × 1 Gabe täglich, wird da noch helfen, wo seine verkrampfte Lebenslage und seine *krampfenden Glieder* bereits den Kampf mit dem Tod begonnen haben.

g) Der Mangel an Spannkraft hat diesen Menschen dumm und gefräßig und seinen Stuhl *träge* und *faul* gemacht. Falls er sich mal zum Toilettengang entschließt, entläßt er dort *große, stinkende, schleimbedeckte Knollen.* Dabei fällt sein After raus und schmerzt lange nach seiner Verrichtung.

Graphites D12

2 × 1 Gabe täglich, wird auch seinen *trägen Hormonhaushalt* aktivieren und damit seine Evolution fördern.

h) *Selbststolz,* Herabblicken, *Verächtlichkeit* seines und des anderen *Geschlechtes* haben diesen stillen, schwermütigen, aber immer noch *chic gekleideten* Menschen geprägt. Der häufige Drang, sich und seinen unverdauten Ballast hinzugeben, verläuft erfolglos in Krämpfen. Das kühle

Platinum D12

2 × 1 Gabe täglich, mag ihn erfolgreich verlaufen lassen, so daß ihn Wärme und Menschen von seinem geizig gerafften *Besitz* entlasten können.

i) Das tägliche, *subalterne Berufsverhalten,* der selbstgebastelte, häusliche Ärger und die *gewaltförmige Gereiztheit,* wenn er sich im andern selbst begegnet, haben sein Verlangen nach Entlastung von Vergangenem vergessen lassen. Nur selten entkrampft er trockenen, *bröckeligen, schleimüberzogenen* Abfall. Zwischen den *Süßigkeiten,* die er insgeheim *nascht,* geben wir ihm

Magnesium carbonicum D6

3 × 1 Gabe täglich, um damit auch seine gelegentlichen *Durchfälle auf Milch* zu vermeiden.

j) Trockene Stuhlverstopfung mit Stauungen der Beine, *Venen, Hämorrhoiden* und des Unterleibes, haben uns eine Arznei entdecken lassen, die sich besonders in der *Schwangerschaft* bewährt hat, wenn sie dort *erstmalig* auftritt.

Collinsonia D6

3 × 1 Gabe täglich, dürfen Sie auch verordnen, wenn Ihnen andere Bilder schwerfällig zukommen.

k) Auch wenn uns bei *Kindern* und *Greisen* keine Auslösung auffällt oder kein Bild sich gestaltet, dürfen wir

Hydrastis D4

3 × 1 Gabe täglich, verabreichen. Bei schleimigem bis blutigem Durchfall oder hartnäckiger Verstopfung trotz und wegen *Mißbrauchs von Abführmitteln,* ist sie uns eine bewährte Begleiterin.

NOTIZEN:

59. Trigeminusneuralgie

Der leibliche Schmerz ist ein Hilfeschrei des Menschen, um auf sein seelisch-geistiges Leid aufmerksam zu machen. Der unerträglichste Schmerz und lauteste Schrei ist der Nervenschmerz. Die Nerven sind Übermittler von Nachrichten unseres bewußten oder unbewußten Wollens. Im Schmerz ist meine Willenskraft unterbrochen.

a) Gehen wir nochmals gemeinsam durch die bewährtesten Schmerzarzneien, die ja nicht nur für den Trigeminusnerven zutreffen, aber hier besonders deutlich werden. Die erste, wie schon so oft in der *Hausapotheke* erfahren, ist

Aconitum D30

1 Gabe einmalig, am besten in einem Trinkglas Wasser gelöst und alle 5 Minuten einen kleinen Schluck nehmend. Der heftige Schmerz tritt *plötzlich, stürmisch* auf, verlangt nach *Kaltem* und ist meist durch *Sturm* und andere plötzliche, *wechselnde Wetterfronten,* aber auch durch *Ärger* und plötzliche *Aufregung* bedingt. Es muß schon ein *heftiger* Mensch sein, der auf Plötzliches so heftig reagieren kann, und sei es mit Schmerz.

b) Ein blitzartig krampfender, brennender, *klopfender* Schmerz überfällt diesen eher rundlichen, *hochroten,* schwitzigen Menschen, der ihn mit einem *wärmenden,* wollenen Schal hegt. Um *Mitternacht* wird sein Schmerz unerträglich, es sei denn, er nimmt

Belladonna D30

1 Gabe einmal, am besten auch in Wasser gelöst, wie eben beschrieben.

c) Als Schmerzarznei für zornige Kinder, die zahnen oder denen der Zorn zu eigen ist, sind wir ihr in der *Hausapotheke* begegnet. Auch Erwachsene, eher Frauen, erleiden den heftigen, anfallsartigen Nervenschmerz, den sie mit *Kühle* zu lindern versuchen, während sie sich dabei leicht *hysterisch* aufführen. Die Kraft der Kamille,

Chamomilla D30

1 Gabe einmalig alle halbe Stunde, beschwichtigt auch ihre Nerven wie der Kamillentee den durch Ärger verdorbenen Magen.

d) Plötzlich einschießende, *messerscharf stechende,* reißende Schmerzen erleidet ein Mensch, der sich, auf der Liege *krümmend,* mit *feucht-warmen* Auflagen und mit

Colocynthis D4

1 Gabe alle 10 Minuten, seine eher *linksseitigen* Nerven beruhigt.

e) Ebenso plötzlich einschießend, doch eher *krampfend* und häufiger *rechtsseitig* äußert sich der Schmerz jenes Menschen, der diesem mit einer *warmen* Auflage *dagegen drückend* und mit

Magnesium phosphoricum D12

1 Gabe alle 10 Minuten, versucht zu Leibe zu rücken. Nachmittags um *14.00 Uhr* herum fühlt er sich miserabel.

f) In Südamerika wird die *Klapperschlangenbohne* zur Linderung von Schlangenbissen benutzt. So empfindet dieser Geplagte sein Nervenreißen wie den Biß einer Schlange. Der Biß umfaßt ja die Eigenart *periodisch zur gleichen Stunde* zu nerven. Hier sogar *täglich* auf die Minute genau. Homöopathisch bekämpfen wir ihn mit

Cedron D6

1 Gabe alle 10 Minuten, besonders wenn er *linksseitig* auftritt, sein Auge dabei brennt, sein Lid zuckt und sein Farbensehen tags gelblich und nachts rötlich übertüncht ist.

g) Auch diese Arznei hat die Eigenart, periodisch, *täglich zur gleichen Zeit* den ganzen Bereich des Trigeminus schmerzend zu befallen. Der Überfallene hat das Gefühl, als mache er bei vollem Bewußtsein eine *quetschende Zangengeburt* durch.

Verbascum D6

1 Gabe alle 10 Minuten, und eine *kühle* Auflage lindern den Schmerz seiner Wiedergeburt.

h) Diese Neuralgien entspringen einer *schlechten Zahnwurzel.* Die stichartig *durchschießenden,* hin und her wechselnden, anfallsartig wiederkehrenden Schmerzen durchbohren die Augenhöhlen, die *Ohren,* die Kiefer und die Zähne. Reizbar verstimmt läuft der Gequälte hin und her und mindert mit

Plantago major D6

1 Gabe alle 10 Minuten, seine Qual. Falls Sie sich des Rauchens entwöhnen möchten, ist jetzt die Gelegenheit, heldenhaft zu sein.

i) Wieder überfällt ein *periodischer* Anfall, diesmal *nachts* um Mitternacht, den nervenzerrütteten, still Leidenden mit *brennenden* Schmerzen, denen er mit

Arsenicum album D6

1 Gabe alle 10 Minuten, begegnet. Es ist das letzte Feuer, das in ihm vor der Auskühlung auflodert, weshalb er versucht, es mit *Wärme* zu mildern.

NOTIZEN:

60. Veitstanz

(siehe auch bei Multiple Sklerose, Parkinsonismus, Epilepsie, Hirnhautentzündung, Geburtsschaden)

Zu wenig wird dieses Nervenleiden, als Chorea minor und major der Neurologie vertraut, diagnostiziert. Es wird vielmehr als epileptiformer Hirnkrampf oder als neurophysiologische Verhaltensstörung abgestempelt. Nicht daß die Fehldiagnose klinisch eine bedeutende, therapeutische Konsequenz nach sich zöge – alle Nervenleiden erhalten die gleichen Antikonvulsiva, Antispasmodika usw. –, aber sie verhindert unser tiefes Verständnis für den Erkrankungs- und Lebensprozeß dieser eigenwillig verkrampften Menschen. Vielleicht paßt die mittelalterliche, mit schwarzer Magie behaftete Volksbezeichnung nicht mehr in unsere moderne klinische Terminologie. Vielleicht ist es auch die Angst der klinisch Tätigen, sich mit existenzbedrohenden, mittelalterlichen Mythen und Riten auseinanderzusetzen in einer Zeit, in der alles klar definiert, determiniert und für jeden von uns wohl umschrieben abgesteckt ist. Damit auch keiner wagt, den vorgegebenen Jägerzaun seines etablierten Lebensraumes zu überschreiten oder gar zu durchbrechen, definiert er als Schranke nichts anderes als die Beschränktheit seines Wollens, Strebens und Handelns. „Du bist der Geist, den du begreifst", so lesen wir im *Faust* und bewundern ihn. Für homöopathisch Heilende gibt es nichts – und darf es nichts geben –, das nicht ihre Aufmerksamkeit, ihre Empfindsamkeit, ihre handelnde Neugier auf sich zöge. Begeben wir uns also in das Reich der Hexen und Teufel ohne Angst, das reale Bewußtsein unseres Daseins darin zu verlieren.

a) Alle angeführten Arzneien in den oben erwähnten Kapiteln können auch bei diesem Nervenleiden angezeigt sein, weshalb ich Ihnen empfehlen darf, sie tief in sich aufzunehmen. Die drei hier beschriebenen sind als Ergänzung gedacht, da sie häufig in Vergessenheit geraten. Die Chorea drückt sich durch unwillkürliche, ruckartige oder sich windende Krämpfe von Muskeln oder Muskelpartien am ganzen Körper aus. Die Menschen, die der *kubanischen Vogelspinne* als Arznei bedürfen, als seien sie von ihr gebissen, krampfen vor allem in den Armen, im Gesicht und am Hals, wobei sie den Kopf *plötzlich* nach *links* und nach *hinten* werfen. Obwohl erzwungene Ruhe die Erscheinungen verschlimmert, verschwinden sie während des Schlafes. Für diesen *kleinen Veitstanz* haben meine Betroffenen und ich mit

Mygale D12

2 × 1 Gabe täglich, die erfolgreichsten Erfahrungen gesammelt.

b) Der *große* Veitstanz ist von *manischem* Bewegungszwang gezeichnet, verbunden mit *schraubenförmigen* Verkrampfungen der Glieder, des Gesichtes, des ganzen Körpers. Die Augen rollen nach oben, die Hände *spreizen* sich wie Spinnenbeine. Die betroffenen Partien sind kalt und taub. Die Anfälle steigern sich bis zu heftigen, ungewollten *Wutausbrüchen,* die anschließend *bereut* werden. Nur lateinamerikanische Musik mit leidenschaftlichen *Rhythmen* löst die Verkrampfungen, so daß der Besessene immer heftiger *tanzt,* bis erleichternder Schweiß, Ohnmächtigkeit mit *dunkelrotem*-bläulichem Gesicht oder verharrende Starre (Stupor, Katalepsie) den ekstatischen Tanz beenden. Die gleiche rhythmische Musik beendet auch diesen Zustand eingefrorener Lebensgeister. „Wie von der Tarantel gestochen", beschreibt der Volksmund die Wiederkehr des rhythmischen Teufelskreises, es sei denn, wir unterbrechen ihn mit

Tarantula D12

2 × 1 Gabe täglich, besonders wenn die Anfälligkeit sich *periodisch* zur *Sommerszeit* häuft und die Nacht, wie beim *Mygale*-Bedürftigen, zur schmerzfreien Labsal wird. Mit zunehmender Besserung erhöhen Sie die Potenzart auf D30 einmal wöchentlich, auf D200 einmal im Monat oder auf K1000 (M) alle 6 bis 8 Wochen.

c) Die Ekstase findet ihre Steigerung in einem geradewegs *tollwütigen* Erscheinungsbild mit *tobsüchtigem* Erregungsablauf. Eine ausgesprochene *Wasserangst* quält den Erkrankten, weil der Anblick glänzender Oberflächen, Wasser und Spiegel, fließendes Wasser oder ein tropfender Wasserhahn und selbst der Gedanke daran den Ausbruch der impulsiven Anfälle auslöst. Das sind die Menschen, die beim tropfenden Wasserhahn zur Toilette rennen müssen, weil sie Harndrang verspüren. Das sind auch die Menschen, die sich in der Drogensüchtigkeit ihres Daseins unerwartet „wie tollwütige Hunde" gebären. Für alle haben wir

Lyssinum D200

1 Gabe einmalig bei Bedarf, jedoch nicht öfter als alle 4 Wochen.

Bedenken Sie bei der Erfassung der Phänomene, daß der in uns hinterlassene Eindruck nicht unbedingt die gesamte Palette krankhafter Störungen aufweisen muß, um eine Arzneiwahl zu tätigen. Schon das Diskrete im Einmaligen und im Besonderen genügt als Hinweis, um die Vielfalt der Störungen zu ahnen, die diesen Menschen unter entsprechenden Umweltbedingungen plagen würden. Die Homöopathie erkennt die schwelenden Anfänge, den leisesten Beginn eines krankhaften leiblichen Prozesses oder einer seelisch-geistigen Entgleisung, und ist damit eine wahre *vorbeugende* Medizin.

NOTIZEN:

61. Wachstumsstörungen

Kleinwuchs und Längenwuchs sind die Auswüchse einer verlustig gewordenen Mitte. Störungen der Aufnahmebereitschaft von bestimmten Mineralien, der *Assimilation* des Stoffwechsels, sind ihre pathophysiologische Grundlage. Psychopathologisch schauen wir nach der Erscheinung und der Haltung, den *Phänomenen,* nach dem Verhalten und Benehmen, den *Anthropologismen,* und nach den Begleitumständen, den *Modalitäten,* als Ausdruck der Abhängigkeit des kranken Menschen von äußeren Einflüssen.

a) Dies sind die immer etwas *rundlichen, trägen* Kinder mit zu großem, schwitzigem Kopf und *nachtschweißigem* Haar. Alle Gelenke sind *überdehnbar,* das Gewebe ist ohne Spannkraft. Alles ist zu anstrengend und wird langsam beantwortet: Das Reden und Sich-Ausdrücken, das Laufen und die Beweglichkeit, das Stehen und die Standhaftigkeit, das Wachsen und Erwachsenwerden.

Calcium carbonicum D12

2 × 1 Gabe täglich, sehr lange Zeit gegeben, wird sie zumindest gleichwertig machen. Ihre Unbeholfenheit wird uns erhalten bleiben.

b) Die *angeborene* oder *später erworbene* Entwicklungsstörung entscheidet, ob wir erstere oder diese Arznei verordnen. Das Kind ähnelt dem ersteren in seiner Erscheinung, nur wirkt es *greisenhafter* und *dümmer.* Es ist nicht nur körperlich, sondern auch geistig klein geblieben.

Barium carbonicum D12

2 × 1 Gabe täglich, wird zu seinem ständigen Begleiter, es sei denn, der Pubertätsstreß beschert uns eindrucksvolle Fortschritte. Jedenfalls wird diese Arznei das Maximum in seinem Minimum anregen.

c) Zart und *dürr,* müde und leicht erschöpft, aber immer in körperlicher und geistiger Bewegung, ist dieses *kopfschweißige* Kind. Der Kopf ist zu groß für den *dünnen* Hals, so daß es ihn mit der Hand *stützen* muß, in der Praxis, in der Schule, beim Essen *(siehe auch Appetitstörungen)*. Ihm geben wir

Calcium phosphoricum D12

2× 1 Gabe täglich, über lange Zeit, damit sein Stützgewebe sich vermehrt und seine Hirnerregung sich vermindert.

d) Alle kleingewachsenen Kinder tragen zu große Köpfe und schwitzen. Dieses *friert* jedoch am meisten, weil ihm die nötige *Unterhaut* fehlt, die die vermögende Reaktionskraft eines Menschen versinnbildlicht. Ihm geht alles gleich „unter die Haut", nur nicht die Nahrung. Das macht es *traurig* am Morgen, *ängstlich* in der Nacht und jederzeit *schreckhaft.*

Silicea D12

2× 1 Gabe täglich sehr lange, denn so trocken wie sein Leben ist seine Reaktion. Die Wirkung aber ist tiefgreifend. Zusätzlich darf ich Sie an die *Erbnosoden* erinnern, denn jede chronische Krankheit ist ein verhärteter Prozeß und braucht eine Anregung zur Mobilisierung und Ausscheidung der Erbgifte.

e) Unsere Zeit hat das Bild des Menschen geprägt und verändert, das Wachstum eingeschlossen. Welche Harmonie ist hier verlorengegangen als Ausdruck schnellebiger Schritte. *Hoch aufgeschossen* mit teilweise hinderlichen Extremitäten erscheint uns unsere Jugend. Fast alle enden mit einem nach vorne *gebeugten* Rücken, als sei ihnen die Stütze dort oben genommen worden. Obendrein sind sie *untergewichtig dürr* trotz reichlich zugeführter Nahrung. Ihre bewährteste Arznei ist

Phosphorus D12

2× 1 Gabe täglich, damit die Verwertung des Essens vermehrt und die Vermehrung der Knochenzellen vermindert wird.

NOTIZEN:

62. Warzen

Wenn unser Körper bestimmte lebenswichtige Regelvorgänge aufrechterhalten muß, bildet er, um sein Ziel zu erreichen, unter anderem Tumore aus. Die Warzen gehören zu solchen Tumoren, wenn auch klein und von Patienten glücklicherweise nicht allzu tragisch genommen, es sei denn, sie hingen weich und gestielt am After oder am Penis. Auch die kleinen roten und bläulichen Hauterhebungen, die meist nach der Midlife-Crisis erscheinen, gehören in dieses Kapitel, ohne sie näher beschreiben zu wollen. Obwohl harmlos, gibt es Menschen oder Eltern, die unter solchen Regulationsgeschwulsten leiden, und sei es nur aus ästhetischen Gründen oder aus der Tatsache heraus, daß der Kleine oder der Papa oder der Opa dauernd daran popelt. Für sie seien hierunter die bewährtesten aller vielzähligen „Warzenarzneien" aufgeführt.

a) Warzen haben die verschiedenartigsten Ausprägungen in Gestalt und Lokalisation. Am häufigsten erscheinen sie jedoch an den *Händen.* Dort sind sie meist *rund, flach* und leicht erhaben. Wenn Sie zusätzlich noch eine kleine Warze auf der *Nase* entdecken, sich zusätzlich die Mühe machen, die *Zunge* anzuschauen und sie als *rein* und sauber befinden, dann geben Sie unbeirrt

Causticum D200

1 Gabe einmalig, und lassen 1 bis 2 Gaben Korsakow 1000 M im Abstand von 6 bis 8 Wochen folgen. Die letztere Potenzhöhe hat mir und meinen jeweils Betroffenen die schönsten Erfolge gebracht, besonders wenn es sich um *blasse, unruhige, schlanke* Menschen handelte.

b) Eine weitere weitverbreitete Warze ist jene, die wie *Blumenkohl* aussieht und bevorzugt an *Händen* und später in der *Gürtellinie* auswächst. Dieserart geplagt war mein Schüler-Freund *Ralf* mit einer dicken Warze auf der Handinnenfläche. Er erschien, im Gegensatz zu vorigem, eher rundlich, *wäßrig-dicklich* und *wärmebedürftig.* Seine *Zunge* war *belegt!* Ihm empfahl ich

Thuja D6

3× 1 Gabe täglich, lange Zeit zu nehmen. Das Besondere an der Geschichte ist, daß er diese Arznei tatsächlich lange einnahm, daß die Warze nicht nur Blumenkohl, sondern Blumenkohlstangen und -sprößlinge ausbildete, die er entgegen dem Rat seiner Eltern und trotz des Gespöttes seiner Mitschüler nicht chirurgisch entfernen ließ. Mit jugendlichem Nachdruck verteidigte er mich und *meine* Homöopathie. Wir beide haben ihn nicht enttäuscht!

c) *Alten Menschen* können die Warzen zur echten Plage werden, vor allem im Gesicht. Weniger die Ästhetik als die erwähnte Tatsache des Popelns verursacht die Empfindung des Plagens. Die Gebilde sind *flacher,* ausgedehnter als die obigen und mit einer sich ständig abstoßenden *Hornschicht* belegt. Die nahe Familienumwelt nörgelt, ermahnt, vermutet letztlich Hautkrebs. Geben Sie diesen Menschen

Beryllium D12

2× 1 Gabe täglich, in die Hand, so werden sie zu dieser Arznei greifen, wenn immer es sie gelüstet, durch Popeln Ihr Gemüt zu erregen.

NOTIZEN:

63. Wechseljahre

Die Zeit des Wechsels, der Umstellung, des Klimakteriums, ergreift die Frau in jeder Schicht ihrer Person. Sie verliert ihren besten Freund, die Periode, die Fruchtbarkeit, den Ursinn ihres Daseins. Im Sinne der Evolution, der fortschreitenden Entwicklung des einzelnen in bezug zu seiner Umwelt und zu seinem Schöpfer sind die Wechseljahre ein natürlicher Vorgang. Während dieser Stufe der Entwicklung – und hier sind auch Männer angesprochen – erheben wir uns über das Leibliche hin zur Verfeinerung unseres seelisch-geistigen Gefüges. So wird – immer noch naturgemäß – aus der Ehefrau, dem Ehemann der begleitende Partner, aus der Mutter die Geschichten und Märchen erzählende, wohlig beschützende Großmutter, aus dem Vater der weise, ratgebende Großvater. Wenn wir unsere Gesellschaft betrachten, mit steigender Anzahl psychiatrischer Kliniken, Schönheitssanatorien, Altersheimen und sonstigen Verwahrungsanstalten, so scheint von diesem Naturprozeß wenig übrig geblieben zu sein, oder wir scheinen ihm zu wenig in uns übrig gelassen zu haben.

Ähnlich der steigenden Anzahl menschenferner Institutionen, füllen die Menschen aus diesem existentiellen Lebensabschnitt unsere Praxen. Vor allem Frauen produzieren durch das offenbare, hormonelle Geschehen tausendfältige Leiden, von seelischen Verhaltensstörungen wie Freßsucht und Depressionen bis zur Unterleibserkrankung wie Eierstockstumore und Gebärmuttersenkung. Die meisten von ihnen klopfen wegen ihrer lästigen *Hitzewallungen* an die Tür, für die ich Ihnen hierunter Rat und Erste Hilfe empfehlen möchte. Sie deuten auf einen hormonell gesteuerten, stauenden Gefäßprozeß hin und sind ohne willkürlichen Einfluß über das vegetative Nervensystem, Vagus- und Sympathikus-Wechselspiel, geregelt.

a) Rot, kräftig, hitzig, schwitzig oder schon blaß, gelb, welk, erschöpft, aber in beiden Stadien *verwahrlost* erscheint uns diese *beklagenswerte* Frau. Die Wallungen überfallen sie tags und nachts mit Hitze und rinnendem Schweiß. Die Fenster bleiben jedoch *geschlossen,* da sie *frische Luft* schlecht verträgt. Die kleinen Gefäße unter der Haut sind brüchig, und *ausgefranste* Blutungen unterlaufen sie beim geringsten Stoß oder auch ohne Anlaß. Außerdem *juckt* die Haut an verschiedenen Stellen mit oder ohne Ausschlag, besonders nachts. Infolge der Hirnermüdung *zittern* die Hände mit eher feinschlägigem Rhythmus. Wenn sie dann noch bei einer *kalten Feuchtwetterfront* über Rheuma der kleinen und großen Gelenke klagt und diese Schmerzen gerne mit Alkohol zu besänftigen sucht, braucht sie mit Sicherheit

Acidum sulfuricum D12

2 × 1 Gabe täglich. Diese Arznei ist eine der am häufigsten angezeigten für solch tiefgreifende Not, für solch *verwahrloste* Verlassenheit, Verzweiflung und Trostlosigkeit. Erleben Sie mit dieser Arznei in diesem Menschen die Rückführung zu seiner ursprünglichen Daseinsform in einer natürlichen Sinnbestimmung.

b) Diese Frau ist gezeichnet durch Hirnreizung. Stets ist sie *geschäftig* und *rastlos* wie eine *Biene.* Vor allem nach dem Schlaf und nachmittags scheinen die Hitzen aus der Scheide plötzlich aufzuwallen, sind vorwiegend trocken und brennend heiß wie der Stich der Biene. Es scheint ihr, als habe eine Biene sie ins Hirn und in die Scheide gestochen, so geschwollen *sticht* es, so heftig *brennt* dort die Lust. Nicht ohne Grund wird sie die „feurige Witwe" genannt, auch bei noch vorhandenem Ehemann. Trotz so viel Hitze und Brennen empfindet sie kein Verlangen nach quellendem Wasser. Nur eine *kühle,* quellende Dusche kann ihre Wallungen und ihre Lust besänftigen. Diese Frau, wie alle, die sich in ihr erkennen, braucht

Apis D30

1 Gabe nach jeder Wallung. Dann wird sie nicht nur ihrer Wallungen entledigt, sondern auch – prozessual betrachtet – geschützt vor zunehmender *Verwirrung* und Irrung der Gedanken, der Gefühle und des Bewußtseins.

c) Zart und durchscheinend, *mimosenhaft* empfindlich, rot wenn erregt und blaß wenn erschöpft ist dieses ästhetisch wohlgeformte, stets jugendlich erscheinende Gesicht. Wenn schon beim Ansehen *errötend,* wie viel mehr bei der erregenden Auseinandersetzung mit seinen Wechseljahren. Auch dieser Mensch empfindet vorwiegend *trockene* Wallungen, die, so erscheint es ihm, *aus* den *Handflächen* und aus den *Füßen* aufsteigen, plötzlich wie das Zünden eines Streichholzes. Dieses schönheitsliebende Wesen schreit nach

Phosphorus D200

1 Gabe einmalig alle 4–6 Wochen je nach Wiedererscheinen der Hitze. So wird sich außer dem Feuer in den Adern auch das Feuer im Gehirn, im Magen-Darm und in der Wirbelsäule beruhigen.

d) Rot angemalt wie eine *chronische Tollkirsche,* aufgedunsen und schweißtriefend sind ihr Gesicht und ihre Fußsohlen, wenn diese *gichtige* Frau von Wallungen der Wechseljahre, von Wallungen des Gemüts und Wallungen des Stoffwechsels überfallen wird. Das gichtige Stoffwechselwesen erklärt ihre hitzige, kräftige, laute Erscheinung, doch trotz aller Hitze ist sie *kälte-* und *zugluftempfindlich,* verschafft sich aber Linderung an der frischen Luft und mit

Sanguinaria D12

2× 1 Gabe täglich. Diese Arznei wird besonders lindern, wenn die Hitze auch andere Störungen wie Kopfschmerzen – besonders rechts – Heuschnupfen und Husten begleiten.

e) Hitzewallungen sind nur ein vordergründiges Phänomen. Sie spiegeln aber die innere Kraft und Hitzigkeit der dahinterstehenden Person wider. Seien sie nun in den Organen wie Hirn, Schilddrüse, Herz, Asthma, Leber, Gefäße, Gebärmutter oder noch tiefer in deren Seele. Das eigentliche Problem dieser Frau ist ihre unbegründete *Eifersucht,* die sie *gehässig* und *streitsüchtig* werden läßt. Sie will alle und alles beherrschen und einengen, und doch wird sie – Ironie schicksalsträchtiger Gefüge – von ihrer eigenen *Beengung* beherrscht. Wie von einer Schlange allmählich umwindend umschlungen, erlebt sie mit *panischer Angst* den Druck ihrer Kleider, den Druck ihres Atems, ihres Herzens, ihrer Leber und den Druck ihrer Lebenslage. Diesen Druck überspielt und entlastet sie mit allem, was kühl und frisch ist, mit

Lachesis D30

1 Gabe nach jeder Wallung, und mit einer sprunghaften *Schwatzhaftigkeit.* Lehnen Sie sich zurück und erleben Sie die Größe und Kraft dieser Urarznei – bei der folgenden Konsultation.

f) Auch bei diesen Menschen brennt alles wie *Feuer:* das schweißüberlaufene, hitzewallende Gesicht, die Fußsohlen und alles was an Stoffwechselorganen dazwischen liegt. Entscheidend bei der Arzneiwahl sind auch hier – wie immer – die Person in der tiefsten Schicht ihrer Not, das Auffällige, Eigenartige und Widersprüchliche ihrer Lebenslage, ihres Denkens und Handelns. Dieser verwahrloste, stets schmutzig erscheinende, manchmal tiefgründige, manchmal *schwatzhafte Philosoph* möchte die Welt verbessern. Wer denkt hier nicht an unsere abgemagerten, verkommenen, zornigen jungen Hippies und Punks! Oder an den dicklichen, ewig lustigen, nervenraubenden Witzeerzähler. Seine eigentliche Qual ist die *Unfähigkeit,* seine weltverbessernden Ideen in folgerichtiges *Handeln* umzusetzen und die *Unerträglichkeit,* auf seine Unfähigkeit angesprochen zu werden. Da sie meist vorgeben, keine Hilfe zu benötigen, weil sie *schön, stark* und *groß* sind, müssen Sie es sein, der ihnen gelegentlich

Sulfur D200

1 Gabe einmalig, alle 4–6 Wochen gibt. Es sei denn, die Hitzewallungen treiben sie in die Praxis, wo sie, rumnörgelnd und drumherum schwätzend, ihre feuerbesänftigende Arznei erbitten.

g) Wenn sie nur wegen Hitzewallungen kommt – dabei bleibt es kaum (!) – ist sie leicht von den vorigen zu unterscheiden. Sie hat dabei *starken Durst* und *eiskalte* Hände und Füße. Während der Wallungen verursacht die Blutstauung *Kopfschmerzen,* Benommenheit und *Schwindel.* Sie überraschen meist *nachts* beim Erwachen und nach dem Schlaf am frühen *Morgen* und besänftigen sich – trotz *Frösteligkeit* im Kühlen –

an der *frischen* Luft, wobei sie viel *gähnt* und ihren Körper *streckt* und *dehnt.* Geben Sie ihr unbeirrt

Crocus D12

2 × 1 Gabe täglich. Dann lehnen Sie sich wieder zurück, beobachten, während Sie dem Rest ihrer Beschwerden und der wechselhaften Lebensgeschichte zuhören. Dann erfahren Sie, was Ihnen durch Ihr Wissen um die Arznei bereits vertraut ist. Es wird Ihnen dabei auffallen, daß sie sich für Ihren Besuch *rausgeputzt* hat, etwas übertrieben unnatürlich wie ihre Gestik. Ihre Körpersprache läßt einen genital *anbiedernden* Rückschluß zu. Ebenso genital klingt ihr vom Südpol aufsteigendes Lachen oder ihr gelegentliches Weinen, das sie ohne Grund einwirft und ohne Zusammenhang mit dem Inhalt ihrer Erzählungen. Wir wissen, daß es ihre Eigenart ist, sich mit solchen Impulsen von ihren seelischen Stauungen zu befreien, während sie mit *ausgelassener,* ungeschickter und *derber* Manier ihre berauschten, schwindelerregenden Geschichten weiter berichtet, bis Sie sie aktiv unterbrechen, indem Sie ihr diesmal eine Gabe D200 oder gar eine Korsakow 1000 (M) geben. Dann wird sie beim Hinausbegleiten noch eben erwähnen – was sie Ihnen ganz und gar nicht verheimlichen wollte – daß sie das Gefühl habe, *schwanger* zu sein. Ich überlasse Sie jetzt Ihrem menschlichen Geschick, dies Mißgeschick für beide schicklich zu lösen. Könnte es sein, daß es der Wunsch nach *Ausgefülltheit,* nach *Erfüllung* ist?

h) Diese ehemals jugendliche, aktive, *theatralische* Schönheit und jetzt eher *derbe,* auslaufende, still weinerliche, seufzende, tief *depressive,* klimakterische Frau kommt nur wegen ihrer Hitzewallungen. Den auffälligen Rest dieser Begegnung möchte sie verschweigen. Es braucht viel Geschick und Geduld, in ihre *schweigenumhüllte* Welt einzudringen. Unser Rettungsanker ist die Methode, die Technik der Anamnese. So erfahren wir, daß die Wallungen mit triefendem, klebrigem Schweiß aus dem Unterleib aufsteigen. Trotz Kälteempfindlichkeit lindert frische Luft. Die Hände und Füße sind *kalt,* wechseln aber mit *brennender* Hitze, oder nur die Hände sind kalt und die Füße oder auch umgekehrt, was uns die *Wechselhaftigkeit* der Person andeutet. Die Wechselhaftigkeit birgt immer Unberechenbares in sich. So wird sie bleiben und allmählich erzählen oder aufgebracht gehen und schweigen. Je nach Laune. Die *Launenhaftigkeit* ist das Schreckgespenst für ihre Umwelt, und für meine Empfangsdame. Sollte sie erzählen, so ist ihre stämmige Haltung eher von träger *Gleichgültigkeit* gestützt. Dazwischen seufzt sie, was Verzweiflung bedeutet und lächelt gelegentlich müde mit lebendigen, kleinen Augen, was Hoffnung bedeutet. Allein solche Beobachtungen über Haltung, Verhalten und Benehmen geben uns reichhaltige Aufschlüsse über die Verlassenheit und Enttäuschungen im Leben dieses Menschen. Trotz ihrer Gleichgültigkeit wird sie eine Arznei wünschen. Geben Sie ihr zunächst

Sepia D12

2 × 1 Gabe täglich, um ihr einen täglichen Halt anzubieten. Wenn sie wiederkommt, erfahren Sie sicherlich mehr, denn ihr Kommen bekundet Vertrauen und Verlangen nach Anlehnung. Sie erleben in der Praxis nur *eine* Seite ihrer Launen. Die Depressivität läßt Aggressivität vermuten, die Kontaktarmut verrät blitzschnelles Reaktionsvermögen, die ablehnende Grundhaltung offenbart Berührungsempfindlichkeit infolge des inneren Gestautseins und die Wechselhaftigkeit ihrer vorgebrachten Beschwerden läßt Widersprüchlichkeit ahnen. Wenn Sie es schaffen, diesen Widerspruchsgeist zu wecken, indem Sie ihr widersprechen, werden Sie die Gegensätzlichkeit erleben, indem aus dieser *blassen* Frau plötzlich ein *roter,* zorniger Mensch wird. Nun erschrickt sie und widerspricht sich selbst, denn die Auslösung ihres erschreckten Widerspruchs ist nur das äußere Ereignis zu ihrer vorgegebenen Haltung. Jetzt werden Sie ebenso *abgelehnt* wie die *häuslichen* Partner, der Ehemann, die Kinder und die sich daraus ergebenden Verpflichtungen: der Geschlechtsverkehr, der Haushalt. Noch wütend verläßt sie Ihre Praxis, vergißt jedoch nicht ihre Arznei einzustecken; diesmal in D200 oder in Korsakow 1000 (M).

i) Wenn Sie für Ihren Arzt oder für Ihren Patienten wenig Zeit haben, was Sie sich eigentlich niemals gestatten sollten, oder in Ihrem Erkennungsprozeß fehlgeleitet wurden, dann geben Sie, nehmen Sie dazwischen

Jaborandi D12

1 Gabe abends, für *schweißüberlaufende* Hitzewallungen, bis Sie sich Zeit zum Erkennen und zum Heilen zugestehen.

NOTIZEN:

64. Wirbelsäule

An diesem so wichtigen Stütz- und Halteapparat zeigt sich die Stütz- und Haltbarkeit eines Menschen. Sie ist entwicklungsgeschichtlich so geformt, daß wir uns aufrecht bewegen können. Somit erleben wir neben der *Haltung* auch die *Aufrichtigkeit.* Es wäre jedoch ein Trugschluß zu behaupten, nur unaufrichtige Menschen hätten eine verbogene Wirbelsäule. Die Frage, die *Dorcsi* stellte: „Wie können wir denn aufrichtig sein in einer Zeit der Unaufrichtigkeit", hat seine Berechtigung. Die Welt ist unaufrichtig, in ihr verliert der Aufrichtige seinen Halt. Das heißt, ihm fehlt das Vermögen, die seelische Abwehrkraft, seiner Umwelt aufrecht entgegenzutreten. Hier ist es wieder die Frage, inwieweit ich meine mir zugedachte Rolle im Leben spielen kann oder nicht kann, spielen darf oder nicht darf oder spielen muß. Das Nicht-Können, das Nicht-Dürfen, das Müssen, verursacht Schmerzen, die die ganze Person ergreifen, drinnen, draußen und an der Wirbelsäule, je nachdem inwieweit ihr bereits als Kind gestattet wurde, sich aufzurichten. Es sind demzufolge nicht nur die orthopädischen Haltungsfehler, die Schmerzen bereiten und die man eben mit einem erhöhten Absatz ausgleicht. Es sind die Folgen des Zusammenspiels zwischen Umwelt und Person in ihrer Beziehung zu ihrem Schöpfer.

Es ist Ihnen verständlich, daß ich hierunter nur andeuten kann, nur hinweisen kann. Von oben nach unten gehend, teile ich Hilfen und Hinweise mit Ihnen. Die Behandlung akuter Beschwerden wie Hexenschuß, Kreuzschmerzen und Ischias infolge von Überheben, Unterkühlen und Verstauchen entnehmen Sie bitte der *Hausapotheke.*

a) Im Bereich der Halswirbelsäule drückt sich die Halsstarrigkeit des Menschen aus. Sie ist Ausdruck des Durchsetzungsvermögens gegen die Unbill der Zeit, der Umwelt, des Schicksals. „Kopf hoch und Genick steif!" meint der Volksmund als Aufmunterung bei drohendem Verlust der Willensbetontheit. Kein Wunder, daß die Aufrechterhaltung meiner Ideen, meiner Vorhaben, meiner Halswirbelsäule gegen den Willen der Umwelt steifige, krampfende Schmerzen verursacht. Insbesondere dann, wenn wir zweifeln, schwach werden oder traurig sind und erschöpft. So können wir mit Zuspruch, mit Trost, mit Beistand jemandem das Rückgrat stärken und ihn seiner Schmerzen, seiner Zweifel, seiner Traurigkeit entheben. In der Homöopathie haben wir zwei wertvolle Arzneien, die eine sich *verkrampfende* Unsicherheit nehmen. Die erste ist

Gelsemium D6

1 Gabe alle 15 Minuten, bis zur Entspannung genommen. Diese Arznei ist uns als Begleiter bei *Prüfungsangst* und Lampenfieber *(siehe Hausapotheke)*, bei Geburtskrämpfen und bei verkrampfendem Ärger bekannt. Was müssen wir nicht alles gebären gegen den verkrampfenden Widerstand der Welt.

b) Aus der klinischen Psychiatrie ist mir noch der Zusammenhang geläufig, daß auffallend viele Frauen mit Depressionen unter heftigen Schmerzen der Halswirbelsäule leiden. Damals war mir das gemeinsam Verbindende unerklärlich. Erst die Bilder der Arzneien klärten das Geheimnis. Die Depression solcher Frauen stand inhaltlich immer mit Geschehnissen der eigenen Geschlechtlichkeit zusammen. Der Schmerz im *Genick* war ein Reflex aus der *Gebärmutter.* Die wertvollste Arznei für solche Beschwerden ist

Cimicifuga D3

1 Gabe alle 10 Minuten, bis zur Entkrampfung. Auch Kindern mit Genickstarre ist sie hilfreich.

c) Ein akutes Ereignis an diesem Ort ist der *Schiefhals* (Tortikollis) als Folge von *Zugluft* oder *Verrenkung.* Die erstere Auslösung wissen wir mit *Aconitum* zu lösen. Die letztere habe ich bisher immer mit

Phosphorus D200

1 Gabe einmalig, lösen können. Zusätzlich zu dieser Hochpotenz gebe ich

Lachnanthes D4

1 Gabe stündlich, besonders wenn der *Kopfwender* (Musculus sternocleidomastoideus) am stärksten verspannt ist.

d) Im Bereich der *Brustwirbelsäule* kristallisieren sich am ehesten Schwäche und Erschöpfbarkeit der Person heraus. Klinisch sind sie uns als rachitische Wirbelsäule, als einseitige S-förmige Verbiegung (Skoliose) und als Verkrümmung (Kyphose) infolge von „Haltungsschäden“ bekannt. Demzufolge sind Arzneien angezeigt, die auf den Stütz- und Gelenkapparat des Körpers Einfluß nehmen, bzw. die unserem seelisch-geistigen Pendant eine Stütze bieten. Die erste in dieser *mineralischen Reihe* ist

Calcium carbonicum D12

2 × 1 Gabe täglich. Wir kennen diese Arznei bereits als solche, die als erste – am Beginn des Lebens – den Menschen hilft, sich aufzurichten. *Liebenswert* und *rundlich* zehren sie vom Guten ihrer Umwelt, und wenn sie ihnen die Aufrichtung nicht erlaubt, verdreht, verbiegt und verbeugt sich ihre Wirbelsäule. Die Kälte der Mitmenschen überläuft *frostig* ihren Rücken, der wie taub und wie verrenkt empfunden wird. Sie *verheben sich* leicht in ihrem Verhalten und müssen dies mit einem Ischiasschmerz büßen.

e) Meist werden aus den Rundlichen die *zarten,* dürren, *fahrigen* Kinder und Jugendlichen, denen man den mangelnden Kalk am ganzen Körper ansieht. Der Brustkorb ist *rachitisch,* die Schultern *hängen* schwach herunter. Die Wirbelsäule schwingt sich S-förmig über ihren Rücken (Morbus Scheuermann). Im Verhältnis zum Körper ist ihr *Kopf zu groß.* Sie haben Mühe, ihn aufrecht zu halten. Auch ihr Kreuz tief am Darmbein schmerzt, so daß sie sich seufzend vom Stuhl erheben. Sie brauchen

Calcium phosphoricum D12

2 × 1 Gabe täglich, und dazwischen 1 Gabe *Tuberculin D200* gelegent-

lich. Dann wird sich auch ihr Appetit bessern, ihr Mineralhaushalt, ihre Erkältlichkeit und ihre Haltung.

f) Dieser ebenso schlanke, *rachitische* Mensch sieht ebenfalls bedrückt aus, so blaß und abgemagert wie bei *Calcium phosphoricum.* Alles ist noch schwächer, noch steifiger, noch *frostiger* und überempfindlicher. Auch seine Skolioseschmerzen im Rücken. Alles ist *zu hart* und schwer: Die Knochen, die Gelenke, die Muskeln; die Anstrengung, die Schule, das Studium; die Berührung, die Eindrücke, die Kälte; das Erwachen, das Erheben, die *Angst* vor dem kommenden Tag, die Menschen. Nur *Wärme* in jeder Weise und

Silicea D12

2 × 1 Gabe täglich, lange Zeit genommen, können ihn trösten. Dazwischen geben Sie gelegentlich 1 Gabe *Tuberculin D200* und zwei Monate später 1 Gabe *Luesinum D200.*

g) Wie bei *Silicea* erhebt sich dieser rückenlastige Mensch mit Steifigkeit, Zittern und Ängsten am Morgen vom Bett. Seine ganze Wirbelsäule vom Hinterkopf bis zum Kreuz fühlt sich an wie gelähmt, so daß er sich lockernd *dreht* und wendet, wobei die kleinen Wirbelgelenke *knacken* und knarren. Die Spannung im Kreuz *pulsiert,* sticht gelegentlich und ein Gefühl des Gebrochenseins begleitet ihn im Rücken und im Leben. „Dem werde ich das Rückgrat brechen", sagt der Volksmund; und er ist das Opfer. Während *Silicea*-Menschen wegen ihrer Berührungsempfindlichkeit weite Kleidung tragen, bevorzugt er enge Jeans oder ein Korsett. Deshalb sehen wir ihn aufrecht im Sessel sitzen mit einem *Kissen im Kreuz,* das ihm Halt gibt und seine Schmerzen lindert. Noch lieber läge er ständig auf einer harten Matratze. So wird er immer eine Stütze brauchen. Wenn er sie nicht von seiner Umwelt bekommt, so stützt er sich selbst mit der Hand am Tisch, am Stuhl, in der Taille und mit

Natrium muriaticum D200

1 Gabe alle 4–6 Wochen. Dazu geben Sie ihm Ihre eher schweigende

Beachtung und *wortlose Zuneigung,* und bedauern Sie ihn nie. Das macht ihn wütend!

h) Etwas Frische und *Feuer* in dieser Traurigkeit tut uns gut. Aber die zarte, ideenreiche Frische erschöpft sich rasch in der schlaksigen, *vornübergebeugten* Haltung und ihr Feuer erlischt darin. Nur noch zwischen den Schulterblättern brennt es, und *Hitze* kriecht die Wirbelsäule hoch. Aber *Frost* läuft schon hinab. Das Feuer hat die Dornfortsätze und Wirbelkörper verbrannt (Karies), so daß sie bei leichter Berührung schmerzen und das Kreuz bei Anstrengung versagt. Seine quecksilbrige Ruhelosigkeit hat sich in die Wirbelsäule verzogen, wo sie das Gefühl hinterläßt, als ob sich darin Quecksilber auf und ab bewege. Im Gegensatz zu den vorigen darf man ihn, wie bei *Calcium carbonicum,* berühren. Bäder, Massagen und

Phosphorus D12

2 × 1 Gabe täglich, tun ihm sehr gut, verteilen sein Feuer und sein Quecksilber zu gleichen Teilen in den Schichten der Person.

i) Im *Kampf* um die Verteidigung ihrer selbst – *ohne Gegner* – hat diese Frau sich zunehmend gebückt. Gebeugt durch den Verlust ihres Haltes – des Festhaltens ihrer *Opfer* mit ihren Fangarmen – und verletzt im tiefsten Inneren ihrer *derben* Stütze, schleppt sie sich *kreuzlahm* und *zerbrochen* durch den Rest ihres opferlosen Lebens. In der Genitalsphäre, dem eigentlichen Zentrum ihrer Problematik, hat sich die *Gebärmutter gestaut* und *verlagert.* Sie erkennen und geben

Sepia D12

2 × 1 Gabe täglich. Wir ändern ihre Schmerzen, aber nicht ihr Wesen. Alle Arzneien und alle Frauen, die wie *Sepia* an chronischem Kreuzschmerz infolge Gebärmutterverlagerung leiden, gehören zu diesem Kapitel *(doch siehe dort, Gebärmutter).* Auch ihr tut ein fester Halt im Rücken gut. Doch außer Wärme und einem Kissen im Kreuz verträgt sie keinerlei Berührung und Druck.

j) Alles ist *schwach:* Das Hirn, das Herz, der Magen, das *Kreuz,* der Unterleib. Aller Kummer, alle Sorgen, alle Qual, alle Anstrengung schlägt sich dorthin. So verwundert es nicht, daß das Kreuz quälend schmerzt, reißt, ruckt, zuckt und plötzliche *Stiche* einschießen. Dieserart verrenkt und steifig, braucht dieser Mensch – wie jener bei *Natrium muriaticum* – Wärme, liegende Ruhe auf *harter Unterlage* und beim Sitzen ein Kissen im Kreuz. Zusätzlich und gegenteilig zu *Natrium* verträgt er eine gute Massage und

Kalium carbonicum D12

2 × 1 Gabe täglich, um seine Spannkraft und Beweglichkeit zu stärken.

k) Beim *Bandscheibenschaden* hat sich das folgende Arzneitrio äußerst bewährt, auch dann noch, wenn ein Teilvorfall (Prolaps) der Bandscheibe mit den entsprechenden Schmerzen und Gefühlsveränderungen in den Beinen vorliegt. Beginnen Sie die Behandlung mit

Calcium fluoricum D12

2 × 1 Gabe täglich, 6 Wochen lang. Als Kalziumsalz ist ihre Notwendigkeit gerechtfertigt. – Danach lassen Sie

Strontium carbonicum D12

2 × 1 Gabe täglich, ebenso 6 Wochen lang, folgen. *Strontium* ist bereits ein Schwermetall. Seine Wirkung als Arznei kennen wir aus der Vergiftungslehre (Toxikologie). – Als dritte und letzte Arznei geben Sie

Thallium D6

3 × 1 Gabe täglich, wiederum 6 Wochen lang. Je tiefgreifender und destruktiver eine Störung im Stützgewebe sitzt, desto mehr neigen wir arzneilich dazu, über die Pflanze, über das Mineral Schwermetalle auszuwählen. Neben diesem Trio gebe ich die entsprechende, personenbezogene Arznei in sehr hoher Potenz und seltenen Gaben: Dazwischen setze ich – wie immer bei chronischen Krankheiten – die Erbnosoden *Tuberculin, Medorrhin, Luesin.*

l) Bei den Schmerzen des *Steißbeins* (Kokzygodynie) hat uns *Stiegele* eine äußerst bewährte Anwendung geschenkt:

Castor equi D200

1 Gabe einmalig. Die *Pferdewarze* hat mich bisher – in dieser Gabe und in dieser Potenz – noch nie im Erfolg enttäuscht. Versuchen Sie es!

NOTIZEN:

65. Wundliegen

Sicherlich, dieses Kapitel ist nicht für die tägliche Praxis gedacht. Doch einige unter uns pflegen zu Hause noch ihre Eltern in hohem Alter, falls diese nicht schon im Krankenhaus sind oder im Altersheim. Jenen, die ethisch-moralisch bemüht sind, ihren Eltern das zurückzugeben, was sie von ihnen vormals erhielten, jenen möchte ich eine Hilfe in die Hand geben.

a) Das Wundliegen (Dekubitus) entwickelt sich durch lokale Unterernährung des Gewebes infolge ständigen Drucks von außen, durch Liegen auf derselben Stelle. Die Appetitlosigkeit, die Abmagerung, die Erschöpfung des Pflegebedürftigen tun das ihre dazu. Beginnen Sie die Behandlung mit

Abrotanum D4

3 × 1 Gabe täglich, neben der äußeren Pflege und der weichen Lagerung.

b) Besonders nach dem *Schlaganfall* bilden sich infolge der Unbeweglichkeit gerne Druckstellen mit *dunkelroter* Verfärbung. Öffnet sich die Stelle, nimmt der Wundrand diese Farbe an und kann mit

Arnica D4

3 × 1 Gabe täglich, gut beeinflußt werden. Trotz weichester Lagerung klagen diese Menschen, daß *alles* noch *zu hart* sei.

c) Eine ähnliche Verfärbung, doch eher *blaurot,* zeigt der Wundrand mit *dunkelroter,* offener Wunde bei sehr berührungsempfindlichen Menschen mit chronischen, septischen Erkrankungen.

Lachesis D12

2 × 1 Gabe täglich. Für torpide Prozesse geben wir gerne die D4, nur

Lachesis sollte nicht unter D10 gegeben werden, da es sonst zu Blutungen kommen kann.

d) Ist der Wundrand blaß, *wäßrig geschwollen* und die Wunde dunkel, fast *schwarz* wie Kohle, dann ist

Carbo animalis D4

3 × 1 Gabe täglich, angezeigt. Die *Tierkohle* ist immer dort hilfreich, wo das nötige Feuer in der Nahrung, im Stoffwechsel, im Gewebe nur noch vor sich hinglimmt.

e) Jetzt beginnen die Wunden zu *eitern.* Zunächst bedecken Eiterstippchen das entzündete Gewebe, das wie nach *Fischlaiche,* nach *altem Käse* riecht.

Hepar sulfuris D4

3 × 1 Gabe täglich, ist die erste Arznei bei Eiterungen, besonders wenn *Wärme* der Wunde gut tut.

f) Danach folgt meist die *Kieselerde,* wenn die Wunde noch *eitrig näßt,* aber allmählich heilt.

Silicea D6

3 × 1 Gabe täglich, erreicht das *harte* Gewebe und gibt ihm die Spannkraft zurück.

g) Die Wundstelle kann eitrig-brandig *zerfallen.* Dann sondert sie ein *aashaft*-stinkendes Sekret ab und braucht

Kreosotum D4

3 × 1 Gabe täglich, bis zur Reinigung. Dazu gebe ich gerne dazwischen

Pyrogenium D30

1 Gabe gelegentlich, etwa einmal pro Woche, um der drohenden Blutvergiftung, der Sepsis, vorzubeugen.

NOTIZEN:

Zweiter Teil

DIE ARZNEI

Zwei Seelen wohnen, ach! in meiner Brust
(Goethe – Faust)

Einleitung

Als ich vor vielen Jahren begann, die Arzneilehre zu studieren, war sie eher ein deprimierendes Erlebnis. Ich konnte und wollte nicht begreifen, daß wir so schlecht sind, so morbide, so durch und durch verkommen. Doch durch die Arznei Schicksale des Menschen zu ergründen, faszinierte mich. Es brauchte einen zeitraubenden Erkennungsprozeß, die Hinführung durch meinen Lehrer und die Erfahrung mit meinen Patienten, bis ich begriff, daß es sich bei den geschilderten Phänomenen um vordergründig krankhafte Erscheinungen und Störungen handelt, denen wir nur in der existentiellen Not begegnen. Ich verstand, daß durch die Breite der Arznei das Maß der Mitte Harmonie und Gesundheit versprach. Der Hintergrund ist zwischen den Zeilen zu erahnen. Der morbide Vordergrund der Beschreibung – und damit die morbide Erscheinung des kranken Menschen – steht mit dem Hintergrund in sich ausgleichender, gegenpoliger Wechselbeziehung. Nichts kann so schlecht sein, daß es nicht etwas Gutes in sich birgt, und nichts kann so gut sein, daß es nicht etwas Schlechtes in sich birgt. So kann auch etwas augenscheinlich Gutes wie Güte, Sorgfalt und Ordnungsliebe eines Menschen zur Plage und Qual für dessen Umwelt werden. Dann nämlich, wenn solche Charaktereigenschaften zum Übermaß auswachsen, zu übermäßiger Sorgfalt, zu übermäßiger Pedanterie, dann verlassen sie das ausgleichende Maß der Mitte, das Dasein, und entgleisen in das, was wir augenblicklich erleben, in das Sosein. Ich verstand, daß die Arznei und der Mensch sich nicht nur ähnlich sind, sondern sich entsprechen, in einer sich verschmelzenden Einheit. Der Grad seiner Entgleisung bestimmt die Schwere seiner Erkrankung. Folglich sind wir aus Gegensätzen zusammengefügt, die es gilt, in uns zu vereinen. Das ist auch das Anliegen jeder großen Philosophie, sei sie westlichen oder östlichen Ursprungs. Nur suchen wir Okzidentalen eine ursächliche Begründung für unsere Verhaltensstörung möglichst in der Außenwelt, im andern. Das ist durch unsere religiöse Schulderziehung ausgelöst.

Während der Orientale weder Ursache noch Begründung sucht, sondern die Gegensätze in seiner Innenwelt als gegebene, als notwendige Voraussetzungen der Einheit seines Daseins annimmt. Nur in diesem Selbstverständnis war ich fähig, die Arznei und den Menschen lieben zu lernen. Je mehr Sie versuchen, Entsprechungen zu finden zwischen Arznei und Mensch, zwischen Körperlich-Leiblichem und Seelisch-Geistigem, desto mehr wird Ihnen die Arznei zum Freund, zum Besitz und zur unmittelbaren Anwendung. Dadurch werden Sie erkennen, daß eine Homöopathie, die den Menschen ganz läßt und die Arznei ganz läßt, anstatt ihn und sie in Symptome zu zerpflücken, eine verständlichere, eine menschlichere und eine ärztlichere Methode darstellen muß. Die Repertorien und Symptomenverzeichnisse sind nur Wegweiser in unserer Unschlüssigkeit, in unserer Unkenntnis auf dem Wege zum Meister. Keinesfalls dürfen wir auf halbem Wege stehenbleiben und sie zur Grundlage, zum Inhalt unserer Methode, unserer Technik, unseres Handwerkszeugs werden lassen, indem wir die Arznei zerpflücken und den Menschen zerstückeln. Wir können klinisch denkende Ärzte allein durch unsere Arzneien überzeugen. Deshalb ist es von Vorteil, wenn wir uns um den Namen kümmern, um die Herkunft, um den Standort, um die Bedingungen, in der eine Pflanze, ein Tier, ein Mineral wächst, gedeiht und vergeht oder sich durchsetzt, so wie wir uns täglich in unserer Umwelt durchsetzen und einsetzen müssen und hoffentlich gedeihen können. In der Homöopathie werden Sie immer eine Arznei finden, die Ihr Gedeihen anspornt und Ihr Zugrundegehen mildert. Diese Homöopathie habe ich von der Arznei her verstehen gelernt. Durch sie habe ich gelernt, den Menschen zu verstehen.

Abrotanum – Eberraute

Die *Artemisia* hat ihre Wirkung auf das lymphatische System, das Abwehrsystem des Körpers. Bewährt bei Akne rosacea mit winterlicher Verschlimmerung bei blassen, müden, matten und hohläugigen Menschen und für appetitlose Kinder.

Acidum aceticum – Essigsäure

Erschöpfung, Schwindel, Benommenheit verbergen sich hinter einem blassen wächsernen, abgehärmten Gesicht mit gelegentlicher hektischer, schwitziger Röte, aus dem gelegentlich ein durchdringender, abweisender Blick hervorschaut. So erschöpft und abgemagert erscheinen die meisten unserer krebskranken Menschen. Ein Leben lang haben sie sich für andere aufgeopfert und sind am Ende enttäuscht, gekränkt und gedemütigt. Großer Durst auf kleine Schlucke kühlen Wassers und das Verlangen nach sauren, derben Speisen halten sie noch aufrecht. Die Süße haben sie schon lange verlassen. Nachts drohen sie zu erstikken und sind übergossen von kalten, übelriechenden, wundmachenden, zersetzenden Schweißen.

Acidum benzoicum – Benzolsäure

Starke und tiefgreifende Säure bei gichtigen Rheumatikern, deren kleine Gelenke chronisch entzündet und verunstaltet sind. Zusammen mit *Lithium carbonicum* und *Berberis* als Gichttropfen bewährt und als solche bei der Schuppenflechte (Psoriasis) eingesetzt, die sich im Herbst, im Naßkalten, verschlimmert.

Acidum fluoricum – Flußsäure

Bereits in der *Hausapotheke* haben wir die Arznei als tiefgreifende, die Haut, die Schleimhaut, bis in die Knochen zerstörende Säure kennengelernt. Hier begegnet sie uns bei der Akne rosacea mit sommerlicher Verschlimmerung wieder.

Acidum hydrocyanicum – Blausäure

Aus der *Hausapotheke* kennen wir diese Arznei bei ohnmachtsähnlichen Anfällen und bei Ohnmacht als Ausdruck verschiedenartigster Grundleiden. Erweitern wir unser Wissen um ihre Anwendung bei Epilepsie. Die Krämpfe überraschen den Betroffenen schlagartig, und mit einem lauten Aufschrei fällt er zu Boden. Die Muskeln spannen und rütteln. Das Gesicht ist dunkelrot bis bläulich gestaut und mit eiskaltem Schweiß bedeckt. Ebenso eisig sind die Glieder. Meist geht unwillkürlich Urin ab. Er berichtet uns im nachhinein, einen blitzartigen Stoß vom Kopf bis zum Fuß empfunden zu haben.

Acidum nitricum – Salpetersäure

Bewährte Anwendung bei geschwürig zerfallenden Prozessen der Haut und Schleimhaut, besonders an deren Übergängen. Siehe *Hausapotheke.*

Acidum phosphoricum – Phosphorsäure

Diese Arznei, die wir schon bei Kummer kennengelernt haben *(siehe Hausapotheke),* findet auch beim Diabetes ihre bewährte Anwendung, weil, wenn wir gut zuhören, wir von einer solchen Auslösung erfahren, von einschneidendem Kummer, von sein Leben verändernder Demütigung und Kränkung. Wie alle Säuren wirkt sie auf Schwäche, Mattigkeit und rasche Erschöpfbarkeit ein.

Acidum salicylicum – Salicylsäure

Diese Arznei ist besonders angezeigt bei bedauernswerten rheumatischen Diabetikern mit heftigen Nachtschweißen mit den bereits bekannten Erscheinungen der Säurevergiftung.

Acidum sulfuricum – Schwefelsäure

Wir kennen die Schwefelsäure bereits als bewährte Arznei für leichte und schwere unregelmäßige Blutungen unter der Haut *(siehe Hausapotheke).* Hier begegnet sie uns noch rot, kräftig, hitzig, schwitzig aber – wie alle Säuren letztlich – blaß, gelb, welk, erschöpft. In beiden Phasen erscheint uns der entsprechende Mensch unappetitlich, ungepflegt, schmutzig, trotz anfänglicher Pflege vernachlässigt, heruntergekommen und verwahrlost. Seine Haut juckt an verschiedenen Stellen des Körpers mit und ohne Ausschlag, bei Leberkranken besonders am Rücken. Die hitzewallende, klimakterische Frau ist dem Alkohol zumindest nicht abhold. Die blutgestauten Augen sind unter dem schwitzigen, gedunsenen Gesicht klein geworden. Ihre Hast und ihr Verlangen treibt sie als Gastwirtin oder Bedienung in alkoholträchtiges Milieu. Hier bedient sie ihr männliches Pendant mit Bier und Schnaps, wo Lügengeschichten und demoralisierende Verlebtheit die Sphäre durchdringen. Ähnlich demoralisieren die inneren Organe: Nach dem morgendlichen schweren Erheben aus schweißstinkendem Bett – falls er dieses als Tippelbruder nicht schon aufgegeben hat – hustet er Bronchiensekrete und Magenschleimhaut bis zum Bluten und Erbrechen aus, entleert blutig-schleimigen, wäßrigen Stuhl. Sein Leberschwund, sein Diabetes sind ihm selten bewußt, nur Nerven- und Muskelschmerzen ziehen als diabetische Neuromyopathie durch die Extremitäten. Das sind die Menschen, die wir manchmal insgeheim beneiden, einfach weil sie anders leben, aber ohne zu wissen, welche Trostlosigkeit, welche Beklagenswertigkeit ihren Alltag und alle ihre Tage erfüllen.

Aconitum – Sturmhut

Der Sturm als krankmachende Auslösung und die stürmische Heftigkeit dieser Arznei sind uns in der *Hausapotheke* begegnet. Hier ist es der Schreck und dessen Folgen, die ihrer bedürfen.

Aethiops antimonialis – Spießglanzmohr

Sie ist ein Gemisch aus Quecksilber, Schwefel und Antimon, woraus sich ihre tiefe Wirkung auf Haut und Schleimhautprozesse erkennen läßt. Wir verwenden sie bewährt bei chronischer Darmentzündung (Colitis mucosa) und bei Hornhautkrümmung (Keratokonus).

Agaricus – Fliegenpilz

Die Vergiftung mit dem Pilz ist dem Erscheinungsbild des Rausches sehr ähnlich. Es gestaltet sich von der ausgelassensten, geradezu ekstatischen Euphorie bis hin zur Dösigkeit und Schlummersucht. Aber die ihrer als Arznei bedürfen, sind immer schüchterne Wesen. Sowohl die spät entwickelten Kinder, die überbeanspruchten Schüler und Studenten, als auch die ewig müden, gähnenden, trunken schwindeligen Erwachsenen mit ihren versetzten Blähungen, die, wenn sie endlich abgehen, ihren Hirnzustand erhellen.

Agnus castus – Mönchspfeffer

Der Jahrtausende alte Volksname der Pflanze, der ebenso als *Keuschlamm* mit Betonung auf keusch bekannt ist, verrät uns seine bewährte

Anwendung im Sexualhormonbereich. Wenn ich den der Arznei entsprechenden, nervenzerrütteten, sexuell geschwächten Menschen vor mir sehe, so denke ich unwillkürlich an das Bild des Abtes, der seinen Mönchen die getrocknete Pflanze auf den heißen Pimmel streute. Im gegensätzlichen Denken der Homöopathie ist diese Hitze bei unserem Patienten verlorengegangen, und er leidet unter seinen alten hypochondrischen Sünden und deren Folgen. Versuchen Sie sie bei Impotenz beider Geschlechter!

Aloe – Aloesaft

Es sind die roten, kräftigen Menschen mit chronischen Darmstörungen, Entzündungen, die dieser wertvollen (Reise-)Arznei bedürfen. Häufige, explosionsartig wegspritzende Durchfälle gehen gleichzeitig mit Harn ab. Die Homöopathen nennen dieses Phänomen „falsche Freunde". Sie haben das Gefühl, als könnten sie den After willentlich nicht mehr kontrollieren, das heißt, sie wissen nicht, ob das Pflockgefühl im Enddarm nun Stuhl oder Wind ist, so daß sie ein dortiges Unsicherheitsgefühl entwickeln. Nachts tragen sie Windeln, um dem Malheur des plötzlichen Stuhl- und Harndranges vorzubeugen.

Alumina – Tonerde

Fahl, schwach, fröstelig, unruhig empfindet und verhält sich dieser von allgemeiner Trockenheit geplagte Mensch. Nicht nur Haut (Falten, Ekzeme), Schleimhaut (chronische Bronchitis, Verstopfung, Blasenlähmung) und innere Organe (Hirn, Rückenmark) haben ihre Spannkraft verloren, auch Seele und Geist sind vertrocknet, verkümmert, verlangsamt im Fühlen und Denken. Wenn wir frisch geformte Tonerde trockener, sonniger Luft aussetzen, dann schrumpft sie, bröckelt und reißt; geschrumpft wie die Haut, bröckelig wie der Stuhl und der Ausfluß, ebenso rissig wie alle Körperöffnungen: Augenlider, Nasenlöcher, Mundwinkel, Lippen, Schamlippen und Afterfalten. Letztere formen ihr Ebenbild in den Falten um die Lippen, die wie ein Spinnwebennetz zum Mund verlaufen. Ein solches Spinnengewebe fühlt er im ganzen Gesicht, wobei er ständig sich bemüht, es mit der Hand wegzuwischen. So wie die Tonerde im warmen Wasser ihre Formbarkeit wiedergewinnt, so schleichen sich in der feuchten Wärme alle lebendigen Geister wieder ein, langsam und schleichend wie der Erkrankungsprozeß.

Ambra – Pottwalausscheidung

Wie in der *Hausapotheke* bewährt bei Schlafstörungen infolge von Alltagssorgen. Am besten auf den Nachttisch stellen!

Anacardium – Tintennüsse

In der *Hausapotheke* finden wir diese Arznei für geschwürige Mägen und geschwürige Gemüter. Leidenschaftlich und unberechenbar wie dessen Temperament sind die Verkrampfungen des zugehörigen Menschenlebens, das mit religiösen Skrupeln erfüllt ist. Sein Krampf sitzt wie ein Pflock im Hirn, im Magen, im After, bis sie geschwürig zerfallen: Der After im schwärenden Krebs, der Magen im durchgebrochenen Ulcus, das Hirn in der Auseinandersetzung mit Tod und Teufel. Die Unlösbarkeit seiner intellektuellen Zwiespältigkeit würde ihn eventuell zum Erschießen zwingen, wäre er nicht zu feige hierzu.

Anthracinum – Milzbrand

Diese Nosode wird aus tierischen Krankheitsprodukten des Milzbrandes gewonnen, homöopathisch hochpotenziert und dient der Ausleitung von Giften bei Abszessen, Akne, Erysipel und Gangrän, wenn sich diese Toxine im Abwehrsystem verankert haben und somit eine gut gewählte homöopathische Arznei den Heilungsprozeß nicht mehr anreizen kann. Auf der Spitze der eitrigen Herde weisen sie einen schwarzen Punkt auf. Beim Erysipel erscheinen auf dem harten Entzündungsgrund intensiv brennende, bläulich violette bis schwarze Bläschen, die geschwürig zerfallen wie eine schwere, stinkende Gangrän mit eitrig wundmachendem Sekret.

Antimon. sulf. aurant. – Schwefelantimon

Sie ist dem feuchten Emphysemhusten des älteren Menschen, der handvollweise Auswurf hervorwürgt, zugedacht.

Apis – Honigbiene

Wo immer die Biene sticht, schwillt die Haut allergisch-entzündlich an mit brennendem, stechendem Schmerz *(siehe Hausapotheke).* Aber sie kann auch – symbolisch gesehen – ins Hirn, in die Scheide stechen. Dann erleben wir die klimakterische Frau als „feurige Witwe", so geschwollen sticht es, so heftig brennt die Lust, die sie durstlos mit kühlen Duschen besänftigt wie ihre trockenen Hitzewallungen, ihre Gicht, ihr Rheuma. Stets geschäftig und rastlos wie eine Biene, verfällt sie allmählich (wie beim Sonnenstich, bei der Hirnhautentzündung) in Verwirrungen und Irrungen der Gedanken, der Gefühle und des Bewußtseins. Zu ihren bewährten Anwendungen gehören alle fiebrig-allergischen-entzündlichen-neurotoxischen Prozesse, auch die Meningitis, das Erysipel, die Lähmung, meist nach *Belladonna* und vor *Rhus tox., Lachesis* und *Arsen.*

Aranea diadema – Kreuzspinne

Wie alle Spinnengifte weisen die Menschen, die ihrer als Arznei bedürfen, ein periodisches Auftreten ihrer Beschwerden auf, hier zur gleichen Tageszeit, besonders im Herbst bei naßkaltem Wetter. Sie sind Nervengifte, und Nervenschmerzen plagen diesen Menschen, begleitet von einem Gefühl der Vergrößerung und von kribbelnder Kälte, obwohl er äußere Kälte als unangenehm empfindet. Die Schmerzen sind jedoch einmalig in ihrer Lokalisation. Tief bohrend und grabend ziehen sie vom Fersenbein hoch in die Kniekehle. Dies ist ein recht frühes Hinweiszeichen für beginnende Durchblutungsstörungen der Beine, so wie die Seufzeratmung für beginnende Herzerkrankungen. Der Nervenschmerz kann auch an den Armen auftreten im Gebiet des Nerven, der die Speiche versorgt (Nervus ulnaris). Dabei begleitet ihn Taubheit bis in die letzten drei Finger der Hand. Notabene: Rauchen verbessert seine Beschwerden, obwohl er gegen Tabak empfindlich reagiert. Er ist überhaupt überempfindlich, kräftig gereizt, und wie aufgedreht berichtet er mit witzelnder Redelust die Belanglosigkeiten äußerer Lebensumstände, um von seinem eigentlichen Leiden abzulenken und von seinem inneren Drang, trotz Witzemacherei, seine Umwelt zu sticheln, zu verletzen.

Argentum nitricum – Silbernitrat

Als bewährte Arznei vor Prüfungen ist sie uns in der *Hausapotheke* bekannt geworden. Als krampfender Nervenarznei begegnen wir ihr jetzt bei einem Menschen, der den Bezug zur Lebenssüße verloren hat. Widersprüchlicherweise lechzt er nach Süßem, das er aber meist nicht verträgt. Sein Magen wird sauer und die Säure brennt ihm bis in die Speiseröhre hinauf. Sein Bauch bläht sich wie eine Trommel und erleichterndes Luftaufstoßen explodiert aus dem Rachen.

Aristolochia – Osterluzei

Diese zarte, feine Pflanze entspricht der Erscheinung junger Menschen, allerdings nur solange sie sich nicht aus Kummer mollig fressen. Sind sie appetitlos, so geht es ihnen äußerst schlecht, sie werden blasser, gedunsener, frösteliger und in sich gekehrter, lustlos. Nur eine ebenso zarte Hand und ein feines menschliches Geschick kann sie aus dieser Unlust befreien, da ihre Liebesbedürftigkeit aus den Augen strahlt. Die Öffnung ihrer Hemmungen und die Heilung ihrer Akne wird ihnen auch die Lust an ihrer eigenen Geschlechtlichkeit und an ihrer Umwelt wieder bescheren.

Arnica – Bergwohlverleih

Diese „Wohl-verleihende" Pflanze begegnete uns in der *Hausapotheke* als große Verletzungsarznei, da – in den Bergen –, wo die Gefahren der Erschütterung und der Verletzung am nächsten liegen. So begegnete er uns früher als beweglicher, sportlicher, eher athletischer, stiller Genießer mit einer gewissen verletzenden, süffisanten Verhaltenheit. Der Genuß und die Verletzlichkeit haben seine Blutfettwerte und seine Harnsäure bis zur Verkalkung und Gicht übermäßig provoziert. Jetzt ist alles hart geworden: Die Gefäße, die Muskeln, die Gelenke, die Lage, in der er sich mit seinem Körper und seinem Leben befindet. Unruhig, ängstlich, verwirrt hin und her wandernd, findet er keinen rechten Platz mehr, wird apathisch, ablehnend, argwöhnisch. Die Erschütterungen bei Bewegung und die seines Lebens bereiten ihm Kopfschmerzen, Benommenheit und Schwindel. Er braucht Kühle und Ruhe und findet keine. Er möchte sich bewegen und kann nicht mehr. Bewährte Anwendung bei allen Folgen von Verletzungen, auch Amputationsschmerz und Wundliegen, sowie bei allen Gefäßprozessen.

Arsenicum album – Arsenige Säure

Bei dem *Arsen*-bedürftigen Menschen sind die inneren Organe und das seelisch-geistige Gefüge so starr wie seine abgehärmte Erscheinung. Sie scheint ihm jedoch noch Kraft genug zu geben, sich ordentlich gekleidet mit einem Ordner voller Krankheitsberichte vorzustellen, über die er Sie mit subtiler Genauigkeit wohl informiert und dabei das klinische Gehabe imitiert. Irgendwo steht er damit außerhalb seiner Selbst und verbirgt hinter dem Ordner seine großen Ängste um sein Leid und um sein Leben. Diese Arznei steht am Ende der „toxikologischen Reihe", die die Bilder der Vergiftungen kennzeichnet. So ist sie immer dann angezeigt, wenn wir mit unserem Leid „am Ende" sind oder am Ende unseres Lebens angekommen sind. Das Leben beginnt mit *Calcium carbonicum* und endet mit *Arsen.*

Arum triphyllum – Zehrwurzel

Der dieser Arznei zugetane Mensch sollte sich und seine Stimme nicht überbelasten. Er hat schon genug Ärger mit seiner Nervosität, reibt mit der Hand an der Nase, bohrt mit den Fingern in der Nase, zupft sich mit den Zähnen die Lippenhaut ab, faßt sich bei jedem zähen Hustenstoß und Räuspern mit beiden Händen an den Hals. Gurgeln und Freiheit in frischer Luft, die nicht naßkalt, nicht stürmisch, noch gewittrig sein sollte, erleichtern Lokales und Nervöses.

Asa foetida – Stinkasant

Stinkend wie ein Gemisch aus Schwefel und Knoblauch sind die höchst berührungsempfindlichen, dünn-eitrigen Geschwüre mit bläulichem Wundrand. Sie gehören einem schwachen, aber „gut aussehenden", ständig stinkend rülpsenden Menschen. Alle seine Venen sind gestaut, was sein vollblütiges Aussehen erklärbar macht.

Aurum – Gold

Geld, Gold und Macht sind die Insignien des roten, kräftigen, untersetzten Menschen. Die Maßlosigkeit seines Strebens, die von Ellbogen, Erfolg und Ärger begleitet ist, hat sein Gold und ihn ermattet, hat sein Geld und ihn entwertet, hat seine Macht und ihn gebrochen. Wer hoch nach oben steigt, muß die Gefahr voraussetzen, tief zu fallen. Enttäuscht, gekrümmt und gekränkt über mangelnde Anerkennung und Zuneigung von jenen, die er auf dem Wege zur Macht zeitlebens mit Füßen trat, überfällt ihn jetzt die zerfleischende Enttäuschung über sein krümmendes, kränkendes Ego. Zu spät erkennt sein ehemals scharfer Intellekt die Aussichtslosigkeit seines Soseins. Alles verfettet, verkalkt, verhärtet: die Adern, das Herz, die Leber, die Seele! Er verfällt in tiefe Schwermut, lehnt alle Hilfe höhnisch ab, ergibt sich der Trunksucht und sehnt sich nach dem erlösenden Tode, den er – unbemerkt von seiner Umwelt – aktiv herbeiführen kann. Seine Zerebralsklerose und Hirnerweichung sind begleitet – wie bei allen roten, warmen, kräftigen Menschen – von Blutandrang zum Herzen, zum Hirn, von tiefsitzenden, berstenden Schmerzen, von Benommenheit und Schwindel. Er muß und kann sich bewegen in frischer, kühler Luft, aber Kälte verträgt er nicht. Bewährte Anwendungen bei allen tiefgreifenden, zerstörerischen Knochen-, Gelenk-, Blut- und Gefäßprozessen.

Bacillinum – Nosode

Eine aus menschlichen Krankheitsprodukten, dem Eiter von tuberkulösen Lungenabszessen oder von Lungensekret, gewonnene Arznei, die sich, homöopathisch aufbereitet, als Reaktionsarznei, als Zwischengabe bei ekzematösen Erkrankungen mit asthmatoider Bronchitis als wertvoll erwiesen hat, wenn der bisher gute Heilungserfolg stockt.

Barium carbonicum – Bariumkarbonat

Die blassen, rundlichen, schwerfälligen Menschen können wie ein greises Kind an der Hand geführt und getröstet werden. Irgendwann in ihrer frühkindlichen Entwicklung ist etwas gehemmt worden, etwas schiefgelaufen, so daß sie sich noch als alte Männer und Frauen wie kindische Greise benehmen. Äußeres Verhalten und Benehmen sind Ausdruck innerer Vorgegebenheiten. So wird es verständlich, daß alles verlangsamt und schwerfällig wird: Das Hirn, der Geist, die Seele, die Arbeit der Drüsen und der Gefäße. Sie verhärten bis zur Brüchigkeit, bis zur Verblödung! Geben Sie ihnen die Gewißheit der Umsorgung. Sie werden es Ihnen danken. Bewährte Anwendung bei Gefäßverkalkung, Drüsenverhärtung und deren Folgen.

Barium jodatum – Bariumjodid

Was *Barium carbonicum* als Arznei für die eher rundlichen Menschen bedeutet, schenkt sie als *Jodid* desselben Schwermetalls den eher schlanken Menschen, die die gleiche Entwicklung, das gleiche Verhalten und Benehmen aufweisen.

Belladonna – Tollkirsche

Als große Fieberarznei ist sie uns in der *Hausapotheke* bekannt geworden. Doch schon die Schlafstörungen unserer Kinder und die Fieberdelirien weisen auf ihre große Beziehung zu den Nerven hin. Die Tollkirsche ist rot und ihre Vergiftungserscheinungen sind kräftig und heftig. Diese Qualitäten müssen sich in allen geklagten Störungen widerspiegeln: im tollkirschfarbenen Blutandrang zum Kopf, in den heißen Schweißausbrüchen, in den unerträglichen Muskelkrämpfen, in der Angriffslust und letztlich in den nächtlichen Halluzinationen. Tagsüber verträgt er das Licht und die Sonne als Ausdruck von Freude und Wahrheit nicht mehr. Die Nächte aber sind mit Geistern und Ungeheuern erfüllt, die ihn aufschreien, um sich schlagen und fliehen lassen. Versuchen Sie ihn nicht zu hindern, er kommt nicht weit. Trotzdem unterschätzen Sie nicht die ungeheure Kraft der Muskeln wie des Wahnes. Im Wissen um die Arznei verwundert uns nicht, daß auch die Tollkirsche als Nachtschattengewächs nur des Nachts ihre Lebensgeister erwecken läßt. Dieser Mensch ist wie von ihr besessen.

Bellis perennis – Maßliebchen

In der *Hausapotheke* heilt sie Schürfwunden und Knutschflecke maßloser Liebhaber. Was *Arnica* für den Muskelkater, ist *Bellis* für die Gebärmutter. Durch Überanstrengung, welcher Ursache sie auch immer sein mag, verlagert sich bei den zugehörigen Frauen die Gebärmutter. Dies hinterläßt ein Gefühl, als ob sie hinabdrängend aus der Scheide ausbrechen wolle. Ein zäher, wundmachender Ausfluß begleitet die Empfindung.

Berberis aquifolia – Sauerdorn

Bei Gallen- und Nierenbeschwerden haben wir diese Arznei als Ausleitungshilfe von Stoffwechselgiften zusammen mit *Solidago* kennengelernt. Als Einzelarznei scheidet sie ebensolche Gifte beim Ekzem aus, insbesondere bei gichtig-rheumatischen *Calcium*-bedürftigen Menschen mit diesem Leiden.

Beryllium – Beryll

Dieses Erdalkalimetall, das in vielen uns bekannten Edelsteinen vorkommt, hat sich als Arznei bei den juckenden, verhornten Warzen, der Hyperkeratose älterer Menschen bewährt. Auch bei knötchenförmigem Ekzem der behaarten Kopfhaut wird sie erfolgreich angewandt.

Bismutum subnitricum – Wismut

Diese Arznei hat sich sehr beim Sodbrennen bewährt, wenn es begleitet ist von Völle, Übelkeit und Krampf nach dem Essen, der sich bis zum Rücken, bis zwischen die Schulterblätter ausweitet. Er bessert sich durch Zurückbeugen und durch kaltes Trinken, aber nur vorübergehend.

Borax – Bor

Eine bewährte Anwendung findet diese Arznei bei den sogenannten Scheidenpilz-Infektionen, die wie eine Epidemie die Frauenarztpraxen bevölkern. Pilze aber gehören zum natürlichen Milieu der Schleimhäute gleichwie Bakterien. Es ist nur eine Frage der seelisch-leiblichen Abwehr, inwieweit das Milieugleichgewicht uns dienlich oder hinderlich ist. So ist der milde, kleisterartige oder hühnereiweißartige Ausfluß der Ausdruck einer solchen Milieuentgleisung. Er ist geruchlos, denn Mildes und Sanftes stinkt nie! Auch bei der klinisch schwer zu behandelnden Endometriose ist sie die einzige chancenreiche Arznei.

Bryonia – Zaunrübe

Als Arznei gegen den heftigen Zorn rundlicher, kräftiger, untersetzter Menschen und gegen dessen Folgen in Form von Ischias- und Galleanfall, ist sie uns in der *Hausapotheke* unangenehm aufgefallen. Sie hilft auch bei Gelenkentzündung und Rheuma, besonders dann, wenn die geringste Bewegung den heftig stechenden Schmerz unerträglich macht und linde, warme Auflagen besänftigen.

Bufo rana – Krötengift

Der *Bufo*-bedürftige Mensch weist nicht nur auf seiner Gesichtshaut eine tiefgreifende, abszeßartige Akne auf, sondern ist auch hormonell-funktionell und seelisch-geistig tiefgreifend gestört. Er ist auffallend argwöhnisch-kritisch, halsstarrig-uneinsichtig, albern-gickelig und in seiner Körpersprache anbiedernd, was eine gewisse Unberechenbarkeit ahnen läßt. Meist weiblicher Natur möchte sie sich mitteilen, ist aber seelisch derart blockiert, daß sie im schlimmsten Falle mit einer aus der Genitalsphäre aufsteigenden Lache ihre Bluse zerreißt. Diese schlimmsten Zustände erleben wir bei unseren jungen Menschen im Zuge ihrer phasenweisen Drogensucht oder als Folge einer sexuell gesteuerten Epilepsie, wonach sie intellektuell, seelisch und ethisch demoralisieren und verwahrlosen.

Cadmium – Kadmium

Eine bewährte Arznei für den Magenkrebs, wenn der Tumor geschwürig zu zerfallen droht (ulzeriert). Den Leidenden finden wir heißhungrig oder schon appetitlos. Die Übelkeit bekämpft er mit Essen und, sich vorwärtsbeugend, mit dem Gegendruck seiner Hände.

Caladium – Schweigrohr

Die Volksmedizin verrät uns durch den Namen der Pflanze, daß sie etwas mit Schweigen zu tun hat. Tatsächlich bewirkt die Vergiftungserscheinung stark schmerzende Heiserkeit. Im Geistigen träumt dieser Mensch den Traum vom großen Thai-Sex. Gedanklich steigert er sich in solch schwindelnde Höhen, bis ihm tatsächlich schwindelig wird, bis es ihm durch Heiserkeit die Sprache verschlägt oder es ihm durch Asthma den Atem versetzt. Zärtlichen Zuspruch des Lebenspartners schätzt er mehr als abgelehnten oder zu häufig geforderten Koitus, weshalb sie sich bei Impotenz bewährt hat.

Calcium carbonicum – Austernschalenkalk

Wer diese Arznei braucht, steht immer am Anfang seines Lebens oder beginnt sein Leben immer wieder aufs Neue. Es sind die prallen, rosigen, liebenswerten, lymphatischen, gehemmt-schüchternen, ängstlich-hilflosen, unbeholfenen Menschen. Sie leben von der Beachtung, der Zuneigung, der Geborgenheit und Liebenswürdigkeit ihrer Mitmenschen, die sie zu wahren Genies reifen lassen. Nur die Nichtbeachtung, die Verlassenheit, das schutzlose Ausgesetztsein in eine unfreundliche, wirrsche Welt entlassen sie zeitlebens in die Hilflosigkeit und Haltlosigkeit, wo sie allmählich verdümmlichen. Genie oder Dümmling, beide erhalten sich einen unbeholfenen Eindruck in zwischenmenschlichen Begegnungen. Bewährt als Anfangsbehandlung beim kindlichen Ganzkörperekzem.

Calcium fluoricum – Flußspat

Es sind eher die dürren, aber derben, beängstigend hektischen Kinder und Erwachsene, die durch diese Arznei erweicht werden, im Charakter und in ihrem Gewebe. Es sind die umweltplagenden Frühaufsteher, die trotz ihrer Hitze und Kraft so rasch erschöpfen wie ihr Gewebe und die am Abend das Gefühl haben, alles falsch gemacht zu haben. Ihre Hektik verwehrt ihnen die geistige Kontrolle über ihre Handlungen. Bewährt bei allen bis in die Knochen tiefgreifenden, chronisch verhärtenden oder vereiternden Prozessen des Stütz- und Organgewebes.

Calcium phosphoricum – Kalziumphosphat

Als Kinderarznei kennen wir ihre Bewährtheit bei Schwäche des Stützgewebes und der Hirnfunktion *(siehe Hausapotheke).* Nun erweitern wir unser Wissen und nehmen sie als bewährte Anwendung beim Ganzkörperekzem (Neurodermitis) auf. Sie paßt eher zu schlanken, blassen, agilen, überaktiven Kindern und folgt gut auf *Calcium carbonicum,* nachdem sie aus ihrem rundlichen, phlegmatischen Dasein herausgewachsen sind.

Cantharis – Spanische Fliege

Hat sich bei der akuten Nierenentzündung *(siehe Hausapotheke)* bewährt, wenn sie die Auslösung für blutiges Harnen ist. Auch für die übrigen, frisch entzündeten Harnwege ist sie die Arznei der Wahl, besonders wenn sie während des Harnens brennen.

Carbo animalis – Tierkohle

Die *Tierkohle* ist immer dort hilfreich, wo der nötige Sauerstoff zur Verbrennung der Nahrung, der Stoffwechselprodukte, der Zellvorgänge fehlt. Das Feuer im Gewebe glimmt nur noch vor sich hin: beim Krebs, beim Ulcus, bei der Wunde. Der Wundrand ist dabei blaß, wäßrig geschwollen, und das Innere ist dunkel, fast schwarz wie Kohle.

Carbo vegetabilis – Holzkohle

Die *Holzkohle* ist weniger tiefwirkend als die *Tierkohle,* aber nicht desto weniger tiefsinnig. Wir wissen um ihren Sinn aus der *Hausapotheke,* wenn die Verdauung stockt, gärt und bläht, wenn der ohnmächtig Vergehende oder der nach chronischem Krankenlager Vergehende sein Bewußtsein erhält, alles Gesprochene mithört und nicht mehr reagiert, weil der mangelnde Sauerstoff nicht ausreicht, die glimmende Glut noch einmal zu entfachen. Deshalb wird er die Umstehenden bitten, ihm Luft zuzufächeln, damit die Glut zu Feuer entfacht wird oder noch einmal entflammt, bevor sein Lebensfeuer vollends erlischt.

Carduus – Mariendistel

Sie ist eine bewährte Drainage-Arznei für lebergestaute, eher rundliche Menschen mit Rückstau der Pfortadervene, Hämorrhoiden und Krampfaderbeinen zur Ausleitungsmöglichkeit ihrer Giftbelastung.

Castor equi – Pferdewarze

Sehr verläßliche Anwendung bei Schmerzen des Steißbeins (Kokzygodynie).

Caulophyllum – Frauenwurz

Der Volksname verrät uns, daß es sich vorwiegend um eine Frauenarznei handelt. Verkrampfter Unterleib und deformierende, rheumatische Verkrampfung der kleinen Gelenke, besonders nach Unterkühlung in feuchter Kälte mit übler Verschlimmerung während der Periode und in den Wechseljahren.

Causticum – Ätzkalk

Die Arznei und die Menschen kennen wir aus der *Hausapotheke.* Es sind immer milde, mitfühlende, mitleidende Menschen, deren anhaltender Lebenskummer sie so sehr austrocknen ließ, daß sie sich nur noch in feuchtem Klima mit trübem Himmel wohlfühlen. Hier bessern sich ihr lähmiges Gefühl, ihr Rheuma, ihre Augen. Die stark erhöhte Spannung ihrer Nerven und Muskeln kann bis zu epileptischen Krämpfen führen.

Ceanothus – Säckelblume

Erste Arznei für die Milz bei deren Schwellung infolge Infektionen wie Malaria und als Begleitschwellung bei Leberzirrhose.

Cedron – Klapperschlangenbohne

Der Name dieser Arznei rührt von ihrem volksmedizinischen Gebrauch in Südamerika bei Schlangenbiß her. Bei uns ist sie eine große Nervenarznei, deren Besonderheit in der Erscheinung ihrer brennenden Schmerzen liegt. Sie kehren auf die Minute genau jeden Tag wieder

(z. B. Trigeminusneuralgie), krallen sich linksseitig fest, das Auge brennt dabei, das Lid zuckt und das Farbensehen ist tags gelblich und nachts rötlich übertüncht.

Chamomilla – Kamille

Eine bewährte Arznei besonders für unsere zornigen Kinder mit oder ohne Zahnung. Als solche ist sie uns in der *Hausapotheke* beschrieben. Auch Erwachsene, eher Frauen, erleiden den heftigen, anfallsartigen Nervenschmerz (z. B. Trigeminusneuralgie, Zahnschmerz usw.), den sie, sich leicht hysterisch verhaltend, mit Kühle zu lindern versuchen.

Chelidonium – Schöllkraut

Bewährte Arznei zur Giftausleitung der Leber beim blassen, schlanken, feuchten und bedauernswerten Menschen. Seine Leber ist druckschmerzhaft geschwollen. Während Übelkeit und Erbrechen plagen, zieht der Schmerz bis zum rechten Schulterblatt. Warme Umschläge und warme Getränke beruhigen.

China – Chinabaumrinde

Sie ist unsere wertvollste Erholungsarznei nach schwerwiegenden Krankheiten oder nach Verlust von Körperflüssigkeiten und Lebenssäften. Durch sie offenbarte sich *Hahnemann* im Selbstversuch das Geheimnis homöopathischer Arzneikraft. Mit der Erschöpfung gehen Mangel an Appetit und Interesse einher. Auch Ohrgeräusche können sich einstellen, die wir bei gleichzeitig bestehendem Menière-Schwindel mit *Chininum sulfuricum* behandeln. Insgesamt regt sie die Stoffwechselfunktionen wieder an, insbesondere die Leberfunktion und den Gallefluß.

Chininum arsenicosum – Chininarsenat

Zusammen mit *China* ist sie unsere beste Arznei zur Kräftigung nach langer Erkrankung, wobei hier die *Arsen*-Komponente ihren wirkungsvollen Bezug zur chronischen Entzündlichkeit beinhaltet.

Cholesterinum – Cholesterin

Überall da, wo die Grenze des üblichen Cholesteringehaltes überschritten wird und sich krankmachend manifestiert, wie in der Verkalkung von Gefäßen, in Gallensteinen, in gelblichen Plaques um das Auge, wird diese isopathische Arznei nach dem Prinzip Gleiches heilt Gleiches angewandt.

Cicuta – Wasserschierling

Bewährte Anwendung bei epileptischen Krämpfen. Beim Anfall beobachten wir das blaue Gesicht, den anfänglichen Aufschrei, den heftig rückwärts gebeugten Kopf und Rücken. Danach tritt ein langer, ohnmachtsähnlicher Schlaf ein, wonach sich der Krampfende an nichts mehr erinnert, wie das im allgemeinen üblich ist. Der Anfall überfällt ihn eher nachts, tagsüber stellen sich gelegentliche geistige Abwesenheiten mit plötzlichem Zusammenzucken und stierem Blick ein, an die er sich ebenfalls nicht erinnert. Letztere können durch Berührung und/oder Erschütterung ausgelöst werden. Sein Allgemeinbefinden wird durch solche Absencen nicht beeinträchtigt.

Cimicifuga – Wanzenkraut

Sie wird auch *Frauenkraut* genannt und weist damit auf ihre arzneiliche Verwendung bei Frauenleiden hin. Auffallend ist, daß alle Leiden dieser Frau in irgendeinem Zusammenhang mit den Vorgängen ihrer Geschlechtlichkeit stehen, seien es die krampfenden Schmerzen in der Wirbelsäule bis hoch zum Hinterkopf, das kälte- und zugluftempfindliche Rheuma oder die schwatzhafte Depression.

Cina – Wurmkraut

Für diese Arznei hat die *Hausapotheke* ein Kapitel *Würmer* reserviert. Es sind die nervösen, hampeligen Kinder, die über nächtlichen Juckreiz im After klagen. Wir denken zuerst an Würmer (Oxyuren), die nachts gerne zur südlichen Körperöffnung kriechen und schlafstörende Wehen verursachen.

Clematis – Waldrebe

Eine gute Arznei für die Folgen des Trippers, die immer etwas mit Haut, Schleimhaut, Gicht und Rheuma zu tun haben. Bei diesem Heimweh geplagten, ängstlich-depressiven Menschen sind der ganze Genitalbereich, die Haut und die Gelenke entzündet. Prostata, Hoden und Samenstrang ziehen so neuralgisch wie seine Gelenkbeschwerden. Seine Schmerzen vertragen keine Kälte, aber auch keine Bettwärme. Ein schwieriger, widersprüchlicher Mensch, dem sie als frisch vermähltem Ehemann auf Hochzeitsreise wegen zu frühem Samenerguß und überbeanspruchtem Samenstrang ein unentbehrliches Gepäckstück ist.

Cocculus – Kockelskörner

Als bewährte Reisearznei und als morgendliche Hilfe nach Übernächtigung für dusselige Schussel kennen wir sie aus der *Hausapotheke.* Kopfschmerzen und Schwindel sind auch bekannte Begleiterscheinungen vieler Nervenleiden wie Multiple Sklerose, Parkinson usw. Für diese ist sie ein ebenso hilfreicher Begleiter wie für den überbeanspruchten Schüler.

Colchicum – Herbstzeitlose

Als bewährte Arznei erbrechen die Schwangeren in der *Hausapotheke.* Bei der Colitis mucosa geht es dem Betreffenden nicht unähnlich. Auch er ist ein gichtig-rheumatischer, blasser, lithämischer Mensch mit destruktiven Anlagen. Seine eitrig-schleimigen, ruhrartigen, blutigen, übelriechenden, krampfenden Stühle sind von großer Blähsucht und hinfälliger Übelkeit begleitet, die schon beim Riechen und noch übler beim Anblick von bestimmten Speisen ausgelöst werden. Besonders Fisch, Eier und fettes Fleisch erwecken seinen Ekel. Warme Bauchumschläge, Bettruhe, Zusammenkauern lindern seine Koliken. Seine geschwürige Darmentzündung erblüht wie die *Herbstzeitlose* und sein Rheuma in jedem naß-kalten Herbst aufs Neue.

Collinsonia – Steinwurzel

Bewährte Anwendung bei trockener Stuhlverstopfung mit Stauungen der Beine, Venen, Hämorrhoiden und des Unterleibs. In der Schwangerschaft hat sie sich besonders bewährt, wenn eine solche Verstopfung erstmalig auftritt.

Colocynthis – Koloquinte

Sie ist unsere bewährteste Arznei für Nervenschmerzen, die vor allem plötzlich einschießende, messerscharf stechende, weniger krampfende Beschwerden im ganzen Körper zu Tage fördern. Der Leidende bedient sich krümmend feucht-warmer Auflagen, die Nerven, Bauch, Rücken und eventuelle Durchfälle besänftigen.

Condurango – Condurangorinde

Bewährte Magenarznei, besonders beim Magenkrebs, wenn ständige, brennende Schmerzen mit Völlegefühl plagen. Häufig sind die Mundwinkel schmerzhaft eingerissen, wonach wir unter den gegebenen Umständen unsere Wahl orientieren.

Conium – Schierling

Sie steht symbolisch für den geilen, alten Mann, der voller sexueller Phantasie gerne möchte und nicht kann. Das sind die Verkrampfungen seines Lebens, die sich in den Muskeln austoben. Zumindest werden sie dort als spannende Wadenkrämpfe empfunden und begleiten eine Reihe von Nervenleiden wie Parkinsonismus, Multiple Sklerose, spastische Spinalparese, uvm.

Crocus – Safran

Schon in der *Hausapotheke* begegnet sie uns bei der klimakterischen Frau als geile Schwester des ebenso geilen, männlichen *Conium.* Es sind eigentlich nicht die Hitzewallungen mit eiskalten Händen und Füßen, mit Kopfschmerz, Benommenheit und Schwindel, die sie plagen. Ihr eigentliches Problem ist das Geschehen um und aus der Genitalsphäre: Geiler, schweißiger Geruch, geile, anbiedernde Körpersprache mit geilem, lautem Lachen, das nicht aus dem Herzen, sondern aus der Scheide aufsteigt; anbiedernder Aufputz; geile, unmanierliche, derbe, schwatzhafte Aufdringlichkeit. Dann wechselt eingeworfenes Weinen mit Lachen ohne Grund, ohne Zusammenhang zu den vorgebrachten Beschwerden. Mit solchen Impulsen befreit sie ihre verirrten seelischen Stauungen, wie auch das Empfinden, schwanger zu sein. Erst hier offenbart sich ihre tiefste Sehnsucht nach Ausgefülltsein und Erfüllung.

Crotalus – Klapperschlange

Als Blutungsarznei mit periodischem Auftreten der Blutung ist sie uns in der *Hausapotheke* bekannt geworden. Es liegt nahe, daß sie als „Blutgift" besonders bei septischen, fieberhaften Prozessen angezeigt ist, die im Lebensmilieu der Schlange, in feuchtwarmen, tropisch bis subtropischen Gegenden gedeihen (z. B. Malaria). Dabei fühlt sich der Leidende matt, schläfrig, verlangt nach kühler Luft, ist äußerst berührungsempfindlich und möchte in Ruhe gelassen werden. Seine Schlafsucht wird von murmelnden Fieberdelirien über abscheuliche Tiere unterbrochen.

Cuprum – Kupfer

Aus der *Hausapotheke* und aus der klinischen Vergiftungslehre ist uns *Kupfer* als Krampfarznei vertraut. Immer da, wo Krämpfe auftreten, seien sie im Gehirn, im Bauch, in den Muskeln, ist sie ein Begleiter. Der sehr blasse und manchmal bläulich aussehende Mensch mit seinen kalten Gliedern umfaßt dabei mit festem Druck seinen Kopf, seinen Bauch, seine Muskeln. Seine Verkrampfungen sind besonders bei Beginn des Neumondes unerträglich. Bewährte Anwendung bei Neugeborenen nach anstrengender Geburt (Sauerstoffdefizit!), nach Geburtstrauma, Hirnhautentzündung, bei Epilepsie und Durchblutungsstörungen infolge Gefäßkrämpfen.

Datisca – Gelbhanf

In Mittelasien bewährte Pflanze für Stoffwechselstörungen, in der Homöopathie bewährte Arznei für den Altersdiabetes, wenn – Ironie des Schicksals – der Heißhunger im Vordergrund steht.

Dioscorea – Yamawurzel

Eine höchst individuelle Arznei für Beschwerden der Bauchspeicheldrüse. Die Besonderheit der unerträglichen Schmerzempfindung besteht darin, daß sie sich fächerförmig vom Nabel zum linken Oberbauch erstreckt. Dabei beugt der Gequälte seinen Rücken nach hinten, was ihm Linderung gewährt.

Diphtherinum – Diphtherienosode

Eine aus menschlichen Krankheitsprodukten gewonnene und homöopathisch hochpotenzierte Arznei. Wir geben sie Kindern vor der Impfung bzw. danach, wenn sich Lähmungserscheinungen einstellen sollten. Auch bei Lähmungen durchgestandener Erkrankungen.

Dulcamara – Bittersüß

Diese Arznei hat sich schon in der *Hausapotheke* bei rheumatischen Menschen bewährt, die infolge feuchtkalter Wetterlage ihre Gelenke und ihre Blase unterkühlen.

Eupatorium – Wasserhanf

Für rheumatisches Fieber im Zuge einer Grippe bzw. jeglicher Infektion (Malaria) mit reißendem Zerschlagenheitsschmerz in Muskeln, Gelenken und Knochen *(siehe auch Hausapotheke).*

Ferrum phosphoricum – Eisenphosphat

In der *Hausapotheke* entfaltet sie ihre Wirkung auf das kindliche Fieber und auf viele Störungen bei hellhäutigen, blassen, blutarmen Kindern. Hier wirkt sie beim Blutschwamm auf dessen feine Gefäßstruktur. In ihren Komponenten ist sie uns als zellgiftiges *Phosphor* und als *Eisen* aus der klinischen Behandlung der Eisenmangelanämie bekannt.

Fucus vesiculosus – Blasentang

Eine Unterfunktion der Schilddrüse mit „Blähhals“ und entsprechender Fettsucht verlangt nach dieser Arznei.

Galega – Geißraute

Bewährte Anwendung beim mittelschweren und schwer einstellbaren insulinpflichtigen Altersdiabetes. Bei langfristiger Einnahme reduziert und stabilisiert sie die Insulineinheiten.

Gelsemium – Wilder Jasmin

Diese Arznei ist uns als Begleiter bei Prüfungsangst und Lampenfieber *(siehe Hausapotheke)*, bei Geburtskrämpfen und bei verkrampfendem Ärger bekannt. Steifige, krampfende Schmerzen mit dem Gefühl eines Eisenringes um den Kopf lokalisieren sich im Hinterkopf. Insbesondere dann, wenn wir zweifeln, schwach werden, oder traurig sind und erschöpft. Auch bei Wetterwechsel, besonders beim Wechsel zum Schwülen, übermannt uns Müdigkeit, Gereiztheit, Zittern, bis eine Flut von farblosem Urin (Urina spastica) den Zustand erleichtert. – Bewährt bei all jenen Grundleiden, die von solchen Störungen begleitet werden, auch bei Multipler Sklerose.

Glonoinum – Nitroglyzerin

Die Heftigkeit dieser Arznei ist uns in der *Hausapotheke* begegnet. Die Heftigkeit des ihrer bedürftigen Menschen spielt sich aber nur in seinen Adern ab. Blut schießt plötzlich zu seinem Herzen und zum Hirn, was beide beklemmt und verwirrt. So sehr, daß er weglaufen möchte, weil er sein Zuhause nicht mehr erkennt oder, falls er wie üblich wandernd sich ergeht, weder Straße noch Zuhause wiederfindet. Ängstlich und weinend, fürchtet er bestraft zu werden, vergiftet zu sein und glaubt, der Tod stünde jetzt nahe. – Bewährte Anwendung immer da, wo die Klarsichtigkeit verloren gegangen ist (z. B. Glaukom).

Graphites – Graphit (Reißblei)

Die mineralische Kohle hat einen besonderen Bezug zur Haut und Schleimhaut, wo sie im Sinne der Vergiftungslehre dem Hautarzt allerlei Sorgen bereitet. Hier bewährt sie sich bei der Akne rosacea, wenn der entsprechende Mensch eher dumm, faul, fett, gefräßig und wagemutig frech ist. Diese Eigenschaften sind aber immer eine Frage der verlustig gegangenen Harmonie, der verlorenen Elastizität und Flexibilität, der verlorenen Schwungkraft und Lebenskraft. So verstehen wir die Charakteristika dumm als Verlust der geistigen Spannkraft, faul als Verlust des Wollens und Strebens, fett als Verlust der Gewebselastizität und gefräßig als Verlust der seelisch-geistigen Kontrolle über die Grenzen des alltäglichen Bedarfs. So frißt auch seine Seele alles in sich hinein und kann doch nichts mehr hergeben, nicht mal den im Dickdarm ruhenden Stuhlgang.

Grindelia – Grindeliakraut

Zusammen mit *Teucrium* verordnen wir diese Herbstarznei für Menschen mit Asthma, chronischem Emphysem und Erstickungshusten.

Guajacum – Guajakharz

In dieser bewährten Rheumaarznei begegnen wir dem destruktiven Knochenabbau und den deformierten, heiß geschwollenen, kleinen Gelenken, besonders alter, sturer und starrer Menschen, die sich dehnen, strecken und gähnen, als bäumten sie sich noch einmal gegen die Vergänglichkeit auf. Ihre Muskeln und Sehnen empfinden sie wie zu kurz und ihre Schienbeine schmerzen. Wärme, Berührung und Bewegung vertragen sie in keiner Weise.

Hamamelis – Virginischer Zauberstrauch

Als bewährte Arznei für dunkelrote, passive Blutungen aus allen Körperöffnungen ist uns diese Arznei durch die *Hausapotheke* geläufig. Aber sie ist auch dort angezeigt, wo Blut sich in den Venen staut wie in den Krampfadern, in den Hämorrhoiden und hier in der vaskularisierten Schilddrüsenvergrößerung.

Hedera – Efeu

Das *Efeu* ist eine jodhaltige Pflanze und dessen zugehöriger Mensch entspricht im Erscheinen und Verhalten dem *Jod*-bedürftigen, abgemagerten, hitzigen Drüsenmenschen. Im Gegensatz zu ihm ist er kälteempfindlicher, aber auch seine Durchfälle und Schmerzen sind am besorgniserregendsten morgens, im Frühjahr und im Herbst. Er reibt und massiert dabei seinen Bauch und seine gleichermaßen schmerzenden Gelenke, was ihm vorübergehend Linderung verschafft. Eine Arznei für alle überreagierenden Drüsenerkrankungen (z. B. Schilddrüse, Pankreas), die obendrein von Rheuma begleitet sind.

Helleborus – Christrose

Dort wo die Pflanze gedeiht, in den Alpen, begegnen wir oft dem Menschen, der ihrer als Arznei bedarf. Sein blasses Gesicht vermittelt eine dümmliche, ausdruckslose, verständnislose Gedunsenheit. Er runzelt die kalte, schweißbedeckte Stirn, seine Kiefer führen Kaubewegungen wie beim Essen aus, seine Zähne zupfen an den Lippen und seine Glieder bewegen sich unwillkürlich verkrampfend. Er will nicht, daß Sie mit ihm reden und will selbst nicht reden. Oft sind solche Verhaltensweisen die Folgen eines Geburtstraumas oder Hirntraumas durch Unfall oder einer frühkindlichen, auch unbemerkten Hirnhautentzündung.

Hepar sulfuris – Kalkschwefelleber

Eine uns sehr wohlvertraute Arznei aus der *Hausapotheke* bei Eiterungen der Haut und Schleimhäute, ganz gleich welchen Ortes, und bei Sommerrheuma eher rundlicher, untersetzter, zorniger, äußerst zugluftempfindlicher, stets Hut tragender Zeitgenossen, die sich wohler fühlen, sobald der Regen runterfällt.

Hirudo – Blutegel

Bevor der Blutegel saugt, versetzt er mit seinem Gift *Hirudin,* das uns noch aus der Klinik vertraut ist, das Blut, um es ungerinnbar zu machen. Folgerichtig geben wir es allen Blutern, besonders wenn gleichzeitig rheumatische Gelenkschmerzen das Grundleiden überlagern, wie wir es aus dem Bild des Morbus Werlhof kennen.

Hydrastis – Kanadische Gelbwurz

Eine tiefgreifende Arznei für chronisch entzündete, eitrige, schleimige, leicht blutende Schleimhautprozesse. Alles am ihr zugedachten Menschen ist unappetitlich: die Haut, die Schleimhäute, die Sekrete, der Hunger, die Abmagerung und der zerstörerische, geistige Zerfall.

Hyoscyamus niger – Hexenkraut

Auf den Müllhalden und Friedhöfen gedeiht diese Pflanze, am Rande also unseres sozialen Lebens. So ist sie auch als Arznei, entsprechend ihrer metaphysischen Bedeutung, für Menschen gedacht, die zeitlebens am Rande unserer Gesellschaft dahinleben, ergriffen vom Abfall der Lebensfreude und von Todessehnsucht. Das ist ihr eigentliches Schicksal, das, wie Opfer und Mörder sich bedingen, Unrecht, Unglück, Heimweh, Mißtrauen, Enttäuschung und Eifersucht an sich zieht, in sich aufnimmt und von sich gibt. Diesen blassen, abgehärmten, ängstlich dreinschauenden Menschen erleben wir beim Hausbesuch nach einem Schlaganfall oder im Diabetes-Koma, wie er, verwirrt an die Decke starrend, mit den Händen am Bettzeug, am Nachthemd, an der Hose fummelt. Wir erleben ihn in der Klinik nach einem Unfall oder nach einer Operation, wie er aus dem Bett und aus der Klinik flüchten will. Wir erleben ihn als psychiatrisch Internierten, wie er in seinem Wahn singt und betet. Er verhält sich argwöhnisch, ablehnend aus Angst, vergiftet zu werden. Schon als Kind war er auf alles eifersüchtig, fluchte, spuckte und biß. Als Schuljunge zog er seine Hosen runter und stellte mit geilem Lachen und Gebaren seine Genitalien zu Schau. Heute als alter Mensch neigt er dazu, die alten Gewohnheiten von damals wieder aufzunehmen. Er schimpft nörgelnd oder murmelnd vor sich hin, bis er im Sitzen mit herunterfallendem Kiefer einschläft.

Hypericum – Johanniskraut

Bewährte Arznei für alle Nervenverletzungen, sei es durch Schnitt oder durch Quetschung wie hier beim Amputationsschmerz und beim Geburtstrauma.

Ignatia – Ignatiusbohne

In der *Hausapotheke* haben wir diesen feinfühligen, zarten, stillen und ernsthaften, jungen, „armen Schlucker“ erlebt. Es beeindruckt uns sein Seufzen und sein verschleierter, leidender Blick, der nach Trost und Beachtung bettelt. Mit unterdrückten Tränen berichtet er vom ständigen Ansporn zu schulischen und häuslichen Leistungen seitens der Eltern, von deren ständigen Tadeleien, wenn ihre Vorstellungen unerfüllt bleiben, von deren ständigem Widerspruch, der seine Widersprüchlichkeit herausfordert. Seine Sorgen darüber kann er niemandem erzählen; seine Schulkameraden erzählen die gleichen Geschichten. So schluckt er seinen Gram in sich hinein, bis ihm der Appetit vergeht und ihm der Magen krampft, die Magersucht beginnt.

Ipecacuanha – Brechwurz

Aus der *Hausapotheke* kennen wir sie als Brecharznei und Blutungsarznei. Versuchen Sie sie auch bei Nierenbluten, wenn Sie sich keiner Schmerzen und keiner Auslösung bewußt sind und sich helles, sattes Blut ergießt, auch wenn die Zunge nicht unbedingt glatt und sauber ist. Zumindest wird die Arznei bereits da helfen, wo wir geduldig auf die urologischen Ergebnisse warten.

Iris – Schwertlilie

Wem die Süße des Lebens verlorengegangen ist, der wird sauer. Der zu *Iris* passende Mensch ist so sauer, daß ihm die Säure bereits aus dem Magen aufstößt mit Übelkeit, Brechreiz und sauren, kolikartigen Durchfällen. Auch seinen Kopf überfällt bitteren Schmerz und Schwindel.

Jaborandi – Pilocarpin

Bewährte Anwendung bei Frauen in den Wechseljahren mit schweißüberlaufenden Hitzewallungen.

Jodum – Jod

Dieses Element gehört zu den hitzigen Halogenen wie *Fluor* und *Brom.* Ebenso hitzig und schwitzig ist der Mensch, dem es als Arznei dienlich ist. Er ist unruhig und beängstigend aufgeregt bis zum Verrücktwerden. Er ist mächtig durstig und trinkt tagsüber Wein. Er ist heißhungrig und futtert sich durch den ganzen Tag. Trotzdem ist er schlank, weil die Nahrung bereits verbrannt ist, bevor sie den Stoffwechsel erreicht. Die Unordnung der Drüsen und deren Hormone sind sein eigentliches, ererbtes Problem, die seine hartnäckige Hitzigkeit, seine verhärteten Drüsen, sein verhärtetes Innenleben vorbestimmten. Bald wird er gelb, fahl, alt. Besorgt, mutlos und beklagenswert zieht er sich in eine lebensgefährdende Menschenscheue zurück.

Juglans regia – Walnußbaum

Bewährte Arznei bei der kleinpusteligen Akne, die mit Vorliebe um die Periodenzeit erscheint und sich mit Vorliebe am Kinn festsetzt.

Kalium bichromicum – Chromsaures Kali

Wie alle *Kalium*-Arzneien hat auch sie einen tiefen Bezug zur Schleimhaut, besonders zu den Atemwegen. Bei ihnen sind sie gewuchert, mit Krusten und ausgestanzten Geschwüren besetzt. Der zähe Nasenschleim staut sich an der Nasenwurzel und läuft gelegentlich den Rachen hinten runter. Das derbe Sekret wird umgebungschaudernd in die Mundhöhle gezogen, wo es auf dem Taschentuch strähnige Fäden zieht.

Kalium carbonicum – Kaliumkarbonat

Bei *Kalium*-bedürftigen Menschen ist alles schwach: das Hirn, das Herz, der Magen, das Kreuz, der Unterleib. Aller Kummer, alle Sorgen, alle Qual, alle Anstrengungen schlagen sich dorthin. So verwundert es nicht, daß das Hirn ermüdet und vergeßlich ist, daß das Herz drückt und wie an einem seidenen Faden hängt, daß der Magen herunterhängt und sich bläht, daß das Kreuz quälend schmerzt, reißt, ruckt, zuckt, plötzliche Stiche einschießen, daß der Unterleib nach unten drängt und herauszufallen droht. Dieserart hängend, verrenkt und steifig, braucht er Wärme, liegende Ruhe auf harter Unterlage und beim Sitzen ein Kissen im Kreuz.

Kalium chloratum – Kaliumchlorid

Als bewährte Schnupfenarznei kennen wir sie aus der *Hausapotheke*. Hier erweitern wir unsere Erfahrung in ihrer Anwendung bei starker lokaler Impfreaktion mit oft geschwüriger Veränderung und beim Herpes der Hornhaut.

Kreosotum – Buchenholzteer

Immer da, wo Entzündungen aashaft stinkendes Sekret absondern, ist diese Arznei angezeigt und bewährt wie bei der diabetischen feuchten Gangrän, der eitrig-stinkenden Bronchitis oder den krebsartig zerfallenden Geschwüren und Tumoren.

Kresolum – Reinkresol

Bewährte Arznei für gichtig-rheumatische Menschen, die an Schuppenflechte (Psoriasis) leiden. Sie verschlimmert sich im Winter und ist immer von reißenden Gelenkbeschwerden begleitet. Solche empfindet auch der Parkinson-gestörte Mensch. Dazu schwätzt und gestikuliert er mit heiterem, fast euphorischem Gemüt. Sein Verhalten steht im Gegensatz zu seinem schweren Grundleiden. Depressiv oder manisch, seine Halluzinationen sind voller Hochzeitsglocken, bis das Erscheinen von Küchenschaben sein Entsetzen erregt.

Lachesis – Buschmeisterschlange

Das Schlangengift ist eine große Arznei, deren Anzeige wir aus der *Hausapotheke* bei septischen Prozessen mit Blutvergiftung und bei Herzerkrankungen kennen. Wie alle *Lachesis*-bedürftigen Entzündungen sind auch die Akne rosacea und das Gesicht bei klimakterischen Hitzewallungen dunkelrot bis blaurot verfärbt. Nach ihren teils schweißigen Wallungen überkommt sie immer Frost, doch keine Wärme, keine Sommerhitze, keine Schwüle kann sie je vertragen. Selbst wenn ihr Bluthochdruck entgleist und sie fröstelnd einer Ohnmacht naht, verweigert sie äußere wie innere menschliche Wärme. Welch hitzige, schwitzige, feurige Kraft steckt hinter dieser nicht immer weiblichen Person, die sich im Sessel wie im Leben voll etabliert mit ineinander verschlungenen Händen, die auf den übereinander geschlagenen Beinen ruhen. Alles bemißt sie, will alles beherrschen, an sich reißen und kann doch nicht. Ihre Berührungs- und Beengungsempfindlichkeit im Leiblichen wie im Menschlichen macht sie schwach und lähmig, so daß sie sich mit geöffneten Kleidern und beredter, phantasiereicher Redelust Luft macht.

Lachnanthes – Rotwurzel

Bewährte Arznei beim akuten Schiefhals (Tortikollis) als Folge von Verrenkung, wenn die Verspannung den Kopfnickermuskel (Musculus sternocleidomastoideus) befällt. Zusammen mit einer Gabe *Phosphor D200.*

Lapis albus – Calciumsilicofluorid

Bewährte Anwendung beim Schilddrüsentumor, wenn die Erweichung des derben Gewebes mit *Calcium fluoricum* für die hitzigen, schlanken und mit *Silicea* für die frostigen, dürren Menschen stattgefunden hat. Sie ist ein Gneis, der in Bad Gastein gefunden wird und aus den Elementen der zwei vorrangig erwähnten Arzneien zusammengesetzt ist.

Laurocerasus – Kirschlorbeer

Mangelnde Sauerstoffversorgung und Überbelastung der rechten Herzkammer verursachen die blauen Lippen und bläulichen Augenringe jener kranken Menschen mit Lungenaffektionen oder Herzinsuffizienz.

Lilium tigrinum – Türkenbundlilie

Bewährte Arznei bei vielerlei Uterusleiden, wenn die entsprechende Dame rot, kräftig und feucht ist. Ihre erträumte hitzige Leidenschaft läßt die Adern pulsieren, das Herz stolpern. Doch der Wunsch, sich einem Mann hinzugeben, lehrt sie das Fürchten. So ist ihr Schoß in ständiger Bewegung mit fließenden Beschwerden und droht samt Geschwulst herauszufallen, kreuzte sie nicht bei jeder Gelegenheit ihre Oberschenkel übereinander.

Lithium carbonicum – Lithiumkarbonat

Sie ist eigentlich eine große Arznei, die wir von der klinischen Anwendung her bei manisch-depressiven Menschen kennen und die als Folge solcher Therapie einen Kropf ausbilden *(Lithiumkropf)*. Noch ist sie zu wenig geprüft. Inzwischen verwenden wir sie bewährt bei Schuppenflechte mit Verschlimmerung im Herbst und bei gichtigen Gelenken als Bestandteil einer Mischung aus *Acidum benzoicum* und *Berberis* zu gleichen Teilen.

Luesinum – Syphilisnosode

Diese Nosode wird aus menschlichen Krankheitsprodukten, aus dem Sekret syphilitischer Geschwüre, gewonnen und ist als Regulationsarznei von *Hahnemann* in die Homöopathie eingeführt worden. Sie wird bei Erkrankungen gegeben, die infolge eines chronischen Verlaufs, trotz gut ausgewählter personenbezogenen Arznei, einen Fortschritt im Heilverlauf vermissen lassen. Dahinter aber steht das Bild eines Menschen, das dem Bild der wohlgeprüften Arznei entspricht und dessen Verfassung sie ähneln muß, um durchgreifend zu reagieren. Dieser Mensch ist der luesinisch-destruktive, streitsüchtige, gehässige, feindselige und mißtrauische mit seiner Geistesschwäche, seiner selbstzerfleischenden Ironie, seinem zerstörerischen Intellekt. Letzterer produziert bei zunehmender Starre und Verkalkung nur läppisches, klebriges Geschwätz, klebrig wie seine Angst, seine Schweiße und seine abstoßende Aufdringlichkeit. Seine Ängste, vor allem jene, dem Ordnungssinn nicht Genüge getan zu haben, löst er vorübergehend mit Alkohol und Betäubungsmitteln. Der übertriebene Ordnungssinn, der seine Unsicherheit wie ein Gartenzaun umgibt, läßt gewisse automatische Handlungsabläufe, Süchte und Zwänge ahnen: Die Ordnungssucht, die Alkoholsucht, die Betäubungsmittel- und Drogensucht, aber auch die Putzsucht in der Wohnung, im Büro und an sich selbst sowie der Zwang, sich ständig die Hände zu waschen oder sich wiederholt zu duschen. Seine tief empfundenen Schmerzen verschlimmern sich vom späten Nachmittag bis zum Morgen: Seine unerträglichen Kopfschmerzen, seine tief in den Knochen, Gelenken und der Wirbelsäule reißenden, rheumatischen Beschwerden. Obwohl er blaß, kalt, feucht und fröstelig erschöpft ist, verträgt er keine Wärme und kein Warmwetter, außer beim Kopfschmerz. So ist auch seine Seele der menschlichen Wärme und sein Geist der kühlenden erfrischenden Klarheit unverträglich. Welche Tragik erleben wir hier bei unseren alten Menschen am Ende ihres Weges, wo sie nur noch gegen sich, gegen ihre Umwelt und gegen ihren Schöpfer leben.

Lycopodium – Bärlapp

Wenn wir das Bild der Pflanze mit ihren hageren, hoch aufgeschossenen Stengeln betrachten, dann verstehen wir den ihr entsprechenden, hageren, beklagenswerten Menschen in seiner Enge und in seinem überschätzten Ego. Die harnpflichtigen Substanzen sind im Begriffe, diesen gichtig angelegten Menschen vollends zu vergiften, falls er seine Leber, seinen Geist und sein Gemüt nicht durch leichte, heitere, freundliche Kost entlastet. Seine Stoffwechselentgleisung ist das Ergebnis seelisch-geistiger Fehlsteuerung, die in ihm keine Freude aufkommen läßt. Im Gegenteil, alles ist ihm zu eng: Seine gestaute Leber, sein geblähter Unterbauch, sein krampfiger After; seine Kleider, sein Haus, sein Beruf. Alles ist ihm zuwider: Das Aufstehen, das Essen, die Arbeit, die Familie, der Beischlaf, der Trost; die Menschen, sein eigenes altes, welkes und zorniges Leben. Trotzdem greift er allzu gerne nach Süßigkeiten und nach warmen Speisen, was seine geheimsten Wünsche offenbart und was die Widersprüchlichkeit zu dem, was er tut und ist, aufdeckt. Am wohlsten fühlt er sich, wenn er fastet. Denn Nahrung, besonders süße, bläht ihn auf, wobei er rülpst und ihm alles gleich wieder zum Halse raushängt!

Lyssinum (Hydrophorbinum) – Tollwutnosode

Diese Nosode wird aus dem Speichel des tollwütigen Hundes gewonnen und bei Hirnkrämpfen, besonders beim Veitstanz, eingesetzt. Die ekstatischen, verkrampfenden Bewegungen finden hier ihre Vollendung in einem geradewegs tollwütigen Erscheinungsbild mit tobsüchtigem Erregungsablauf. Eine ausgesprochene Wasserangst quält den Erkrankten, weil der Anblick glänzender Oberflächen, Wasser und Spiegel, fließendes Wasser oder ein tropfender Wasserhahn und selbst der Gedanke daran den Ausbruch der impulsiven Anfälle auslöst. Das sind die Menschen, die beim tropfenden Wasserhahn zur Toilette rennen müssen, weil sie Harndrang verspüren. Das sind auch die Menschen, die sich in der Drogensüchtigkeit ihres Daseins unerwartet „wie tollwütige Hunde" gebärden.

Magnesium carbonicum – Magnesiumkarbonat

Das tägliche, subalterne Berufsverhalten, der selbstgebastelte, häusliche Ärger und die gewaltförmige Gereiztheit, wenn er sich im andern selbst begegnet, haben sein Verlangen, Entlastung von Vergangenem vergessen lassen. Nur selten entkrampft er, indem er trockenen, bröckeligen, schleimüberzogenen Abfall von sich gibt. Insgeheim nascht er Süßigkeiten und gelegentlich plagen ihn Durchfälle auf Milch.

Magnesium fluoricum – Magnesiumfluorid

Der *Fluoranteil* dieser Arznei wirkt am ehesten auf chronische Entzündungen mit Neigung zu verhärteten Geweben. Ist das Abwehrsystem obendrein mit allen möglichen Giften versackt, dann wird ihr *Magnesiumanteil* seine entschlackende Kraft entfalten.

Magnesium phosphoricum – Magnesiumphosphat

Plötzlich einschießender, krampfender und häufiger rechtsseitiger Schmerz überfällt jenen Menschen, der diesem, mit einer warmen Auflage dagegen drückend, versucht, zu Leibe zu rücken. Nachmittags um 14.00 Uhr herum fühlt er sich miserabel.

Medorrhinum – Trippernosode

Diese Nosode wird aus menschlichen Krankheitsprodukten gewonnen und homöopathisch aufbereitet. Sie ist als Regulationsarznei von *Hahnemann* in die Homöopathie aufgenommen worden. Sie wird bei Erkrankungen gegeben, die infolge ihres chronischen Verlaufes einen heilenden Fortschritt, trotz gut gewählter, personenbezogener Arznei, vermissen lassen. Dahinter steht vor allem das Bild eines Menschen, das dem Bild der wohlgeprüften Arznei entspricht und dessen jetziger

Verfassung sie ähneln muß, um erfolgreich zu reagieren. Dieser Mensch ist der lithämische, bedauernswerte, laute Prahler, der an der Theke des Gasthauses in übertriebener Manier sich und seine Geschichten aufdrängt. Sein unstillbarer Durst und sein Heißhunger, die er mit Hastigkeit zu befriedigen sucht, gestalten seine äußere rundliche Erscheinung. Nachdem er im Gasthaus allen – außer den Gleichgesinnten – auf die Nerven ging, insbesondere den Tuberkulinikern und Luetikern, geht er nach Hause, wo er mit seiner Familie nebeneinander vorbeilebt. Er geht zu Bett, legt sich in embryonale Kuschelstellung und schwitzt alles aus, was der Stoffwechsel an Giften produzieren kann wie Gicht, Rheuma, Diabetes, Haut- und Schleimhauterscheinungen. Seine Hände und Füße brennen, er deckt sich auf und zu, streckt die Füße aus der Bettdecke und sucht sich wohltuende, kühle Stellen. Am Morgen erwacht er mit Schmerzen im Vorderkopf, als ob ihn Wind anbliese. Nur die Aussicht auf einen schwülen Tag kann ihn trösten, weil dann seine Rheumaschmerzen vergehen, seine Nase endlich läuft, seine Ohrtuben sich öffnen, die Bronchiensekrete sich abhusten lassen, kurzum, weil das in Gang gesetzt wird, was durch „Vergiftungen", seien es Nahrung oder Medikamente, unterdrückt wurde. So kann bei diesem „Vergifteten" eventuell auch der Tripper wieder erscheinen und ausgeheilt werden.

Mercurius corrosivus – Sublimat

Unsere tiefgreifendste Arznei für Folgen von ererbter oder zeitlebens erworbener Syphilis, deren Schmerzinsignum die Nacht bedeutet, dessen Haut bis in die Knochen brennt und sticht zwischen sattem, grünem, stinkendem Eiter aus Fisteln, aus dem Darm, aus der Harnröhre, bis ins Hirn, das in der Umnachtung zugrunde geht.

Mercurius solubilis – Quecksilberchlorid

Bisher kennen wir diese Arznei nur als letzte in der Reihe eitriger Entzündungen und für nächtliches Sodbrennen *(siehe Hausapotheke).* Nun fügen wir hinzu, daß sie bei allen Hirnstörungen jeglicher Ursache angezeigt ist, wenn unsere zuvor gut gewählten Arzneien keinen zufriedenstellenden Erfolg aufweisen. Sie gehört in die Reihe der destruktiven, syphilitischen Anlage.

Morbillinum – Masernnosode

Eine aus menschlichen Krankheitsprodukten gewonnene, homöopathisch aufbereitete Arznei. Sie wird Kindern sowohl vor der Masernimpfung gegeben bzw. danach als auch nach durchstandener Erkrankung, um die Komplikationen zu verhüten bzw. zu beeinflussen.

Mygale – Vogelspinne

Die Menschen, die der kubanischen Vogelspinne als Arznei bedürfen, als seien sie von ihr gebissen, krampfen vor allem in den Armen, im Gesicht und am Hals. Sie gebärden sich durch unwillkürliche, ruckartige oder sich windende Krämpfe von Muskeln oder Muskelpartien, wobei sie den Kopf plötzlich nach links und nach hinten werfen. Obwohl erzwungene Ruhe die Erscheinungen verschlimmert, verschwinden sie während des Schlafes. – Hat sich bei allen Nervenleiden, die diesen Eindruck hinterlassen, wie der kleine Veitstanz (Chorea minor), Tic nerveux usw., bewährt.

Natrium carbonicum – Natriumkarbonat

Als Hausmittel unserer Eltern kennen wir das Natron, die damit den „Magenbrand" zu löschen versuchten. Wir verwenden es, homöopathisch potenziert, für denjenigen Menschen, der sich nach dem Essen abgespannt und ängstlich verstimmt fühlt. Er muß seinen Magen reiben, während er in der Wohnung auf- und abgeht. Hat er Milch getrunken, muß er zur Toilette rennen, weil ihn Durchfall dazu drängelt. Hinter diesen Erscheinungen verstecken sich Bauchspeicheldrüsen- und Leberleiden. Ansonsten ist die Arznei uns aus der *Hausapotheke* bekannt, wo wir sie beim häufigen Umknicken und bei Kopfschmerzen nach lang zurückliegender Gehirnerschütterung verwenden.

Natrium muriaticum – Kochsalz

Vom Salz haben wir schon in der *Hausapotheke* kosten dürfen als tiefgreifende Arznei für tief melancholische Menschen, die durch unüberwindlichen Kummer und durch unüberwundene Demütigung die Berührung zum Salz der Erde verloren haben. Seit dieser Kränkung sind sie krank. Damals begannen die Herzbeschwerden, die Abmagerung, der Diabetes, die wäßrigen Durchfälle oder die trockene Verstopfung. Sie können nicht mehr reden, sie können nicht mehr weinen, sie können nur noch still und tief in sich hineinseufzen.

Natrium sulfuricum – Glaubersalz

Ausgezeichnete Arznei für Tripperrheumatiker, deren Rheuma, Asthma, Ekzem, Leber- und Darmbeschwerden durch den kalten Nebel des Herbstes, die Feuchtigkeit von Binnenseen ungünstig beeinflußt werden. Da ihn selbst das Bett nicht aufwärmt, sollte er auswandern.

Niccolum – Nickel

Bewährte Anwendung bei Lungentumoren, wenn der Leidende von einem hartnäckigen, trockenen Hustenreiz geplagt wird, der sich anhört wie ein Nickelblech. Der Husten sticht bei Bewegung, erdrückt die Brust und verübelt die Nächte. Frische Luft und kalte Gesichtswaschungen lindern sein Leid.

Nux vomica – Brechnuß

Sie hat uns schon in der *Hausapotheke* vor den Vergiftungen des Managerstandes als krankmachendes Agens von vielerlei Durcheinander im Rahmen gesellschaftlichen Konsums errettet. Eine solcher Folgen ist die degenerative Entartung der Netzhaut und der Sehnerven, damit die gereizte, mürrische Hektik des Managers in der Blindheit endlich ihre Besänftigung findet.

Oenanthe – Rebendolde

Sie ist eine bewährte Krampfarznei für Epileptiker. Deren Anfälle beginnen mit einem anfänglichen Aufschrei, mit Aufbäumen des Rükkens und bläulichem Gesicht. Wir bemerken Schaum vor dem Mund und vor der Nase. Das Geschehen spielt sich nachts im Schlaf ab, ohne daß der Krampfende erwacht oder sich morgens erinnert. Zunge und Lippen sind zerbissen.

Opium – Mohnsaft

Schon in der *Hausapotheke* wurde der rot gestaute Ohnmächtige durch diese Arznei ins Leben zurückgerufen. Hier erleben wir die dranglose Stuhlverstopfung in der Folge von existentiellem Schreck und Schock, besonders bei Kindern.

Palladium

Dieses dem *Platin* verwandte Metall ergibt eine Arznei für eine höchst unverträgliche Dame, die sehr frech werden kann, wenn Sie ihr in Gesellschaft nicht schmeichelnd Beifall zollen. Mit ausfallenden Worten zieht sie sich dann gekränkt zurück, schmollt melancholisch, weint und fühlt ihre chronische Eierstockentzündung schmerzen, eher rechts, eher im Stehen, mehr als zuvor. Zollen Sie ihr charmantes Lob, dann wird sie Ihnen vielleicht von ihren sexuellen Reizzuständen erzählen. Erinnert Sie solches Verhalten nicht an viele unserer Kinder?

Pel talpe – Maulwurfhaare

Diese von ihrer Herkunft her seltsame Arznei hat sich beim Haarausfall bewährt und wird dafür kurativ nach *Thallium* eingesetzt.

Pertussinum – Keuchhustennosode

Eine aus menschlichen Krankheitsprodukten gewonnene und homöopathisch aufbereitete Arznei, die sowohl vor der Keuchhustenimpfung, bzw. nach derselben, als auch nach überstandener Erkrankung gegeben wird, um die chronische Vergiftung des Abwehrsystems zu verhindern.

Petroleum – Steinöl

Wir kennen sie als bewährte Reisearznei *(siehe Hausapotheke)*. Das Übelsein verfolgt sie bis zum würgenden Erbrechen. Sie sind Menschen mit Verschlimmerung ihrer Hautekzeme im Winter. Sie schauen dabei so schmutzig aus und stinken so übel wie ihre Arznei. Obendrein ist ihre Haut rissig, schrundig und verdickt, besonders an den Händen und Füßen.

Phellandrium – Wasserfenchel

Diese Arznei ist sehr bewährt bei Brustknoten mit eingezogenen, entzündeten, schrundigen Brustwarzen mit wunden, geschwollenen Brüsten und heftigen Stichen bis zum Rücken. Sollten Sie stillen, besänftigt dieses, umgekehrt wie bei *Phytolacca* beschrieben, den stechenden Schmerz. Auch beim eitrig-stinkenden Husten mit gleicher Schmerzempfindung sollten wir ihre Anwendung nicht vergessen.

Phosphorus – Gelber Phosphor

Als symbolträchtiges Streichholz haben wir diese Arznei in uns aufgenommen *(siehe Hausapotheke).* Hier erweitern wir ihre bewährte Anwendung für klimakterische Hitzewallungen ohne Schweiß, die aus den Händen und Füßen auflodern und für ewig hungrige und durstige, aber abgemagerte Menschen. Phosphorisch loderndes Feuer finden wir überall: Im Gehirn, in den Adern und in der Wirbelsäule. Als Zellgift heilt es entsprechend empfindliches Gewebe wie Leber, Niere, Verdauungstrakt, Bauchspeicheldrüse, usw.

Phytolacca – Kermesbeere

Am häufigsten gebrauchte Arznei für Halsentzündungen mit dunkelrotem Rachenring, besonders wenn (versehentlich) die Mandeln entfernt wurden (Seitenstrangangina). Als solche ist sie uns in der *Hausapotheke* begegnet, wo sie rheumatische Herdstreuungen vermeidet, besonders wenn unser Patient sich zuvor unterkühlt hat.

Plantago major – Wegerich

Diese Arznei ist ein treuer Begleiter für willensstarke Raucher, die sich zur Entwöhnung entschlossen haben. Sie verhindert geistige Erregung, Reizbarkeit, Verstimmtheit und eventuelle Neuralgien, besonders des Trigeminus, wenn sie als Ersatzbefriedigung für notwendigerweise nachfolgende Bonbons und Pralinen eingenommen wird.

Platinum – Platin

Bewährte Anwendung bei Gebärmuttermyom nach *Aurum* und nach *Conium,* wenn die zugehörige Frau blaß, ephebenhaft schlank gebaut, geschmackvoll angezogen ist und einen gewissen herabblickenden, erregten Stolz nicht vermissen läßt. Er birgt so manches sexuelle Verlangen und Ablehnen in sich.

Plumbum – Blei

Beim *Blei*-bedürftigen Menschen ist alles bereits geschwunden oder im Begriffe, so zu tun; alles ist bereits lähmig oder gelähmt oder im Begriffe, so zu sein. Wir nennen diesen Prozeß fettige Degeneration. Einbezogen sind die Gefäße, das Hirn, das Herz, die Leber, die Nieren, die Muskeln. Zunehmende Gedankenstörungen und Blutungen ins Gehirn und in die betroffenen Organe sind dessen schwere Folgen. Er erscheint elend blaß, trocken und schmutzig. Seine Unterhaut ist aufgezehrt, so daß er im Gesicht trocken und mager aussieht. Seine Oberlippe ist kaum mehr sichtbar. Die Falte zwischen Nase und Lippe ist lang und verstrichen. Kaum daß Sie sich ihm nähern, zuckt er zusammen und zurück, so berührungsempfindlich, so schreckhaft ist er geworden. Aber er umfaßt ständig mit festem Druck seine Muskeln und seinen Kopf, streckt sich und dehnt sich, was ihm offenbar Linderung verschafft. Wir kennen die Arznei sehr gut aus der klinischen Vergiftungslehre, der Toxikologie, wo uns das Bild der Bleivergiftung beim soeben Geschilderten entgegentritt. Somit entlehnen wir aus der Toxikologie sichere Angaben für unsere homöopathische Anwendung.

Poliomyelitis – Kinderlähmungsnosode

Eine aus menschlichen Krankheitsprodukten gewonnene, homöopathisch aufbereitete Arznei. Sie wird sowohl vor der Polio-Schluckimpfung eingesetzt oder auch nachher, bzw. nach einer durchgemachten Erkrankung, wenn Komplikationen und Folgeerscheinungen auftreten, bzw. aufgetreten sind.

Psorinum – Krätzenosode

Sie ist eine der großen, isopathischen Nosoden. Hergestellt wird sie aus den Krätzebläschen, die die Krätzemilben auf der Haut hinterlassen. Diese ist blaß, fettig, schmutzig und welk. Sie gehört dem stinkenden, völlig lustlosen, ewig frierenden Menschen, der selbst im Sommer fröstelt. Seine welke, ungewaschen aussehende Haut hat keine Unterhaut mehr, keine Abwehr mehr, kein Leben mehr. Hier kann die Krätze und das krätzeähnliche, winterlich sich verschlimmernde Ekzem ungehindert gedeihen und juckt vor allem nachts. Er skizziert das Bild des ewig traurigen Menschen, der mit seiner mangelnden Reaktionsfähigkeit, mit seinem Mangel an Lebenswärme, mit seiner ängstlich trostlosen Trübsinnigkeit sich und seiner Umwelt das Leben aashaft stinkend verbittert. In der Phase dieser lebensüberdrüssigen Melancholie zieht er sich in sich, in seinen „Pelz", in seine Ecke zurück und ergibt sich der Sehnsucht nach dem Ende seiner Qual.

Pulsatilla – Küchenschelle

Aufmunterung, Zusprache und Trost eröffnen die Reichhaltigkeit des *Pulsatilla*-bedürftigen Menschen *(siehe Hausapotheke)*. Wie bei der *Sepia*-Frau, in die sie sich in den Wechseljahren verwandeln können, sind Wechselhaftigkeit und Stauungen ihr Problem. Die durch und durch milde Seele unterscheidet jedoch beide, ebenso wie die Milde ihrer Erscheinungen und Ausscheidungen. *Sepia* nimmt ihren Platz ein und entscheidet, *Pulsatilla* genügt die Kippe des Platzes und meint: Ach so! Diese liebreizenden, rundlich erscheinenden Menschen möchte man an der von Hemmung und Aufregung schweißtriefenden Hand nehmen und sie führen. Die einzige Verteidigung ist ihre Halsstarrigkeit, die ihnen Schmerzen im Genick bereitet. Sie müssen aber ihre Häuslichkeit, ihre Mütterlichkeit gegen die Umwelt verteidigen, weil solche Qualitäten durch die *Sepia*-ähnliche Emanzipiertheit der Frau anrüchig, belächelt und verspöttelt werden. Deshalb braucht sie den Trost, um ihre leicht tränengefüllten Augen zu trocknen.

Pyrogenium – Nosode

Eine aus verfaultem Ochsenfleisch gewonnene und homöopathisch aufbereitete Nosode und Arznei. Sie hat sich bewährt, wenn Fieber, Infektionen und Entzündungen einen bösartigen Verlauf nehmen. Der Fiebernde ist überreizt und ungeduldig, das Blut schießt dunkelrot und heftig zum Kopf und pocht in den Schläfen, in der Brust, im Bauch. Sein herzbeklommener Atem riecht und seine Schweiße stinken nach Verfall, bis der erleichternde Schweißausbruch die Überwindung der Krise anzeigt. Schüttelfrost und Zerschlagenheit beim Fieber, übelriechende Schweiße, aashaft stinkende Stühle, ebenso stinkende Sekrete aus Wunden. Bei hohem Fieber ist der Puls niedrig, bei mäßigem Fieber ist der Puls beschleunigt.

Quassia – Quassiabaum

Eine von *Rademacher* vor *Hahnemanns* Zeit eingeführte und lebererprobte, brasilianische Arznei, die beim Aszites der Leberzirrhotiker zusammen mit *Nux vomica* in tiefster Potenz, zu gleichen Anteilen gemischt, die Lebergifte ausleitet.

Radium bromatum – Radiumbromat

„Kater", Verbrennungen leichten bis schweren Grades, narbige, trockene, fleckige Haut und später wäßrige Anschwellung sind die Folgen der Röntgentherapie. Jeder bestrahlte Patient erhält diese Arznei einmal täglich zusätzlich, solange er sich bestrahlen läßt, bzw. solange er Schmerzen äußert. Leider in Deutschland nicht, aber im benachbarten Ausland erhältlich.

Rhododendron – Alpenrose

Nicht nur der Föhn, allein die föhnige, elektrisch geladene Vorgewitterbrise gäbe diesem Rheumatiker Anlaß genug, um nicht die Voralpen Bayerns oder die Hohe Provence als geographisches Lebensmilieu auszuwählen. Er zieht sich schon vor dem Wetterwechsel mit ziehenden Gelenkschmerzen, Kopfschmerzen und dösiger Benommenheit zurück und wartet auf den nachfolgenden Regen, der ihm Erleichterung beschert. Der Barometersturz schlägt ihm auch entzündlich auf Hoden und Nebenhoden, so daß er, zusammen mit seinen steifen Gelenken, unfähig wird, sich seiner Partnerin hingebungsvoll und beweglich zu nähern.

Rhus toxicodendron – Giftsumach

Welch wertvolle Unterkühlungs- und Überanstrengungsarznei ist uns durch sie in der *Hausapotheke* begegnet. Auch eine Entzündung kann überanstrengen, weswegen sie zum Beispiel beim Erysipel gute Dienste leistet. Dieses ist übersät mit juckenden, leicht brennenden, kleineren Blasen und Bläschen über einer dunkelroten Verfärbung der Entzündung. Die Beine fühlen sich dabei wie zerschlagen an. Häufiger jedoch begegnen wir dem Rheuma nach Durchnässung oder im feuchten Herbst. Die Anfangsbewegung, die Ruhe, die Nächte, die Kälte sind unerträglich, während Verlangen nach leichter Bewegung und Wärme noch einen Rest von Wendigkeit in diesem Menschen erahnen lassen.

Robinia pseudacacia – Falsche Akazie

Sie ist eine noch zu wenig geprüfte Arznei, die angeblich große geheimnisvolle Heilwirkungen in sich birgt. Bisher hat sie sich beim Sodbrennen bewährt. Nach dem Essen produziert der Magen so übermäßig viel Säure und Luft, daß er zu bersten droht und saure Flüssigkeit erbrochen wird. Die Zähne fühlen sich dabei an, als seien sie stumpf.

Sanguinaria – Kanadische Blutwurz

Diese Arznei heilt Störungen der Hormone und der Gefäße. Solche Menschen sind kräftig rot, angemalt wie eine ewig blühende Tollkirsche *(siehe Hausapotheke).* Hitzig, aufgedunsen erleiden sie ihre Wallungen in den Wechseljahren, in den polypenhaltigen Schleimhäuten, bei Schmerzen des Kopfes, der Gelenke, der Gicht. Trotz aller Hitze sind sie kälte- und zugluftempfindlich, verschaffen sich aber Linderung an der frischen Luft.

Sarsaparilla – Stechwinde

Wenn die Harnblase entzündet ist und die Harnröhre erst gegen Ende des Urinierens brennt, dann ist sie vorwiegend angezeigt *(siehe Hausapotheke)*. Sie ist für gichtig-rheumatische, abgemagerte Menschen, deren Steine in der Niere Blutungen verursachen können und deren Rheuma sich im Sommer verschlimmert.

Scarlatinum – Scharlachnosode

Eine aus menschlichen Krankheitsprodukten gewonnene und homöopathisch hochpotenzierte Arznei. Sie wird sowohl vor einer Scharlachimpfung gegeben bzw. danach, sowie nach der akuten Erkrankung, um die Komplikationen, insbesondere die sich später entwickelnde, chronische Nierenentzündung oder das Rheuma zu verhindern, bzw. zu beeinflussen.

Secale – Mutterkorn

Aus der Vergiftungslehre durch Mutterkorn sind uns die zerstörerischen Gefäßprozesse bekannt. Aus der homöopathischen Arzneiprüfung kennen wir die frühzeitige Verkalkung und Verengung der Arterien, die vor allem nächtliches Brennen, Taubheit und Krämpfe in den Beinen verursachen. Die ihrer als Arznei bedürftigen Menschen reiben und strecken ihre Glieder, um Linderung zu erhalten. Trotz der lokalen Kälte vertragen sie keine Wärme, nicht einmal die Zudecke. Äußerlich ähnelt dieser Mensch dem Erscheinungsbild der blassen, abgehärmten, abgemagerten Patienten. Seine Haltung zum Leben ist jedoch nicht ganz so abgehärmt, eher tetanisch verkrampft, wogegen sie sich mit ausstreckendem Dehnen wehren. Bewährte Anwendung bei allen Gefäßprozessen, auch beim Diabetes, und bei Systemerkrankungen, vor allem des Rückenmarks.

Selenium – Selen

Selen ist den Naturheilkundlern als notwendiges Element im Kampf gegen den Krebs bekannt. Wenn wir uns den Menschen betrachten, den wir mit ihm als Arznei behandeln, so könnte er zweifelsohne dem Bild des kräfteverfallenden Krebspatienten entsprec[illegible] enn zu viel Kräfte und Säfte sind ihm durch seine Wirklichkeit v[illegible] igegangen, so daß er von einem kraftvollen, saftvollen und l[illegible] n Leben nur noch träumen kann. Bis er auch diesen Traum dur[illegible] kenheit und Dranglosigkeit ersetzt: Im und am Kopf, wo i[illegible] Haare ausfallen; im Rachen, wo ihn die Stimme versetzt; im S[illegible] wonach ihm das Kreuz bricht; im Darm, wo ihm der Stuhldrang [illegible] eine Hauptmahlzeiten, die aus Kaffee, Zigaretten, Wein, Cogn[illegible] Salzigem bestehen, sollte er durch mäßiges Essen und Trinken [illegible] urch Spaziergänge an der frischen Luft, die ihm wirklich gut tu[illegible] zen.

Senega – Klappe[illegible] angenwurzel

Der Emphysembronchitis des [illegible] Menschen zugedachte Arznei. Dessen dauerhafte, trockene, d[illegible] de, wundmachende Hustenanfälle haben ihn erschöpft und se[illegible] icht gedunsen.

Sepi[illegible] ntenfisch

Wenn Sie jemals Gelegenheit haben, einen Film über die *Sepia* anzuschauen, so nehmen Sie Ihre Chance wahr. Für mich ist es der größte, homöopathische Psychothriller. In jedem Bild gibt es Tragisches, über das man nicht lachen kann und Witziges, über das man lachen kann. Über *Sepia* kann man nie lachen! Lachen ist ein Manifest des Humors, und Humor ist nur da gegeben, wo – im etymologischen Sinne des Wortes – Säfte vorhanden sind und fließen. *Sepia* verliert ihre Säfte im Laufe ihres Lebens, im Zuge ihrer sich offenbarenden, lithämischen-destruktiven Diathese, im Zuge ihrer konstitutionellen Veränderung. Ihre Säfte stauen sich, sacken ab und ihr Gewebe trocknet aus. So wird aus dem dicken, runden, prall-elastischen Ei des Fisches die überall gestaute Klimakterikerin, außen weich, innen schon derb, bei der alles hängt: das Gesicht, die inneren Organe mit Völle, Druck, Beengung im Gehirn, in der Brust, in der Leber, in der Gebärmutter, in den Venen. Der Darm und das Gehirn trocknen aus, so daß sie konzentrationsunfähig und benommen weder Regungen, noch Anregungen, noch Stuhlgang entleeren kann. Mit zunehmender Trockenheit neigt sie zur Zerstörung, zum Lebensüberdruß mit lustloser Gleichgültigkeit, zur

Selbstmordgefährdung mit dem hilflosen Gefühl, nicht mehr in diese Welt zu passen, oder sie fristet in der Krebserkrankung (Gebärmutter) ihre Leidenserlösung. So wird aus dem wachen, intelligenten, kritischen Kind, das das Liebsein und Liebkosen schon ablehnt, ein beliebter Kamerad; ein sich jungfräulich erhaltendes, Haus und Haushalt ablehnendes, innerlich anziehendes, äußerlich eher verwahrlostes Mädchen; eine betäubend gewandte, für Ideale kämpfende, temperamentvolle, sprühende, junge Frau; eine enttäuschte, verlassene, hilflose, lustlose, phlegmatische, apathische ältere Frau, die sich in Neid, Eifersucht und Mißtrauen zerfleischt. In der Ablehnung des Liebseins, wo die Ablehnung zum Lustgewinn wird, offenbart sich bereits die tiefgreifende Tragik dieses Menschen, die Selbstzerfleischung, die Autoaggression, ihr „prolongierter Selbstmord" *(Stübler)*. – Dahinter steht ein lebenslanger Kampf ohne Gegner um das Opfer, das sie aus Rache gegen den ihre Mutter vergewaltigenden Vater oder gegen den selbst erlebten Vergewaltiger verfolgt. Das Instrument ihres Opferganges sind die Fangarme des Tintenfisches, die Intrigen, die sie im Dunkeln, im dunklen Schlamm auf dem Grund der Meere spinnt. Im Dunkeln vollzieht sie ihre Pläne, schleicht sich an das Opfer heran, hüllt sich und ihn in schwarze Tinte, in Ungewißheit, in Undurchsichtigkeit. Sie vereinnahmt das Opfer mit ihren Fangarmen und läßt es nicht mehr los, wird nie nachgeben, wird sich durchsetzen, bis man ihr die Arme abhackt, bis man ihre faszinierenden Intrigen meidet. Armlos und waffenlos schreitet sie in die Wechseljahre, ihre Tragik kehrt sich nach außen. Aber immer noch wallt das Blut in ihren Gefäßen mit Hitze, Schweiß und Zorn. Ihre Rache begleitet sie in ihren tragischen Tod.

Serum anguillae – Aalserum

Bewährte Anwendung, wenn nach einer Brustamputation sich durch die narbige Verziehung einerseits und durch die Schrumpfung der Haut andererseits das Blutplasma, die Lymphe, in dem seitengleichen Arm staut.

Silicea – Kieselerde

Dieser schlanke, rachitische Mensch, dessen Erkältungen und

schlecht heilenden Haut wir schon in der *Hausapotheke* begegnet sind, sieht bedrückt aus, blaß und abgemagert, ist nicht nur körperlich unterernährt, sondern auch gefühlsmäßig. Er empfindet die Unvollkommenheit unseres Seins nicht als natürlich gegeben, sondern als endgültiges Schicksal. So zieht er – im Sinne gesetzmäßiger Affinität – Mißgeschicke an, die ihn schwach, steifig, frostig und überempfindlich werden lassen wie seine Skolioseschmerzen im Rücken. Alles ist zu hart und schwer: die Knochen, die Gelenke, die Muskeln; die Anstrengung, die Schule, das Studium; die Berührung, die Eindrücke, die Kälte; das Erwachen, das Erheben, die Angst vor dem kommenden Tag, die Menschen. Nur Wärme in jeder Weise, außer warmem Essen und Trinken, läßt ihn schmerzlos gedeihen, wie der Strohhalm, dem die Kieselsäure Halt und Aufrichtigkeit gewährt. Aber wie dieser ist er auch widerstandsfähig, beugt sich in den Stürmen des Schicksals, um sich, falls er nicht bricht, nachher wieder aufzurichten. Diese Maßgabe ist der Maßstab für seine Kränklichkeit. Bewährte Anwendungen findet diese Arznei, außer bei schlecht heilender Haut und Schleimhaut, bei Fisteln, Impfschäden und Nagelpilz.

Spigelia – Wurmkraut

Nicht nur für Würmer wird diese Arznei eingesetzt, sondern auch für alle Schmerzen, deren Art es ist, zu stechen. So geschieht es am Herzen, am Auge (Iritis) und – bewährt – beim Schielen.

Spongia – Meerschwamm

Das Gefühl des Meerschwammes ist es, das diese Arznei besonders macht. Es findet sich im Hals bei Asthma *(siehe Hausapotheke)*, bei Heiserkeit, aber auch im Hoden, wenn er und Nebenhoden entzündet sind.

Staphisagria – Stephanskraut

Bewährte Anwendung bei allen Verletzungen durch Schnitt, auch nach der Operation oder wie hier beim Amputationsschmerz nach *Arnica.*

Stramonium – Teufelsapfel

Wie der Volksname uns verrät, erscheint in diesem Bilde das Hexenhafte und Diabolische auf der anderen Seite unserer Seele. Sie ist eine bewährte Kinderarznei bei Hirnerregung und Hirnstörungen mit oder ohne Ursache (z. B. Geburtstrauma, Meningitis, Enzephalitis, Veitstanz). Alles ist rot, kräftig, hitzig und schwitzig. Wenn Sie sich ihm nähern, fühlt er sich angegriffen, spuckt, beißt, tritt und verfällt in die boshaftesten Wutanfälle ohne Reue. Dabei ist sein Gesicht totenblaß, kaltschweißig und grimassenhaft verzogen. Auch heftig glänzende Gegenstände und Erscheinungen wie der Widerstrahl der Sonne auf nasser Straße, am See oder am Meer, als auch ein stetig tropfender Wasserhahn, können seine schrille Wut und seine veitstanzähnlichen Krämpfe hervorzaubern. Welche Wohltat können wir nicht nur unseren verhaltensgestörten Kindern antun, sondern könnten sie auf die hinter psychiatrischen Riegeln versteckten, beklagenswerten Wesen erweitern!

Strontium carbonicum – Strontiumkarbonat

Diese Arznei verstehen wir als Erdalkalimetall. Ihre Verwandtschaft zu *Calcium* läßt uns beim Menschen auf ein schlechtes Knochensystem schließen, ihre Verwandtschaft zu *Barium* auf ein minderwertiges Gefäßsystem. Als kräftiger, roter, warmer Mensch mit Blutandrang zum Kopf, mit tief empfundenen, berstenden Kopfschmerzen, Benommenheit und Schwindel braucht er Kühle, aber nicht am Kopf. Hier liebt er Hut und Sonnenwärme. Er liebt Bewegung, aber der Schwindel läßt ihn taumeln wie trunken, auch ohne den geliebten Alkoholgenuß. Sein Schicksal ist seine destruktive, degenerative Anlage, seine Verrenkungen und Verstauchungen der Gelenke und der Gelenkigkeit seines Lebens. Durch sie bewegt ihn ein ständig schlechtes Gewissen, als habe er etwas Schlimmes getan. Bewährte Anwendung bei allen zerstörerischen Knochen- und Gefäßprozessen.

Sulfur – Schwefel

Groß, großartig, schön und stark glaubt er zu sein. Die Wirklichkeit läßt jedoch wenig von seinen Einbildungen übrig. Trotz täglicher Pflege erscheint er eher schmutzig und vernachlässigt. Wie erst, wenn er sich nicht mehr pflegt?! In der Entgleisung brennt alles wie Feuer: das Ekzem, das hitzewallende Gesicht, die Fußsohlen und alles was an Schleimhäuten und Stoffwechselorganen dazwischen liegt. Das eigentliche Problem seines Soseins ist das Widersprüchliche seines Denkens und Handelns und die Unfähigkeit, Widerspruch zu ertragen. Der Widerspruch formt sein Schicksal. So wird aus dem manchmal tiefgründig, manchmal schwatzhaft philosophierenden Weltverbesserer ein dem Leben und der Gesellschaft abgeneigter, abgemagerter, verkommener Hippie oder Punk. So wird aus dem dicken, ewig lustigen, Witze erzählenden Direktor eines zweifelhaften Kleinunternehmens, der ewig nörgelnde, dreinschwätzende, lustlose, antriebslose, lebensüberdrüssige Alkoholiker, der Besitz und Vermögen versäuft bis nur noch seine Leber zu seinem Schicksal wird. Oder er hat sich rechtzeitig anstellen lassen und genießt seinen vorzeitigen leberzirrhotischen Ruhestand.

Symphytum – Beinwell

Bewährte Anwendung bei Knochenverletzung jeglicher Art, sei es durch Bruch oder wie hier durch Amputation und ihre Nachbeschwerden. Der Volksname verrät uns, daß das „Bein wohl" wird.

Tabacum – Tabak

Wer kennt sie nicht, die Morgenröte der Raucherentwöhnung: Schwindel, elende Übelkeit und Vergehensgefühl (Ohnmachtsneigung) sind ihre Anzeichen und gleichen in ihren Erscheinungen einer Nikotinvergiftung. Erinnern Sie sich an Ihre erste heimliche Zigarette? Ich schon! Auch der Diabetiker weiß die Kraft des Tabaks bei Blutzukkerentgleisung zu schätzen.

Tarantula – Wolfsspinne

„Wie von der Tarantel gestochen", beschreibt der Volksmund das Erscheinungsbild des großen Veitstanzes (Chorea major). Er ist von manischem Bewegungszwang beinhaltet mit schraubenförmigen Verkrampfungen der Glieder, des Gesichtes, des ganzen Körpers. Die Augen rollen nach oben, die Hände spreizen sich wie Spinnenbeine. Die betroffenen Partien sind kalt und taub. Die Anfälle steigern sich bis zu heftigen ungewollten Wutausbrüchen, die anschließend bereut werden. Nur lateinamerikanische Musik mit leidenschaftlichen Rhythmen lösen die Verkrampfungen, so daß der Besessene immer heftiger tanzt, bis erleichternder Schweiß, Ohnmächtigkeit mit dunkelrotem-bläulichem Gesicht oder verharrende Starre (Stupor, Katalepsie) den ekstatischen Tanz beenden. Die gleiche rhythmische Musik beendet auch diesen Zustand eingefrorener Lebensgeister, und die Auferstehung des rhythmischen Teufelskreises erhebt sich zum Teufelstanz im Kreise. Sind unsere Kindergärten, Discos und Psycho-Altersheime nicht voll davon?

Taraxacum – Löwenzahn

Ausgezeichnete Arznei zur Giftausscheidung der Leber bei blassen, kalten, trockenen, beklagenswerten Menschen mit einer Zunge, die ausschaut wie eine Landkarte. Mit ihr können wir sicher gehen, daß sich die absterbenden und abgestorbenen Viren nicht im Immunsystem ansammeln und die Abwehr blockieren. Die Reinhaltung des Abwehrsystems erlaubt außerdem der personenbezogenen Arznei, ungehinderter und erfolgreicher zu wirken.

Tellurium – Tellur

Zerstörende Röte und nach Heringslake stinkende Schweiße beschreiben den Menschen, dem dieses Schwermetall als Arznei Gutes tut. Sein Leben hat ihn, sein Kreuz und seine Gelenke so sehr abgenutzt, daß er sie nicht mehr beugen und sich nicht mehr aufrichten kann. Sie schmerzen bei jeder unerlaubten Bewegung, beim draufliegenden Ruhen. Die Hüftkapseln und Sehnenansätze sind so verspannt, daß sie beim Auswärtsdrehen des Beines die Nerven verklemmen. Der Schmerz verläuft dann von der äußeren Hüfte quer über den Oberschenkel zur Innenseite des Knies. Das ist so ungewöhnlich, daß Sie sie allein daraufhin verordnen dürfen.

Terebinthina – Terpentinöl

Wir wissen aus der Vergiftungslehre, daß *Terpentinöl* die Haut und alle Schleimhäute reizt. Als Arznei ist sie für alle Nierenprozesse angezeigt, wenn schwarz gefärbter, nach Veilchen riechender Urin nur tröpfchenweise abgeht. Einen solchen Urin beobachten wir bei chronischer Nierenentzündung, bei Nierenschrumpfung, bei Scharlachkomplikationen und bei Nierentuberkulose.

Tetanus – Wundstarrkrampfnosode

Eine aus menschlichen Krankheitsprodukten gewonnene und homöopathisch aufbereitete Arznei. Sie wird Kindern sowohl vor der Wundstarrkrampf-Impfung verabreicht bzw. danach, wenn sich Schwäche und Leistungsabfall mit Konzentrationsstörungen einstellen sollten. Auch noch viele Jahre nach der Impfung einsetzbar, wenn die Impfung die Auslösung der Störung ist.

Teucrium – Katzengamander

Sie ist eine ausgezeichnete Arznei für den Bronchitiker, wenn die nasse Kälte des Herbstes naht und der asthmaähnliche Husten und der Auswurf vermehrt plagen. Sein Riechvermögen ist von Polypen überwuchert.

Thallium

Dieses Schwermetall ist uns als Rattengift bekannt. Wie von Ratten angefressen sieht auch der Haarausfall aus, bei dem wir es bewährt vor *Pel talpe* einsetzen. Außerdem bewährt bei chronischem Kreuzschmerz infolge Bandscheibenschadens oder Teilprolapses der Bandscheibe, bei allen chronischen Schleimhautprozessen.

Thallium aceticum – Essigsaures Thallium

Bei Knochenmetastasen verwenden wir das *Thallium* bewährt in Verbindung mit Essigsäure, um gleichzeitig der Schwäche entgegenzuwirken.

Thuja – Lebensbaum

Es sind eher die rundlichen, wäßrig-dicklichen und wärmebedürftigen, unzufriedenen Menschen mit chronischem, dick-grünlichem Ausfluß aus Nase, Bronchien, Penis und Scheide *(siehe Hausapotheke)*, mit blumenkohlartigen Warzen und braunen, flachen Flecken, mit Impfschäden, mit Rheuma im feuchten Klima und im naßkalten Herbst, die dieser Arznei bedürfen. Feuchtigkeit und Kälte verstopfen ihre Absonderungen, deren Fluß so sehr erleichtert. Ihre Schmerzen verschlimmern sich nach dem Zubettgehen bis 4.00 Uhr morgens, dann schlafen sie ein, um nach dem Erwachen bis um 16.00 Uhr wieder zu leiden.

Tuberculinum – Nosode

Diese Nosode wird aus menschlichen Krankheitsprodukten gewonnen und homöopathisch aufbereitet. Sie ist als Regulationsarznei in die Homöopathie eingegangen und wird bei Erkrankungen gegeben, die infolge ihres chronischen Verlaufs einen heilenden Fortschritt vermissen lassen. Dahinter steckt aber auch das Bild eines Menschen, das dem Bild der wohlgeprüften Arznei entspricht und dessen Verfassung sie ähneln muß, um entscheidend zu wirken. Dieser Mensch ist der tuberkulinische, liebenswerte, heiter-melancholische, schüchtern-gehemmte mit kreativem, phantasiereichem Intellekt, der gerne mit anderen gesellig lebt. *Thomas Manns* „Zauberberg“ erinnert mich an das tuberkulinisch erregte und erregende Milieu, an die Wechselhaftigkeit, die Ängstlichkeit und Liebesbedürftigkeit. Die Unbeständigkeit drückt sich in allen Phasen ihrer Existenz aus, sei es der lebendige oder müde wandernde Blick, die Wandersucht, die Appetitlosigkeit tags und der Heißhunger nachts, das Wechselspiel von Verlangen und Abneigung gegenüber Milch und Fett, bis hin zur Veränderungslust in der eigenen Wohnung oder zum häufigen Umziehen mit der gesamten Wohnung. Im Leiblichen ist ihr häufigstes Problem ihre Erkältlichkeit, sommers oder winters, mit allen katarrhalischen Erscheinungen und Entzündungen und vergrößerten Lymphdrüsen. Entsprechend ist ihre Empfindlichkeit gegen Wettereinflüsse; Föhn und geschlossene Räume verursachen Kopfschmerz – wie der Schulkopfschmerz unserer rechtschreibschwachen Kinder. Nach der Schule sind diese Kinder ebenso leistungsschwach, appetitlos und müde. Fröstelnd-hitzig legen sie sich abends bei offenem Fenster zu Bett und wachen schweißgebadet auf mit einem die Wäsche gelblich färbenden Schweiß. Morgens sind sie launisch oder heiter erregt, und so nimmt die Wechselhaftigkeit ihren Tageslauf. Nicht nur Kinder erkennen sich hierin wieder!

Uranium nitricum – Salpetersaures Uran

Die radioaktive Strahlung der Arznei soll ihre homöopathische Leistung bewirken. Bewährt hat sie sich beim Altersdiabetes mit Appetitlosigkeit oder dauerndem Hungergefühl und großer Eßlust; mit Kopfschmerzen; mit Durchblutungsstörungen der Beine und Wadenkrämpfen. Leider ist diese Arznei bei uns verboten wegen „Strahlenvergiftung". Hier hat sich die Arzneimittelkommission einen großen Scherz erlaubt, wo doch die Homöopathie nichts taugen soll! Unsere weniger verwaltungswillkürlichen, europäischen Nachbarn halten sie für uns bereit.

Variolinum – Pockennosode

Auch als *Vaccininum* bekannt. Eine aus menschlichen Krankheitsprodukten gewonnene, homöopathisch aufbereitete Arznei. Wir geben sie vor jeder Pockenschutzimpfung, die ja jetzt im internationalen Verkehr nicht mehr zwingend ist. Die Impfung kann eine noch schlummernde, lithämische Anlage (Diathese) provozieren, weshalb wir sie auch nachher verabreichen, bzw. bei Nachbeschwerden wie Hirnhautreizung (zusammen mit *Apis*) oder bei Lähmungen der Augenmuskeln und Oberlider. Eine solche Lähmung kann auch nach der Polioschluckimpfung auftreten, wo sie ebenfalls – auch nach vielen Jahren der Auslösung – sehr bewährt ist.

Veratrum album – Weißer Nieswurz

Als kreislaufstabilisierende Arznei haben wir sie in der *Hausapotheke* als D6 Potenz kennengelernt. In der Hinfälligkeit ist dieser Anfällige bläulich-blaß und mit kaltem Schweiß bedeckt. Die inneren Organe krampfen kolikartig, die Glieder verzerren sich mit epileptiformen

Zuckungen. In D200 begegnet sie uns jetzt für jenen Menschen, in dem sich die Palette des Wahnsinns von der extremen Manie bis zur extremen Depression widerspiegelt. Singend, beißend, betend und fluchend, flüchtet er vor der Allgegenwart des Teufels, bis er in schweigsame Abkehr und menschenscheue Niedergeschlagenheit verfällt. Welch einen heftigen Lebenskampf führt er gegen sich und gegen die teuflische Verfolgung, die nichts anderes ist als Teil seiner Selbst. Das ist die Wirklichkeit der kreislaufgestörten Hypotoniker, die nach äußerer und innerer Wärme verlangen und sie doch nicht vertragen, weder äußerlich durch warmes Wetter und herzenswarme Menschen noch innerlich durch warme Speisen und Getränke. Nicht einmal die Berührung ihrer eigenen Kleider, die Berührung der nächtlichen Bettdecke, die Berührung ihres Innenlebens vertragen sie, ohne sie, gewalttätig kämpfend, zurückzuweisen. Seine letzten Lebenssäfte verliert er durch Erbrechen und Durchfälle.

Verbascum – Wollblume, Königskerze

Ein eigenartig tiefer, hohler, heiserer Husten, der uns manchmal lange nach Unterkühlung plagt, spiegelt in uns das Bild dieser Arznei wider. Der Husten hat den Klang eines röhrenden Hirsches, der beim Röhren stottert – falls Sie einem solchen mal begegnet sind.

Vipera – Kreuzotter

Dieses Schlangengift kennen wir aus der *Hausapotheke* als bewährte Arznei bei herz- und venengestauten Menschen. Die geschwürbelasteten Beine fühlen sich an wie zum Zerplatzen, besonders wenn sie sie sitzend herunterhängen lassen, so daß man ihre unteren Extremitäten immer auf anstatt unter dem Tisch sucht. Sie beugt auch der stets drohenden Embolie im Hirn oder in der Lunge vor.

Viscum album – Mistel

Sie hat sich bewährt beim Altersbluthochdruck bei roten, kräftigen, gestauten, verkalkten Menschen mit Schwindel. Sie kann auch als Tee eingenommen werden.

Zincum – Zink

Wir haben im ersten Buch diese Arznei als hilfreiches Nervenmittel bei nervösen Kindern und Erwachsenen mit nervösen Beinen kennengelernt. Jetzt erweitern wir unser Wissen durch die Erfahrung mit ihr als Reaktionsarznei. Sie leitet nach innen verriebene und vertriebene Sekretionen, Schweiße und Ekzeme wieder nach außen im Sinne des *Hering*'schen Heilgesetzes, um Hirnkrämpfe zu vermeiden. Die Unruhe in den Beinen kann auch bei Hirnreizung infolge Impfschadens auftreten.

Nachwort

Es freut mich, daß Sie auch dieses Buch durchforstet und in sich aufgenommen haben. Das Mehr an Arzneiwissen vermehrt die offenen Fragen. Sie werden für weiteres gemeinsames Erfühlen, Erstreben und Erkennen die Grundlage bilden. Solange wir uns die Fähigkeit bewahren, anzuschauen, anzuhören und zu begreifen, werden wir über die vordergründige Dramatik und oft schwerwiegende Schwarzmalerei der klinischen Befunderhebung hinauswachsen. Große Dinge sind aus dem Nicht-Mehr-Denken entstanden, dann wenn wir uns entspannt zurücklehnen, um erzählen zu lassen, um zu erwägen, um zu ermessen. Die Bergpredigt ist erfüllt von solchen Angeboten.

Inzwischen wünsche ich Ihnen beim Lesen, meine Freude beim Schreiben zu teilen; wünsche Ihnen die Einfachheit der Dinge und Menschen, die mich hierbei umgeben haben, ferner die Einfachheit des Denkens und Handels im Ermessen der Krankheit, der Heilung und der Gesundheit.

Die innere Bereicherung unseres Wissens um Kranksein und Gesundung und die Verfeinerung unserer Empfindungswelt sind die Gradmesser unserer Lebenskraft und unserer Lebendigkeit. Lassen Sie uns gemeinsam dahin entwickeln, ergänzen und vervollständigen.

Listen

Arzneien und Kapitel

Blutdruck (12)
Diabetes (18)
Krätze (37)
Krebsgeschehen (38)
Leberzirrhose (39)
Trigeminusneuralgie (59)

26. **Arum triphyllum**
Heiserkeit (28)

27. **Asa foetida**
Beingeschwüre (11)

28. **Aurum**
Arteriosklerose (8)
Blutdruck (12)
Durchblutungsstörung (19)
Eierstock (20)
Gebärmutter (25)
Hodenbeschwerden (30)
Hodenhochstand (31)
Krebsgeschehen (38)

29. **Bacillinum**
Ekzem (21)
Mukoviszidose (42)

30. **Barium carbonicum**
Arteriosklerose (8)
Augenbeschwerden (9)
Blutdruck (12)
Diabetes (18)
Krebsgeschehen (38)
Schwerhörigkeit (55)
Wachstumsstörungen (61)

31. **Barium jodatum**
Arteriosklerose (8)
Schwerhörigkeit (55)

32. **Belladonna**
Augenbeschwerden (9)
Bauchspeicheldrüse (10)
Parkinsonismus (49)
Trigeminusneuralgie (59)

33. **Bellis perennis**
Gebärmutter (25)

34. **Berberis**
Afterjucken (3)
Blutdruck (12)
Ekzem (21)
Leberzirrhose (39)
Leberentzündung (40)
Nierenschrumpfung (47)
Schuppenflechte (54)

35. **Beryllium**
Warzen (62)

36. **Bismutum subnitricum**
Sodbrennen (56)

37. **Borax**
Scheidenentzündung (52)

38. **Bryonia**
Augenbeschwerden (9)
Leberentzündung (40)
Rheuma (51)

39. **Bufo**
Akne vulgaris (5)
Epilepsie (22)

40. **Cadmium**
Krebsgeschehen (38)

41. **Caladium**
Impotenz (34)

42. **Calcium carbonicum**
Ekzem (21)
Epilepsie (22)
Hodenhochstand (31)
Kinderwunsch (35)
Nasenpolypen (45)
Schwerhörigkeit (55)
Struma (57)
Wachstumsstörungen (61)
Wirbelsäule (64)

43. **Calcium fluoricum**
Afterfistel (2)
Augenbeschwerden (9)
Beingeschwüre (11)
Bronchitis (15)
Brustknoten (16)
Epilepsie (22)
Hüftarthrose (32)
Krebsgeschehen (38)
Mukoviszidose (42)
Nasenpolypen (45)
Schwerhörigkeit (55)
Struma (57)
Wirbelsäule (64)

44. **Calcium phosphoricum**
Appetitstörungen (7)
Ekzem (21)
Epilepsie (22)
Geburtsschaden (26)
Wachstumsstörungen (61)
Wirbelsäule (64)

45. **Cantharis**
Erysipel (23)
Nierenbluten (46)
46. **Carbo animalis**
Beingeschwüre (11)
Krebsgeschehen (38)
Wundliegen (65)
47. **Carbo vegetabilis**
Krebsgeschehen (38)
48. **Carduus**
Beingeschwüre (11)
Leberzirrhose (39)
Leberentzündung (40)
49. **Castor equi**
Wirbelsäule (64)
50. **Caulophyllum**
Rheuma (51)
51. **Causticum**
Afterjucken (3)
Augenbeschwerden (9)
Epilepsie (22)
Heiserkeit (28)
Kniearthrose (36)
Krebsgeschehen (38)
Multiple Sklerose (43)
Schwerhörigkeit (55)
Warzen (62)
52. **Ceanothus**
Leberzirrhose (39)
Malaria (14)
53. **Cedron**
Trigeminusneuralgie (59)
54. **Chamomilla**
Trigeminusneuralgie (59)
55. **Chelidonium**
Leberzirrhose (39)
Leberentzündung (40)
56. **China**
Abmagerung (1)
Darmentzündung (17)
Leberentzündung (40)
Malaria (41)
Ohrgeräusche (48)
57. **Chininum arsenicosum**
Leberentzündung (40)
58. **Cholesterinum**
Augenbeschwerden (9)
59. **Cicuta**
Epilepsie (22)
60. **Cimicifuga**
Wirbelsäule (64)
61. **Cina**
Afterjucken (3)
Augenbeschwerden (9)
62. **Clematis**
Beingeschwüre (11)
Hodenbeschwerden (30)
63. **Cocculus**
Multiple Sklerose (43)
64. **Colchicum**
Darmentzündung (17)
Rheuma (51)
65. **Collinsonia**
Stuhlverstopfung (58)
66. **Colocynthis**
Bauchspeicheldrüse (10)
Darmentzündung (17)
Trigeminusneuralgie (59)
67. **Condurango**
Krebsgeschehen (38)
68. **Conium**
Brustknoten (16)
Gebärmutter (25)
Hodenbeschwerden (30)
Krebsgeschehen (38)
Multiple Sklerose (43)
Schwerhörigkeit (5)
Struma (57)
69. **Crocus**
Schwerhörigkeit (55)
Wechseljahre (63)
70. **Crotalus**
Augenbeschwerden (9)
Erysipel (23)
Malaria (41)
71. **Cuprum**
Augenbeschwerden (9)
Darmentzündung (17)
Diabetes (18)
Durchblutungsstörung (19)
Epilepsie (22)
Geburtsschaden (26)
Hirnhautentzündung (29)
Multiple Sklerose (43)
Nierenschrumpfung (47)
72. **Datisca**

Diabetes (18)
73. **Dioscorea**
Bauchspeicheldrüse (10)
74. **Diphtherinum**
Impfschäden (33)
Mukoviszidose (42)
75. **Dulcamara**
Rheuma (51)
76. **Eupatorium**
Malaria (41)
77. **Ferrum phosphoricum**
Blutschwamm (14)
78. **Fucus vesiculosus**
Appetitstörungen (7)
79. **Galega**
Diabetes (18)
80. **Gelsemium**
Augenbeschwerden (9)
Impfschäden (33)
Multiple Sklerose (43)
Wirbelsäule (64)
81. **Glonoinum**
Augenbeschwerden (9)
Parkinsonismus (49)
82. **Graphites**
Akne rosacea (4)
Appetitstörungen (7)
Augenbeschwerden (9)
Stuhlverstopfung (58)
83. **Grindelia**
Bronchitis (15)
84. **Guajacum**
Rheuma (51)
85. **Hamamelis**
Struma (57)
86. **Hedera**
Bauchspeicheldrüse (10)
87. **Helleborus**
Arteriosklerose (8)
Epilepsie (22)
Geburtsschaden (26)
Hirnhautentzündung (29)
Krebsgeschehen (38)
88. **Hepar sulfuris**
Augenbeschwerden (9)
Beingeschwüre (11)
Rheuma (51)
Scheidenentzündung (52)
Wundliegen (65)
89. **Hirudo**
Bluter-Krankheit (13)
90. **Hydrastis**
Beingeschwüre (11)
Darmentzündung (17)
Gebärmutter (25)
Nasenpolypen (45)
Scheidenentzündung (52)
Stuhlverstopfung (58)
91. **Hyoscyamus**
Arteriosklerose (8)
Epilepsie (22)
Hirnhautentzündung (29)
Parkinsonismus (49)
92. **Hypericum**
Amputationsschmerz (6)
Geburtsschaden (26)
93. **Ignatia**
Abmagerung (1)
94. **Ipecacuanha**
Nierenbluten (46)
95. **Iris**
Bauchspeicheldrüse (10)
96. **Jaborandi**
Wechseljahre (63)
97. **Jodum**
Abmagerung (1)
Bauchspeicheldrüse (10)
Diabetes (18)
Eierstock (20)
98. **Juglans**
Akne vulgaris (5)
99. **Kalium bichromicum**
Nasenpolypen (45)
100. **Kalium carbonicum**
Augenbeschwerden (9)
Wirbelsäule (64)
101. **Kalium chloratum**
Augenbeschwerden (9)
Impfschäden (33)
Schwerhörigkeit (55)
102. **Kreosotum**
Beingeschwüre (11)
Diabetes (18)
Krebsgeschehen (38)
Mukoviszidose (42)
Wundliegen (65)

103. Kresolum
Parkinsonismus (49)
Schuppenflechte (54)
104. Lachesis
Akne rosacea (4)
Augenbeschwerden (9)
Beingeschwüre (11)
Blutdruck (12)
Bluter-Krankheit (13)
Durchblutungsstörung (19)
Ekzem (21)
Erysipel (23)
Hodenhochstand (31)
Kniearthrose (36)
Ohrgeräusche (48)
Schwerhörigkeit (55)
Wechseljahre (63)
Wundliegen (65)
105. Lachnanthes
Wirbelsäule (64)
106. Lapis albus
Krebsgeschehen (38)
107. Laurocerasus
Herzinsuffizienz
Krebsgeschehen (38)
Mukoviszidose (42)
108. Lilium tigrinum
Gebärmutter (25)
Scheidenentzündung (52)
109. Lithium carbonicum
Schuppenflechte (54)
110. Luesinum
Akne vulgaris (5)
Augenbeschwerden (9)
Bronchitis (15)
Epilepsie (22)
Hirnhautentzündung (29)
Krebsgeschehen (38)
Mukoviszidose (42)
Struma (57)
111. Lycopodium
Appetitstörungen (7)
Augenbeschwerden (9)
Eierstock (20)
Leberentzündung (40)
Schuppenflechte (54)
112. Lyssinum
Veitstanz (60)
113. Magnesium carbonicum
Stuhlverstopfung (58)
114. Magnesium fluoricum
Augenbeschwerden (9)
115. Magnesium phosphoricum
Augenbeschwerden (9)
Bauchspeicheldrüse (10)
Trigeminusneuralgie (59)
116. Medorrhinum
Akne vulgaris (5)
Augenbeschwerden (9)
Bronchitis (15)
Eierstock (20)
Epilepsie (22)
Kniearthrose (36)
Krebsgeschehen (38)
Mukoviszidose (42)
Scheidenentzündung (52)
117. Mercurius corrosivus
Darmentzündung (17)
Hodenbeschwerden (30)
Krebsgeschehen (38)
118. Mercurius solubilis
Augenbeschwerden (9)
Beingeschwüre (11)
Hirnhautentzündung (29)
119. Morbillinum
Impfschäden (33)
Mukoviszidose (42)
120. Mygale
Veitstanz (60)
121. Natrium carbonicum
Sodbrennen (56)
122. Natrium muriaticum
Abmagerung (1)
Bauchspeicheldrüse (10)
Darmentzündung (17)
Diabetes (18)
Kinderwunsch (35)
Leberentzündung (40)
Malaria (41)
Stuhlverstopfung (58)
Wirbelsäule (64)
123. Natrium sulfuricum
Rheuma (51)
124. Niccolum
Krebsgeschehen (38)
125. Nux vomica

Augenbeschwerden (9)
Leberzirrhose (39)
Rheuma (51)

126. **Oenanthe**
Epilepsie (22)

127. **Opium**
Stuhlverstopfung (58)

128. **Palladium**
Eierstock (20)

129. **Pel talpe**
Haarausfall (27)

130. **Pertussinum**
Impfschäden (33)

131. **Petroleum**
Schuppenflechte (54)

132. **Phellandrium**
Brustknoten (16)

133. **Phosphorus**
Abmagerung (1)
Augenbeschwerden (9)
Blutdruck (12)
Diabetes (18)
Hirnhautentzündung (29)
Leberzirrhose (39)
Leberentzündung (40)
Mukoviszidose (42)
Nierenschrumpfung (47)
Ohrgeräusche (48)
Schlafwandel (53)
Wachstumsstörungen (61)
Wechseljahre (63)
Wirbelsäule (64)

134. **Phytolacca**
Augenbeschwerden (9)
Brustknoten (16)
Impfschäden (33)
Rheuma (51)

135. **Plantago major**
Raucherentwöhnung (50)
Trigeminusneuralgie (59)

136. **Platinum**
Gebärmutter (25)
Stuhlverstopfung (58)

137. **Plumbum**
Arteriosklerose (8)
Augenbeschwerden (9)
Blutdruck (12)
Durchblutungsstörung (19)
Hirnhautentzündung (29)
Hodenbeschwerden (30)
Leberzirrhose (39)
Nierenschrumpfung (47)
Stuhlverstopfung (58)

138. **Poliomyelitis-Nosode**
Impfschäden (33)

139. **Psorinum**
Krätze (37)

140. **Pulsatilla**
Akne rosacea (4)
Akne vulgaris (5)
Augenbeschwerden (9)
Ekzem (21)
Hodenbeschwerden (30)
Hodenhochstand (31)
Kinderwunsch (35)
Kniearthrose (36)

141. **Pyrogenium**
Mukoviszidose (42)
Wundliegen (65)

142. **Quassia**
Leberzirrhose (39)

143. **Radium bromatum**
Krebsgeschehen (38)

144. **Rhododendron**
Föhnbeschwerden (24)
Hodenbeschwerden (30)
Rheuma (51)

145. **Rhus toxicodendron**
Erysipel (23)
Rheuma (51)

146. **Robinia**
Sodbrennen (56)

147. **Sanguinaria**
Nasenpolypen (45)
Wechseljahre (63)

148. **Sarsaparilla**
Nierenbluten (46)
Rheuma (51)

149. **Scarlatinum**
Impfschäden (33)
Mukoviszidose (42)
Nierenschrumpfung (47)

150. **Secale**
Diabetes (18)
Durchblutungsstörung (19)

151. **Selenium**

Augenbeschwerden (9)
Impotenz (34)
Stuhlverstopfung (58)

152. **Senega**
Bronchitis (15)

153. **Sepia**
Akne rosacea (4)
Augenbeschwerden (9)
Eierstock (20)
Gebärmutter (25)
Kinderwunsch (35)
Kniearthrose (36)
Krätze (37)
Nagelpilz (44)
Wechseljahre (63)
Wirbelsäule (65)

154. **Serum anguillae**
Krebsgeschehen (38)

155. **Silicea**
Appetitstörungen (7)
Afterfistel (2)
Augenbeschwerden (9)
Beingeschwüre (11)
Bronchitis (15)
Brustknoten (16)
Darmentzündung (17)
Hüftarthrose (32)
Impfschäden (33)
Krebsgeschehen (38)
Mukoviszidose (42)
Nagelpilz (44)
Schlafwandel (53)
Schwerhörigkeit (55)
Struma (57)
Stuhlverstopfung (58)
Wachstumsstörungen (61)
Wirbelsäule (64)
Wundliegen (65)

156. **Spigelia**
Augenbeschwerden (9)

157. **Spongia**
Heiserkeit (28)
Hodenbeschwerden (30)

158. **Staphisagria**
Amputationsschmerz (6)

159. **Stramonium**
Hirnhautentzündung (29)
Parkinsonismus (49)

160. **Strontium carbonicum**
Arteriosklerose (8)
Hüftarthrose (32)
Wirbelsäule (64)

161. **Sulfur**
Afterjucken (3)
Augenbeschwerden (9)
Ekzem (21)
Epilepsie (22)
Erysipel (23)
Krätze (37)
Leberentzündung (40)
Wechseljahre (63)

162. **Symphytum**
Amputationsschmerz (6)

163. **Tabacum**
Augenbeschwerden (9)
Diabetes (18)
Raucherentwöhnung (50)

164. **Tarantula**
Veitstanz (60)

165. **Taraxacum**
Leberzirrhose (39)
Leberentzündung (40)

166. **Tellurium**
Hüftarthrose (32)

167. **Terebinthina**
Nierenschrumpfung (47)

168. **Tetanus**
Impfschäden (33)

169. **Teucrium**
Bronchitis (15)
Nasenpolypen (45)

170. **Thallium**
Augenbeschwerden (9)
Haarausfall (27)
Mukoviszidose (42)
Wirbelsäule (65)

171. **Thallium aceticum**
Krebsgeschehen (38)

172. **Thuja**
Eierstock (20)
Hodenbeschwerden (30)
Impfschäden (33)
Krebsgeschehen (38)
Nasenpolypen (45)
Rheuma (51)
Warzen (62)

173. **Tuberculinum**
Afterjucken (3)
Akne vulgaris (5)
Appetitstörungen (7)
Augenbeschwerden (9)
Bronchitis (15)
Epilepsie (22)
Hirnhautentzündung (29)
Mukoviszidose (42)
Struma (5)
174. **Uranium nitricum**
Diabetes (18)
175. **Variolinum**
Augenbeschwerden (9)
Impfschäden (33)
176. **Veratrum album**
Epilepsie (22)
177. **Verbascum**
Bronchitis (15)
Heiserkeit (28)
Trigeminusneuralgie (59)
178. **Vipera**
Beingeschwüre (11)
179. **Viscum album**
Blutdruck (12)
180. **Zincum**
Ekzem (21)
Epilepsie (22)
Hirnhautentzündung (29)
Impfschäden (33)

Homöopathische Haus-Apotheke

nach Prof. Dr. med. Enders

Code	Arznei		Code	Arznei	
1.	Acid fluor	D6	42.	Causticum	D200
2.	Acid hydrocyan	D4	43.	Cepa	D3
3.	Acid nitric	D6	44.	Chamomilla	D30
4.	Acid phosph	D6	45.	Chelidonium	D6
5.	Acid salicyl	D12	46.	Cinnabaris	D4
6.	Acid sulfur	D3	47.	Coccus cacti	D6
7.	Aconitum	D30	48.	Cocculus	D12
8.	Agaricus	D12	49.	Coffea	D12
9.	Aloe	D6	50.	Colocynthis	D3
10.	Ambra	D3	51.	Crotalus	D12
11.	Ammonium bromat	D4	52.	Cuprum	D30
12.	Ammonium carbon	D4	53.	Cuprum ars	D4
13.	Antimon crud	D30	54.	Drosera	D3
14.	Antimon crud	D200	55.	Dulcamara	D6
15.	Apis	D4	56.	Eupatorium	D200
16.	Apis	D30	57.	Euphorbium	D6
17.	Apis	D200	58.	Euphrasia	D3
18.	Argent nitric	D30	59.	Ferrum phos	D12
19.	Arnica	D4	60.	Galphimia	D6
20.	Arnica	D30	61.	Gelsemium	D30
21.	Arnica	D200	62.	Glonoinum	D30
22.	Arsen alb	D6	63.	Hamamelis	D4
23.	Arsen alb	D30	64.	Hepar sulf	D12
24.	Aurum	D30	65.	Hydrastis	D4
25.	Belladonna	D30	66.	Hyoscyamus	D12
26.	Belladonna	D200	67.	Hyoscyamus	D30
27.	Bellis	D3	68.	Hyoscyamus	D200
28.	Berberis	D3	69.	Hypericum	D3
29.	Bovista	D6	70.	Hypericum	D30
30.	Bromum	D6	71.	Ignatia	D12
31.	Bryonia	D3	72.	Ignatia	D30
32.	Cactus	D3	73.	Ipecacuanha	D4
33.	Calendula	D4	74.	Iris	D6
34.	Calcium carb	D6	75.	Kalium bichrom	D12
35.	Camphora	D1	76.	Kalium bromat	D12
36.	Cantharis	D6	77.	Kalium carbon	D6
37.	Cantharis	D200	78.	Kalium chlorat	D4
38.	Capiscum	D200	79.	Kalium jodat	D4
39.	Carbo veg	D30	80.	Kalium phosph	D12
40.	Caulophyllum	D4	81.	Kalium sulfur	D4
41.	Causticum	D4	82.	Lachesis	D12

Code	Arznei	
83.	Ledum	D3
84.	Luffa	D6
85.	Lycopodium	D4
86.	Lycopus	D12
87.	Magnesium phos	D4
88.	Mercurius sol	D12
89.	Mezereum	D6
90.	Millefolium	D4
91.	Myristica	D4
92.	Natrium mur	D200
93.	Nux vomica	D30
94.	Okoubaka	D2
95.	Opium	D200
96.	Petroleum	D200
97.	Phosphorus	D12
98.	Phosphorus	D30
99.	Phosphorus	D200
100.	Phytolacca	D4
101.	Podophyllum	D6
102.	Pulsatilla	D4
103.	Pulsatilla	D30
104.	Pyrogenium	D30
105.	Rhus tox	D4
106.	Rhus tox	D30
107.	Rumex	D6
108.	Ruta	D3
109.	Sabadilla	D6

Code	Arznei	
110.	Sambucus	D4
111.	Sanguinaria	D6
112.	Sarsaparilla	D6
113.	Senecio	D4
114.	Silicea	D6
115.	Solidago	D3
116.	Spigelia	D4
117.	Spongia	D3
118.	Sulfur	D30
119.	Symphytum	D4
120.	Stannum jodat	D4
121.	Staphisagria	D3
122.	Staphisagria	D12
123.	Staphisagria	D30
124.	Sticta	D6
125.	Stramonium	D30
126.	Strophantus	D4
127.	Tabacum	D30
128.	Tartarus emet	D6
129.	Thea	D12
130.	Thuja	D6
131.	Veratrum	D30
132.	Zincum	D12
133.	Zincum val	D30
134.	leer	
135.	leer	

*)

*) Alle Arzneikästen sind zu beziehen über:
Marienapotheke Stephan Iskenius, Am Markt, D-4760 Werl,
Tel.: 0 29 22/22 26.

Homöopathische Notfall-Apotheke

nach Prof. Dr. med. Enders

1. Acid hydrocyan D4
2. Acid sulfur D3
3. Aconit D30
4. Apis D30
5. Arnica D30
6. Arsen D30
7. Belladonna D30
8. Bellis D3
9. Cactus D3
10. Calendula D4
11. Camphora D1
12. Cantharis D200
13. Carbo veg D30
14. Causticum D200
15. Eupatorium D200
16. Hyoscyamus D30
17. Hypericum D30
18. Ledum D3
19. Opium D200
20. Phosphor D30
21. Rhus tox D30
22. Ruta D3
23. Symphytum D4
24. Tabacum D30

Homöopathische Hochpotenz-Apotheke D200

nach Prof. Dr. med. Enders

1. Aconitum
2. Antimonium crudum
3. Apis
4. Argentum nitricum
5. Arnica
6. Arsenicum album
7. Belladonna
8. Bryonia
9. Carbo vegetabilis
10. Causticum
11. Eupatorium
12. Gelsemium
13. Hepar sulfuris
14. Ignatia
15. Ledum
16. Nux vomica
17. Opium
18. Phosphorus
19. Strophantus
20. Tabacum